麻醉学问系列丛书

总主审 曾因明 邓小明
总主编 王英伟 王天龙 杨建军 王 锷

妇产科麻醉

主 编 张宗泽

Obstetrics and Gynecology Anesthesia

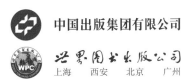

中国出版集团有限公司

世界图书出版公司
上海 西安 北京 广州

图书在版编目(CIP)数据

妇产科麻醉 / 张宗泽主编. —上海：上海世界图
书出版公司，2024.1(2024.11 重印)
(麻醉学问系列丛书 / 王英伟总主编)
ISBN 978-7-5232-0809-0

Ⅰ. ①妇… Ⅱ. ①张… Ⅲ. ①妇产科学—麻醉学—问
题解答 Ⅳ. ①R713.14-44②R719-44

中国国家版本馆 CIP 数据核字(2023)第 175093 号

书　　名	妇产科麻醉	
	Fuchanke Mazui	
主　　编	张宗泽	
责任编辑	陈寅莹	
出版发行	上海世界图书出版公司	
地　　址	上海市广中路 88 号 9－10 楼	
邮　　编	200083	
网　　址	http://www.wpcsh.com	
经　　销	新华书店	
印　　刷	杭州锦鸿数码印刷有限公司	
开　　本	787mm×1092mm　1/16	
印　　张	16.25	
字　　数	290 千字	
版　　次	2024 年 1 月第 1 版　2024 年 11 月第 2 次印刷	
书　　号	ISBN 978-7-5232-0809-0/ R・710	
定　　价	120.00 元	

总主编简介

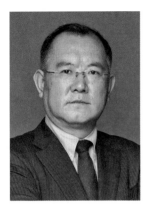

王英伟

复旦大学附属华山医院麻醉科主任,教授,博士研究生导师。

中华医学会麻醉学分会常委兼秘书长,中国医学装备协会麻醉学分会主任委员,中国神经科学学会理事兼麻醉与脑功能分会副主任委员,中国研究型医院学会麻醉学分会副主任委员,中国药理学会麻醉药理分会常务委员。

以通讯作者发表 SCI 论文 60 余篇。作为项目负责人获得国家 863 重点攻关课题、科技部重点专项课题,以及国家自然科学基金 7 项其中包括重点项目。主编《小儿麻醉学进展》《小儿麻醉学》《临床麻醉学病例解析》《神奇的麻醉世界》《麻醉学》精编速览(全国高等教育五年制临床医学专业教材)、《麻醉学》习题集(全国高等教育五年制临床医学专业教材)等专著。

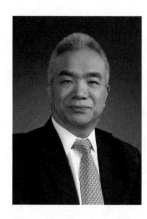

王天龙

　　首都医科大学宣武医院麻醉手术科主任医师，教授，博士研究生导师。

　　中华医学会麻醉学分会候任主任委员，中华医学会麻醉学分会老年人麻醉学组组长，国家老年麻醉联盟主席，中国医师协会毕业后教育麻醉专委会副主任委员，北京医学会麻醉学分会主任委员，中国研究型医院麻醉专业委员会副主任委员，欧洲麻醉与重症学会考试委员会委员。

　　擅长老年麻醉、心血管麻醉和神经外科麻醉，发表SCI论文90余篇，核心期刊论文300余篇。领衔执笔中国老年人麻醉与围术期管理专家共识/指导意见9部。主译《姚氏麻醉学》第8版，《摩根临床麻醉学》第6版中文版；主编国家卫健委专培教材《儿科麻醉学》等。

杨建军

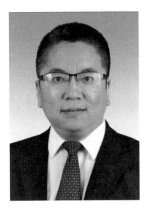

　　郑州大学第一附属医院麻醉与围手术期及疼痛医学部主任，郑州大学神经科学研究院副院长，教授，博士研究生导师。

　　中华医学会麻醉学分会常务委员，中国精准医学学会常务理事，中国老年医学学会麻醉学分会副会长，中国神经科学学会麻醉与脑功能分会常务委员，中国神经科学学会感觉与运动分会常务委员，教育部高等学校临床医学类专业教学指导委员会麻醉学专业教学指导分委员会委员，河南省医学会麻醉学分会主任委员。

　　主持国家自然科学基金 6 项。发表 SCI 论文 283 篇，其中 32 篇 IF＞10 分。主编《麻醉相关知识导读》《疼痛药物治疗学》，主审《产科输血学》，参编、参译 30 余部。

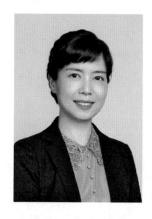

王　锷

一级主任医师,二级教授,博士生导师。

中南大学湘雅医院麻醉手术部主任,湖南省麻醉与围术期医学临床研究中心主任,国家重点研发计划项目首席科学家,中华医学会麻醉学分会常委,中国女医师协会麻醉学专委会副主委,中国睡眠研究会麻醉与镇痛分会副主委,中国心胸血管麻醉学会心血管麻醉分会副主委,中国超声工程协会麻醉专委会副主委,中国医师协会麻醉科医师分会委员,中国医疗器械协会麻醉与围术期医学分会常委,湖南省健康服务业协会麻醉与睡眠健康分会理事长,湖南省麻醉质控中心副主任。《中华麻醉学杂志》《临床麻醉学杂志》常务编委。

分册主编简介

张宗泽

主任医师,博士生导师。武汉大学中南医院麻醉科首席专家。

2006 年美国俄亥俄州立大学医学中心麻醉科和 2010 年德国爱尔兰根大学医学中心麻醉科访问学者。现任中华医学会麻醉学分会委员,中华医学会麻醉学分会产科麻醉学组副组长,中国医师协会麻醉学医师分会委员,中华医学会医疗鉴定专家库成员,中国心胸血管麻醉学会胸科麻醉分会委员会委员,中国妇幼保健协会麻醉专业委员会委员,中国老年医学会麻醉学分会委员,中国医学装备协会麻醉学分会副主任委员,湖北省医学会麻醉学分会副主任委员,湖北省医师协会麻醉学分会副主任委员,武汉智谷围术期医学研究院副理事长。《中华麻醉学杂志》编辑委员会编委。

主持国家级及省市级课题 10 项,主持国家自然科学基金 3 项,湖北省科技厅项目 3 项,武汉市科技局项目 2 项,湖北省卫生健康委员会项目 1 项,湖北省卫生厅科研项目 1 项,湖北省卫生计生委项目 1 项。承担多项药物临床试验项目。近年第一作者或通讯作者共在 SCI 刊物及国内核心期刊上发表学术论文 70 余篇(其中 SCI 20 余篇)。2019 年获湖北省科技进步二等奖。

麻醉学问系列丛书

总主审

曾因明　邓小明

总主编

王英伟　王天龙　杨建军　王　锷

总主编秘书

黄燕若

分册主编

麻醉解剖学	张励才	张　野
麻醉生理学	陈向东	张咏梅
麻醉药理学	王　强	郑吉建
麻醉设备学	朱　涛	李金宝
麻醉评估与技术	李　军	张加强
麻醉监测与判断	于泳浩	刘存明
神经外科麻醉	王英伟	
心胸外科麻醉	王　锷	
骨科麻醉	袁红斌	张良成
小儿麻醉	杜　溢	
老年麻醉	王天龙	
妇产科麻醉	张宗泽	
五官科麻醉	李文献	
普外泌尿麻醉	李　洪	
合并症患者麻醉	王东信	赵　璇
围术期并发症诊疗	戚思华	刘学胜
疼痛诊疗学	冯　艺	嵇富海
危重病医学	刘克玄	余剑波
麻醉治疗学	欧阳文	宋兴荣
麻醉学中外发展史	杨建军	杨立群
麻醉学与中医药	苏　帆	崔苏扬

编写人员

主 编

张宗泽（武汉大学中南医院）

副主编

黄绍强（复旦大学附属妇产科医院）
赵　平（中国医科大学附属盛京医院）

编　委

陈新忠（浙江大学医学院附属妇产科医院）
车向明（首都医科大学附属北京妇产医院）
路志红（空军军医大学西京医院）
林雪梅（四川大学华西第二医院）
刘文涛（首都医科大学附属北京世纪坛医院）
姜丽华（郑州大学第三附属医院）
柯剑娟（武汉大学中南医院）
乔　辉（首都医科大学附属北京世纪坛医院）
韩东吉（华中科技大学同济医学院附属同济医院）
伍　静（华中科技大学同济医学院附属协和医院）

参编人员（以姓名拼音为序）

白云波　顾　娟　韩　斌　李　权　李秋红
刘　野　唐李娟　王　琳　王文秋　王一男
姚伟瑜　张青林　张文钰　张鑫萍　赵　娜
周晓敏

主编秘书

陈莹莹（武汉大学中南医院）

总　序

我投身麻醉学专业 60 余年,作为中国麻醉学科从起步、发展到壮大的见证者与奋斗者,欣喜地看到 70 余年来,特别是近 40 年来,我国麻醉学专业持续不断的长足进步。新理论、新观念、新技术、新设备、新药品不断涌现,麻醉学科工作领域不断拓展,人才队伍的学历结构和整体实力不断提升,我国麻醉学事业取得了历史性成就。更令人欣慰的是,我国麻醉学领域内的后辈新秀们正在继承创新,奋斗于二级临床学科的建设,致力于学科的升级与转型,为把我国的麻醉学事业推至新的更高的平台而不懈努力。

麻醉学科的可持续发展,人才是关键,教育是根本。时代需要大量优秀的麻醉学专业人才,优秀人才的培养离不开教育,而系列的专业知识载体是教育之本。"智能之士,不学不成,不问不知"。"学"与"问"是知识增长过程中两个相辅相成、反复升华、不可缺一的重要层面。我从事麻醉学教育事业逾半个世纪,对此深有体会。

欣悉由王英伟、王天龙、杨建军、王锷教授为总主编,荟集国内近百位著名中青年麻醉学专家为主编、副主编及编委的麻醉学问丛书,历经凝心聚力的撰著终于问世。本丛书将麻醉教学中的"学"与"问"整理成册是别具一格的,且集普及与提高为一体,填补了我国麻醉学专著中的空白。此丛书由 21 部分册组成,涉及麻醉解剖、麻醉生理、麻醉药理和临床麻醉学各专科麻醉,以及麻醉监测、治疗等领域,涵盖了麻醉学相关的基础理论及临床实践技能等丰富内容,以问与答的形式为广大麻醉从业者开阔思路、答疑解惑。这一丛书以临床工作中常见问题为切入点,编撰时讲究文字洗练,简明扼要,便于读者记忆和掌握相关知识点,减少思维冗杂与认知负荷。

值此丛书出版之际,我对总主编、主编和编委,以及所有为本丛书问世而辛勤付出的工作人员表示衷心的感谢!感谢你们为了麻醉学事业的发展、为了麻醉学教育的进步、为了麻醉学人才的培养所做出的不懈努力!"少年辛苦终身事,莫向光阴惰寸功",希望有更多出类拔萃、志存高远的后辈们选择麻醉学专业作为自己奋斗终生的事业,勤勉笃行、深耕不辍!而此丛书无疑是麻醉学领域传道授业解惑的经典工具书,若通读博览,必开卷有益!

（丛书总主审：曾因明）

徐州医科大学麻醉学院名誉院长、终身教授

中华医学教育终身成就专家获得者

2022 年 11 月 24 日

前　言

　　2021 年 7 月 31 日,世界图书出版公司与《国际麻醉学与复苏杂志》编辑部共同主办麻醉学问系列丛书的主编工作会议,由于疫情防控的原因,我在线上以视频连线形式参加了这次会议。会上宣布曾因明教授、邓小明教授为此套丛书的主审,也就丛书的出版背景和意义进行了阐释,明确出书的思路,组织优秀的编委队伍,保证质量与进度,助力麻醉医学的发展。

　　会议就《麻醉解剖学》《麻醉生理学》《麻醉药理学》,及《神经外科麻醉》《心胸外科麻醉》等分册明确了分工和方向。作为《妇产科麻醉》分册的主编,我在会后联系了我国妇产麻醉领域的十余位专家同道,就编写本分册的内容做了规划和安排。

　　感谢复旦大学附属妇产科医院的黄绍强教授和中国医科大学附属盛京医院的赵平教授两位副主编的支持,历时一年多,经过多次审校,本分册总计十二章内容顺利完成。本书含一万余条麻醉问答,讲述关于妇产科常见手术麻醉及孕产妇妊娠生理、胎儿及新生儿复苏等内容,集结了诸位编者的心血,希望此书能够帮助麻醉同道们解决临床工作中遇到的困难和挑战。

张宗泽

武汉大学中南医院麻醉科首席专家

目 录

第一章

妇科常见手术麻醉

1. 什么是异位妊娠?

受精卵在子宫体腔以外着床称为异位妊娠,习惯称宫外孕。异位妊娠是妇产科常见的急腹症,发病率 $2\%\sim3\%$,异位妊娠破裂可导致危及生命的出血,是早期妊娠孕妇死亡的主要原因。近年来,由于异位妊娠得到更早的诊断和处理,患者的存活率和生育保留能力明显提高。

2. 异位妊娠的分类有哪些?

异位妊娠以输卵管妊娠最为常见(占 95%),少见的还有卵巢妊娠、腹腔妊娠、宫颈妊娠、阔韧带妊娠。输卵管妊娠以壶腹部妊娠最多见,约占 78%,其次为峡部、伞部,间质部妊娠较少见。另外,在偶然情况下,可见输卵管同侧或双侧多胎妊娠,或宫内与宫外同时妊娠,尤其多见于辅助生殖技术和促排卵受孕者。

3. 输卵管妊娠的病因有哪些?

输卵管妊娠的主要原因是由各种因素(如感染、手术、先天畸形或肿瘤)引起的正常输卵管解剖结构的破坏。解剖结构异常可伴有纤毛活动受损引起的功能损害。具有异位妊娠或输卵管手术既往史的患者,输卵管妊娠风险最高。具体的病因有:① 输卵管炎症是输卵管妊娠的主要病因,可分为输卵管黏膜炎和输卵管周围炎;② 输卵管妊娠史或手术史:曾有输卵管妊娠史,不管是经过保守治疗后自然吸收,还是接受输卵管保守性手术,再次输卵管妊娠的概率达 10%;③ 输卵管发育不良或功能异常;④ 辅助生殖技术;⑤ 避孕失败,包括宫内节育器避孕失败、口服紧急避孕药失败,发生输卵管妊娠的机会较大;⑥ 其他:子宫肌瘤或卵巢肿瘤压迫输卵管,影响输卵管管腔的通畅性,使受精卵运行受阻。输卵管子宫内膜异位可增加受精卵着床于输卵管的可能性。

4. 输卵管妊娠的常见结局有哪些？

输卵管妊娠常发生以下结局：① 输卵管妊娠破裂，多见于妊娠 6 周左右输卵管峡部妊娠，输卵管肌层血管丰富，短期内可发生大量腹腔内出血，使患者出现休克；② 输卵管妊娠流产，多见于妊娠 8～12 周的输卵管壶腹部或伞端妊娠；③ 输卵管妊娠胚胎停止发育并吸收；④ 陈旧性宫外孕；⑤ 继发性腹腔妊娠。

5. 异位妊娠常见的临床表现有哪些？

输卵管妊娠的临床表现与受精卵着床部位、是否流产或破裂以及出血量多少和时间长短等有关。在输卵管妊娠早期，若尚未发生流产或破裂，常无特殊的临床表现，其过程与早孕或先兆流产相似。典型症状为停经、腹痛与阴道流血，即异位妊娠三联征。部分患者由于腹腔内出血及剧烈腹痛，轻者出现晕厥，严重者出现失血性休克。输卵管妊娠流产或破裂时所形成的血肿时间较久者，由于血液凝固并与周围组织或器官发生粘连形成包块。

6. 异位妊娠的诊断标准是什么？ 经阴道后穹隆穿刺阴性可以排除异位妊娠吗？

血绒毛膜促性腺激素（human chorionic gonadotrophin，hCG）阳性，若超声可以在宫外见到孕囊、卵黄囊、甚至胚芽的部位，即可明确异位妊娠；若经阴道超声未能在宫内或宫外见到孕囊或胚芽，则为未知部位妊娠，需警惕异位妊娠的可能。当无内出血、内出血量很少、血肿位置较高或直肠子宫陷凹有粘连时，可能抽不出血液，因此阴道后穹隆穿刺阴性不能排除输卵管妊娠。

7. 异位妊娠药物治疗的适应证是什么？

异位妊娠甲氨蝶呤药物治疗的效果与手术相当，且生育结局相似。对异位妊娠患者采用甲氨蝶呤药物治疗，主要适用于病情稳定的输卵管妊娠患者及保守性手术后发生持续性异位妊娠者。化疗必需用于异位妊娠确诊和排除了宫内妊娠的患者。符合下列条件可采用此法：① 无药物治疗的禁忌证；② 输卵管妊娠未发生破裂；③ 妊娠囊直径＜4 cm；④ 血 hCG＜2 000 U/L；⑤ 无明显内出血；⑥ 愿意并能够依从治疗后随访，并且有条件在输卵管破裂时及时获得急诊医疗服务。

8. 异位妊娠药物治疗的禁忌证有哪些？

异位妊娠药物治疗主要的禁忌证为：① 生命体征不稳定；② 异位妊娠破裂；

③ 妊娠囊直径≥4 cm 或≥3.5 cm 伴胎心搏动;④ 药物过敏、慢性肝病、血液系统疾病、活动性肺部疾病、免疫缺陷、消化性溃疡等;⑤ 哺乳期。

9. 什么情况下异位妊娠需要进行手术治疗?

异位妊娠的手术治疗适用于:① 生命体征不稳定或有腹腔内出血征象者;② 异位妊娠有进展者(如血 hCG>3 000 U/L 或持续升高、有胎心搏动、附件区大包块等);③ 随诊不可靠者;④ 药物治疗禁忌证或无效者;⑤ 持续性异位妊娠者。

10. 什么情况下适合行异位妊娠保守手术治疗?

异位妊娠保守手术治疗适用于有生育要求的年轻妇女,特别是对侧输卵管已切除或有明显病变者。根据受精卵着床部位及输卵管病变情况选择术式,若为伞部妊娠可行挤压将妊娠产物挤出;壶腹部妊娠行输卵管切开术,取出胚胎再缝合;峡部妊娠行病变节段切除及断端吻合。

11. 什么是持续性异位妊娠?

输卵管妊娠行保守手术后,残余滋养细胞有可能继续生长,再次发生出血,引起腹痛等,称为持续性异位妊娠,发生率 3.9%～11.0%。术后应密切监测血 hCG 水平,每周复查 1 次,直至正常水平。若术后血 hCG 不降或升高,术后 1 天血 hCG 未下降至术前的 50% 以下,或术后 12 天未下降至术前的 10% 以下,均可诊断为持续性异位妊娠。

12. 发生持续性异位妊娠的影响因素有哪些?

发生持续性异位妊娠的有关因素包括术前 hCG 水平过高、上升速度过快或输卵管肿块过大等。持续性异位妊娠的风险因手术治疗技术而有所不同,输卵管切除术发生持续性异位妊娠的可能性比输卵管开窗取胚低,而使用剖腹手术发生持续性异位妊娠的可能性比使用腹腔镜手术低。输卵管开窗取胚术后残留滋养细胞的危险因素包括术者经验不足、以碎片形式移除妊娠组织,以及滋养细胞浸润至输卵管壁深部。

13. 什么情况下适合行异位妊娠根治手术治疗?

异位妊娠根治手术治疗适用于无生育要求的输卵管妊娠、内出血并发休克的急症患者;目前的循证依据支持对对侧输卵管正常者行患侧输卵管切除术更合适。

重症患者应在积极纠正休克的同时，手术切除患侧输卵管，并酌情处理对侧输卵管。

14. 异位妊娠手术如何选择麻醉方式？

对于无急性出血、无血流动力学不稳定的异位妊娠开腹手术，如果患者无椎管内麻醉禁忌证可以选择椎管内麻醉，也可以选择全麻；对于急性出血、血流动力学不稳定以及有椎管内麻醉其他禁忌证患者应该选择全麻；异位妊娠腹腔镜手术一般选择全麻。对于急性出血及预期会大量失血患者除了纠正贫血外，还可做好自体输血的准备。

15. 卵巢肿瘤的主要组织学类型有哪些？最常见的组织学类型是什么？

根据世界卫生组织（WHO）制定的女性生殖器肿瘤组织学分类（2014版），卵巢肿瘤分为14类，其中主要组织学类型为上皮性肿瘤、生殖细胞肿瘤、性索-间质肿瘤及转移性肿瘤。上皮性肿瘤是最常见的组织学类型，占50%～70%，可分为浆液性、黏液性、子宫内膜样、透明细胞、移行细胞（Brenner瘤）和浆黏液性肿瘤5类，各类别依据生物学行为进一步分类，即良性肿瘤、交界性肿瘤（不典型增生肿瘤）和癌。生殖细胞肿瘤为来源于生殖细胞的一组肿瘤，占20%～40%，可分为畸胎瘤、无性细胞瘤、卵黄囊瘤、胚胎性癌、非妊娠性绒癌、混合型生殖细胞肿瘤等。

16. 卵巢肿瘤常见的并发症有哪些？

卵巢肿瘤常见的并发症有：① 蒂扭转，为常见的妇科急腹症，约10%卵巢肿瘤可发生蒂扭转；② 破裂，约3%卵巢肿瘤会发生破裂，有自发性破裂和外伤性破裂；③ 感染，较少见，多继发于蒂扭转或破裂，也可来自邻近器官感染灶（如阑尾水肿）的扩散；④ 恶变，肿瘤迅速生长尤其双侧性，应考虑有恶变可能，并应尽早手术。

17. 卵巢肿瘤为什么会出现蒂扭转？

卵巢由骨盆漏斗韧带（也称为卵巢悬韧带）悬吊，位置并不固定，卵巢的其他支持结构包括：连接卵巢与子宫的子宫卵巢韧带和阔韧带（其中一部分为卵巢系膜）。卵巢扭转的最常见易感因素是生理性卵巢囊肿（功能性囊肿、黄体）或良性肿瘤卵巢肿块的存在使得卵巢更有可能以骨盆漏斗韧带和子宫卵巢韧带为轴进行旋转，并且使卵巢固定在扭转后的位置。随着肿块增大，扭转的风险增加，直到肿块大到足够固定在骨盆中某一位置。卵巢肿瘤蒂扭转好发于瘤蒂较长、中等大、活动度良好、重心偏于一侧的肿瘤,如成熟畸胎瘤,常在体位突然改变,或妊娠期、产褥期子宫大小、位置改变时发生蒂扭转。需要注意的是,正常卵巢也可能扭转。

18. 卵巢肿瘤蒂扭转的典型症状有哪些?

卵巢肿瘤蒂扭转的典型表现是体位改变后突然发生中至重度盆腔痛急性发作,疼痛可能呈弥漫性或局限于一侧,常伴有恶心、呕吐甚至休克。近期从事剧烈活动或腹压突增可能是诱发事件。双合诊检查可扪及压痛的肿块,以蒂部最明显。有时不全扭转可自然复位,腹痛随之缓解。

19. 卵巢肿瘤蒂扭转的治疗原则是什么?

卵巢肿瘤蒂扭转的治疗原则是一经确诊,尽快行手术,尽量迅速手术解除扭转以保留卵巢功能和防止其他不良影响(如出血、腹膜炎和粘连形成)。对于大多数绝经前卵巢扭转患者,推荐行扭转矫正术和保留卵巢而非输卵管卵巢切除术。如果存在良性肿块,通常行卵巢囊肿剥除术。卵巢切除术仅用于坏死、凝胶状、死亡组织。输卵管卵巢切除术对于绝经后女性也是合理的选择。卵巢肿块被怀疑为恶性病变的患者需行输卵管卵巢切除术。

20. 卵巢肿瘤蒂扭转手术的麻醉应该注意些什么?

骨盆漏斗韧带的扭转会使卵巢血管受到压迫,并阻碍淋巴液和静脉血的流出及动脉血的流入。在流出受阻的情况下,持续的动脉灌注会导致卵巢水肿,伴有卵巢显著增大及进一步的血管压迫。随后发生卵巢缺血,并可导致卵巢坏死、梗死和局部出血。卵巢肿瘤蒂扭转手术中通过扭转矫正术恢复正常的解剖结构会使卵巢静脉中的血凝块脱落从而导致栓塞。

21. 盆腔巨大肿瘤手术的麻醉应该注意些什么?

盆腔巨大肿瘤会压迫下腔静脉和腹腔内脏,腹内压力高,术中减压过程可能出血严重、循环紊乱,事先建立有创监测为最佳选择。如果是囊肿放囊液速度要慢,搬出巨大肿瘤时可考虑腹部加压。腹压增加还可能导致胸腔压力升高使肺容积减少。下腔静脉压迫还需要注意是否有下肢静脉血栓形成。

22. 什么是腹腔镜手术?

腹腔镜也是内镜的一种。腹腔镜手术指在密闭的盆、腹腔内进行检查或治疗的内镜手术操作。通过注入二氧化碳气体使盆、腹腔形成操作空间,经脐部切开置入穿刺器,将接有冷光源照明的腹腔镜置入腹腔,连接摄像系统,将盆、腹腔内脏器显示于监视屏幕上。通过屏幕检查诊断疾病称为诊断腹腔镜;在体外操纵经穿刺器进入盆、腹腔的手术器械,直视屏幕对疾病进行手术治疗称为腹腔镜手术。

23. 相对于开腹手术,妇科腹腔镜手术的优点有哪些?

腹腔镜途径已成为妇科手术操作的标准方法。与剖腹手术相比,妇科腹腔镜手术时间较短(对于部分手术,并非全部)、可缩小手术切口、减少术后应激反应、减轻术后疼痛、缩短恢复时间、减少粘连形成。

24. 妇科腹腔镜手术的绝对禁忌证有哪些?

妇科腹腔镜手术的绝对禁忌证有:① 严重的心脑血管疾病及肺功能不全;② 严重的凝血功能障碍;③ 绞窄性肠梗阻;④ 大的腹壁疝或膈疝;⑤ 腹腔内大出血。

25. 妇科腹腔镜手术的相对禁忌证有哪些?

妇科腹腔镜手术的相对禁忌证有:① 盆腔肿块过大;② 妊娠>16 周;③ 腹腔内广泛粘连;④ 晚期或广泛转移的妇科恶性肿瘤。

26. 妇科腹腔镜手术对患者血流动力学有什么影响?

在妇科腹腔镜手术期间,二氧化碳导致的腹内压升高、体位和二氧化碳吸收的影响会导致患者血流动力学出现变化,气腹及相伴的腹内压升高可对心血管生理学产生神经内分泌和机械性影响。腹内压增加导致儿茶酚胺释放和肾素-血管紧张素系统激活,并释放加压素。插入 Veress 针或充入气体牵拉腹膜引起的迷走神经刺激,可导致缓慢性心律失常。机械性影响是动态的;产生的心血管效应取决于患者目前的容量状态、充气压力和体位。妇科腹腔镜手术经常采用头低位,可增加静脉回心血量和心脏充盈压。妇科腹腔镜手术期间吸收二氧化碳可直接或间接影响心血管。高碳酸血症及相伴的酸中毒的直接影响包括:心肌收缩力下降、易发生心律失常及全身性血管舒张。间接影响为刺激交感神经的结果,包括心动过速和血管收缩,后者可能会抵消血管舒张作用。

27. 妇科腹腔镜手术对患者呼吸功能有什么影响?

妇科腹腔镜手术腹内压增加,限制了膈肌的活动,导致小气道提早闭合,功能残气量降低,引起术中肺膨胀不全。另一方面,横膈的向上移位导致肺部非依赖部位优先通气,引起通气/血流比例失调,如果发生无效通气,这些肺部的病理生理改变导致高碳酸血症和低氧血症,引起肺血管收缩。腹内压增高降低肺胸顺应性,增加肺泡内压力,特别是有广泛肺部疾病的患者,可能导致气胸、纵隔积气的产生。头低脚高位会加重气腹对呼吸功能的影响。

28. 老年患者行妇科腹腔镜手术时呼吸功能有哪些变化特点?

老年人肺组织和肺泡表面活性物质的生成发生改变,导致肺顺应性降低,解剖无效腔增大,功能残气量降低,气体弥散能力下降,肺闭合容积增大,更易于发生肺膨胀不全、通气/血流比例失调,引起高碳酸血症及低氧血症。

29. 妇科腹腔镜手术中如何实施肺保护性通气策略?

肺保护性术中通气策略,使用的潮气量为 $6\sim8$ mL/kg(理想体重),PEEP 为 $0.49\sim0.98$ kPa。该策略可能减少术后肺部并发症,改善腹腔镜手术期间的氧合。首选通过增加呼吸频率(而不是潮气量)来增加每分通气量和代偿二氧化碳的吸收,同时避免气压伤。对于在腹腔镜手术期间处于角度较大的头低脚高仰卧位的患者,增加吸气呼气比可能有利。

30. 妇科腹腔镜手术对患者神经系统有什么影响?

妇科腹腔镜手术中腹内压和胸内压增加、高碳酸血症及头低脚高仰卧位均可增加脑血流量和颅内压,大脑灌注压降低。在接受长时间气腹及角度较大的头低脚高仰卧位的健康患者中,脑氧合和脑灌注仍处于安全范围内。对于存在颅内占位病变或重大脑血管疾病(如颈动脉粥样硬化和脑动脉瘤)的患者,颅内压增加可能产生不良临床后果。因此,在此类患者人群中,腹腔镜手术期间应严格保持血碳酸正常。

31. 妇科腹腔镜手术对患者腹腔脏器血流量有什么影响?

气腹的机械性影响和神经内分泌影响可减少内脏循环,导致总肝血流量和肠灌注下降。然而,高碳酸血症可导致内脏血管直接舒张。因此,气腹对内脏循环的整体影响无临床意义。

32. 妇科腹腔镜手术对患者肾脏功能有什么影响?

气腹对肾功能的影响表现为尿量减少、肾小球滤过率下降、血尿素氮和肌酐升高等。气腹引起肾功能变化的主要原因为肾血流量减少,而气腹压力对肾脏组织和血管的压迫是肾血流量减少的主要原因,而通过神经体液调节,气腹时交感神经兴奋也导致肾动脉收缩。另外,气腹增加了血浆血管紧张肽原酶活性,接着激活了肾素-血管紧张素-醛固酮系统,通过血管紧张素Ⅱ引起肾血管收缩。

33. 妇科腹腔镜手术对老年患者肾脏功能的影响与中青年患者有何不同?

　　人类在中年以后肾脏的结构和功能呈渐进的退行性变化,与中青年患者比较,老年患者气腹中肾血流最大下降时间延迟,最大下降幅度无差异。但是,由于老年患者基础肾血流量的下降,在同样下降幅度的情况下,有可能带来比中青年患者更为严重的后果。因此,老年患者行腹腔镜手术时,应注意调节气腹压力水平,尽量缩短气腹时间,防止术后肾功能不全的发生。

34. 为什么妇科腹腔镜手术后有些患者会出现肝酶数值一过性升高?

　　在妇科腹腔镜手术后,肝酶数值发生一过性升高,其原因可能由于术中二氧化碳气腹导致的腹内压迅速上升及手术完成后在短时间内排出二氧化碳令腹内压骤降,这种突发式的腹内压改变导致了门脉血流的明显波动,以及组织、器官缺血和血流的再灌注,产生的损伤,尤其是对肝窦 Kuppfer 细胞及上皮细胞的损伤。

35. 妇科腹腔镜手术对老年患者肝功能的影响与中青年患者有何不同?

　　老年人肝脏功能减退,肝脏代偿功能有限,缺乏必要的肝脏保护机制,较高的二氧化碳气腹压更易引起术后肝功能一过性异常。老年患者肝血流减少 $40\%\sim50\%$,同时微粒体及代谢功能降低,肝解毒能力下降。肝肾功能的下降影响麻醉药的代谢及排出,延长麻醉时间,使苏醒缓慢。

36. 妇科腹腔镜手术对患者免疫功能有什么影响?

　　相对开腹手术,腹腔镜手术对免疫功能具有保护作用。腹腔镜手术后患者血中 IL-1、IL-6、CRP 的水平显著低于开腹手术患者,术后机体 T 淋巴细胞免疫功能损伤较小,有利于患者术后的快速恢复。

37. 围术期眼部损害的主要危险因素有哪些?

　　围术期眼部损害的危险因素主要有特殊体位、贫血、低血压、低氧血症等因素。老年人,尤其是合并有糖尿病、动脉粥样硬化、青光眼等疾病,围术期眼损害的发生率会明显增加。

38. 妇科腹腔镜手术为什么会导致患者眼内压升高？

妇科腹腔镜手术中人工气腹时腹内压升高导致膈肌上抬，影响肺通气使胸内压上升，膈肌压力亦会传导至心包膜使心脏充盈受限，静脉回流受阻，加上头低脚高的体位，这些因素均可导致眼静脉扩张回流受阻。眼部静脉系统的特点是全程无瓣膜，静脉血管扩张回流受阻即可引起房水通过小梁网流出的阻力增大和上巩膜静脉压升高，从而导致眼内压增高。

39. 青光眼患者适合行妇科腹腔镜手术吗？

眼内压升高时压迫视网膜中央动脉，使眼灌注压降低，造成视网膜缺血，严重时可发生视网膜中央动脉阻塞，致视力损害。因此青光眼的患者不适合进行妇科腹腔镜手术。

40. 术中什么药物可以缓解妇科腹腔镜手术的眼压升高？

丙泊酚和右美托咪定对于缓解妇科腹腔镜手术过程中眼压升高有一定的帮助，因此推荐用于有眼压增高风险的患者。依托咪酯可通过降低静脉压而产生降低眼内压的效果，但程度明显低于丙泊酚。咪达唑仑降低眼压的作用与丙泊酚相似，但弱于丙泊酚。吸入麻醉药可引起剂量依赖性的眼压降低。

41. 妇科腹腔镜手术中与气腹有关的并发症有哪些？

与妇科腹腔镜手术中建立气腹时注气相关的并发症包括皮下气肿、纵隔气肿、气胸、心律失常、二氧化碳潴留、腹内气体潴留相关的术后疼痛以及静脉损伤所致空气栓塞。皮下气肿和纵隔气肿这两个并发症是由于注气时气腹针（如 Veress 针）或套管位置不正确。其他并发症（如气胸、心律失常、二氧化碳潴留）与注气的生理影响有关。不太可能为心肺储备差的患者进行腹腔镜手术，因而这些并发症较少见。妇科腹腔镜手术后可出现一定程度的腹部及肩部疼痛，这与二氧化碳潴留相关。通常认为这是一种因膈肌受到刺激而出现的牵涉痛。

42. 妇科腹腔镜手术中呼气末二氧化碳分压（$PetCO_2$）能准确地反映 $PaCO_2$ 的变化吗？

在妇科腹腔镜手术中，二氧化碳气腹引起膈肌上抬，导致肺膨胀不全甚至肺不张,出现明显的通气/血流比例失调,PetCO$_2$就不能准确地反映 PaCO$_2$ 的变化。随着气腹时间的延长,动脉血与呼气末的二氧化碳分压差会逐渐增大,如果仅观察 PetCO$_2$ 的数值,就可能存在高碳酸血症被低估的风险,需要引起警惕,尤其是长时间的妇科腹腔镜手术。

43. 妇科腹腔镜手术中必须一直维持 PaCO$_2$ 在正常水平吗?

妇科腹腔镜手术中人工气腹的建立,绝大多数以二氧化碳作为膨腹的介质,二氧化碳从腹腔吸收后可产生一过性的高碳酸血症及呼吸性酸中毒。不过不必一直维持 PaCO$_2$ 在正常水平。允许性高碳酸血症是一种保护性策略,以避免大潮气量、过度通气引起的肺损伤。有研究提示,允许性高碳酸血症可改善老年患者术中脑氧代谢、减轻术后认知功能障碍。但是酸中毒可能抑制心肌,导致患者的心肺功能下降,可能诱发心律失常。应用允许性高碳酸血症时应避免缺血、缺氧性损伤因素的存在。应避免重度高碳酸血症发生。

44. 为什么与开腹手术相比,某些肌松药的作用时效在妇科腹腔镜手术中会出现明显延长?

与开腹手术相比,某些肌松药的作用时效在腹腔镜手术中会出现明显延长。这种现象可能是由于腹腔镜手术二氧化碳气腹减少了肝脏血流,相应地对经肝脏代谢的肌松药如罗库溴铵消除产生影响,从而延长了肌松作用时效。

45. 为什么老年患者在行妇科腹腔镜手术时更需注意肌松恢复情况?

老年患者体内含水量减少,肌肉成分变少,药物的分布容积相应变小;心排血量有所下降,相应的肝肾血流量降低;加之,老年患者肝细胞萎缩,功能下降,经肝脏途径代谢清除药物的能力也相应下降,因此药物在老年人体内的代谢和清除率下降。故老年患者在行妇科腹腔镜手术时更需注意肌松恢复情况,注意拔管时机,以防肌松药残余所导致的不良反应发生。

46. 妇科腹腔镜手术应如何选择麻醉方式?

全身麻醉是妇科腹腔镜手术最常采用的麻醉方式。对于在头低脚高仰卧位下进行的操作,气管插管全身麻醉可实现最佳通气控制和支持,减轻手术操作对呼吸的影响,保证良好的通气及氧合,避免出现高碳酸血症。对于手术时间不长的妇科腹腔镜手术,喉罩全麻也是一种可行的选择,但需注意喉罩插管是一种不稳定的气道,需要全程密切监测。

47. 有哪些周围神经阻滞技术可以用于妇科腹腔镜手术?

可以用于妇科腹腔镜手术的周围神经阻滞技术,包括腹横肌平面阻滞和腹直肌鞘阻滞。在妇科腹腔镜手术前和术后可以实施周围神经阻滞进行区域性镇痛。

48. 腹横肌平面阻滞用于妇科腹腔镜手术有什么优缺点?

腹横肌平面阻滞,是将局部麻醉药注入腹内斜肌和腹横肌之间的筋膜平面以阻断腹壁前侧的神经支配,从而减轻皮区腹部切口疼痛。研究显示,腹横肌平面阻滞结合全麻与单独全麻比较,可以显著减少腹腔镜下子宫切除术后患者在出院时的疼痛评分。腹横肌平面阻滞的麻醉范围较为局限,不仅对血流动力学几乎不影响,而且不影响患者肢体的活动,对胃肠和泌尿功能无明显影响,这些是其优点,但它对内脏的疼痛不起作用。

49. 椎管内阻滞单独作为妇科腹腔镜手术的麻醉方式可行吗? 需要注意什么?

椎管内阻滞可以单独作为妇科腹腔镜手术的麻醉方式,采用椎管内阻滞行妇科腹腔镜手术时应注意:阻滞平面不应超过 T_6,否则有发生严重呼吸抑制的潜在风险;此外,椎管内阻滞不能消除气腹对膈肌的过度牵张和二氧化碳对膈表面直接刺激所引起的寒战及肩部放射性疼痛。对老年人来说,生理机能相对减低,心肺功能储备差,对气腹耐受性相对减弱,选用椎管内麻醉必须谨慎。

50. 神经阻滞可以单独作为妇科腹腔镜手术的麻醉方式吗?

神经阻滞对内脏的疼痛不起作用,也无法控制呼吸、减轻手术操作对呼吸的影响、保证良好的通气及氧合,不能单独作为腹腔镜手术的麻醉方式,通常是辅助全麻来实施。

51. 与开腹手术相比,妇科腹腔镜手术时,气管导管套囊压力有什么不同吗?

与开腹手术相比,妇科腹腔镜手术时,气管导管套囊压力会随着气腹时间延长而逐渐升高,并导致术后咽喉痛评分明显高于开腹手术患者。因此,仅凭借指触经验判断套囊压力是不确切的,在长时间的妇科腹腔镜手术过程中应间断多次进行套囊压力的测定。

52. 术后恶心呕吐（PONV）的发生与哪些因素有关？

恶心呕吐是术后常见的并发症。影响 PONV 发生率的因素包括患者因素、麻醉因素和手术类型。增加 PONV 风险的患者因素包括术前恶心和呕吐、女性、PONV 或晕动病病史、非吸烟者、年龄较轻、化疗所致恶心呕吐等。胆囊切除术、妇科手术以及腹腔镜手术与其他普外科手术相比，会增加 PONV 风险。对于儿童，斜视手术是 PONV 的一个独立预测因素，并且可能是最显著的预测因素。

53. 影响术后恶心呕吐（PONV）发生的麻醉因素有哪些？

相比于单纯的区域麻醉，全身麻醉时 PONV 发生率更高。使用挥发性麻醉药是发生 PONV 的一个重要危险因素，采用吸入性麻醉药时，麻醉持续时间越长，PONV 的风险就越大。丙泊酚具有止吐作用，与吸入麻醉药比较，用于麻醉维持可以降低 PONV 的发生率。依托咪酯不会独立增加 PONV。围术期使用低剂量氯胺酮可能降低 PONV，并减轻术后疼痛、减少术后对阿片类药物的需求。笑气可轻度增加 PONV 风险。围术期使用阿片类药物会增加 PONV 的发生率，且这种影响与剂量有关。使用新斯的明来逆转神经肌肉阻滞并不会显著增加 PONV 风险。

54. 为什么妇科腹腔镜手术术后容易出现恶心呕吐？

妇科腹腔镜手术患者通常都具有至少 3 个以上 PONV 的高危因素：女性、非吸烟者、年龄较轻、腹腔镜手术、术中应用阿片类药物，所以容易发生 PONV，需要采取积极的措施进行预防。

55. 如何诊断妇科腹腔镜手术中的气体栓塞？

腹腔镜手术中，微小的二氧化碳气栓常见，巨大气泡型二氧化碳气栓则很罕见，但却是致命性的，表现为不明原因的低血压、低氧血症和心律失常，清醒患者出现胸痛、咳嗽、呼吸困难。最初 $PaCO_2$ 会突然升高，但由于循环衰竭和肺血流减少而逐渐降低，心前区听诊可闻及磨轮样杂音。其他体征有呼吸过速、心动过速、心动过缓、低血压、哮鸣、湿啰音、颈静脉压升高和低氧性呼吸衰竭。使用心前区的多普勒探头或经食管超声心动图，可以早期检测到气体栓塞。

56. 妇科腹腔镜手术出现气体栓塞应该如何处理？

如果怀疑发生了气体栓塞，需立即停止气腹充气，应对腹部进行释放气体以减少二氧化碳吸收，并应增加通气量以减少二氧化碳气泡的体积。置患者于头低脚高左侧卧位，使气体上升到右心室尖部，防止进入肺动脉。评估患者的气道稳定性、呼吸和循环，并立即给予适当的支持治疗，吸纯氧，中心静脉导管抽吸气体，进行积极的心肺复苏。

57. 如何诊断妇科腹腔镜手术中的皮下气肿？

皮下注入二氧化碳气体会导致皮下气肿的发生。腹部和胸壁甚至脐颈会出现捻发音，伴随有气道压力和 $PaCO_2$ 的升高，后者的升高尤其明显，可导致严重的高碳酸血症和呼吸性酸中毒。

58. 妇科腹腔镜手术中发生皮下气肿应该如何处理？

一旦出现皮下气肿就应提醒手术医生注意气腹针位置、适当降低气腹压力，在大多数情况下皮下气肿不需要特别处理，在腹壁放气后皮下气肿会逐渐消退，但高碳酸血症通常会延迟患者苏醒，术后需要较长时间机械通气。

59. 妇科腹腔镜手术中气胸的形成原因是什么？

二氧化碳气体可能沿横膈的主动脉或食管裂孔进入纵隔，然后穿破入胸膜腔而形成气胸。颈部和面部的皮下气肿会导致气体弥散到胸部和纵隔，导致气胸或纵隔积气。所以当发生皮下气肿时，应警惕是否同时伴有气胸的发生。

60. 妇科腹腔镜手术中出现气胸后应怎样处理？

妇科腹腔镜手术中出现气胸为二氧化碳气胸，其治疗取决于患者的血流动力学状态、呼吸状态和手术阶段。如果患者的情况稳定，降低充气压力、进行过度通气并增加 PEEP 可能即足够；即使在积气较多的二氧化碳气胸后，二氧化碳也可快速吸收，然而，患者如果发生血流动力学受损，需放置胸内穿刺针或胸腔导管进行减压，以便完成手术。如果虽然实施了这些措施，仍存在张力性二氧化碳气胸，可能需转为开放性手术。

61. 为什么部分妇科腹腔镜手术患者术后会出现上腹部不适及肩痛？

妇科腹腔镜手术中气腹对膈肌的过度牵张和二氧化碳对膈表面直接刺激，可以导致患者出现上腹部不适及肩部放射性疼痛。

62. 什么是异常子宫出血？异常子宫出血有哪些临床类型？

异常子宫出血是妇科常见的症状和体征，是一种总的术语，指与正常月经的周期频率、规律性、经期长度、经期出血量中的任何 1 项不符、源自子宫腔的异常出血。异常子宫出血临床上分为青春期前异常子宫出血、非妊娠育龄期异常子宫出血、妊娠期出血、产褥期出血和绝经后出血。

63. 非妊娠育龄期女性为什么会出现异常子宫出血？

非妊娠育龄期女性异常子宫出血病因分为两大类 9 个类型，按英语首字母缩写为"PALM - COEIN"，"PALM"存在结构性改变、可采用影像学技术和（或）病理学方法明确诊断，而"COEIN"无子宫结构性改变，具体指子宫内膜息肉所致异常子宫出血、子宫腺肌病所致异常子宫出血、子宫平滑肌瘤所致异常子宫出血、子宫内膜恶变和不典型增生所致异常子宫出血；全身凝血相关疾病所致异常子宫出血、排卵障碍相关的异常子宫出血、子宫内膜局部异常所致异常子宫出血、医源性异常子宫出血、未分类的异常子宫出血。导致非妊娠育龄期女性异常子宫出血的原因，可以是单一因素，也可多因素并存，有时还存在原发病导致的其他临床表现。最常见的病因是结构性子宫病变（如子宫肌瘤、子宫内膜息肉、子宫腺肌病）、排卵功能障碍、止血功能障碍或肿瘤形成。

64. 什么是无排卵性异常子宫出血？

正常月经的发生是基于排卵后黄体生命期结束，雌激素和孕激素撤退，使子宫内膜功能层皱缩坏死而脱落出血。下丘脑-垂体-卵巢轴功能调节或靶器官效应异常可导致月经失调出现无排卵。无排卵时卵巢无黄体形成和孕激素分泌，引起子宫内膜增殖过度和不规则剥脱而导致异常子宫出血。

65. 无排卵性异常子宫出血有什么临床表现？

无排卵性异常子宫出血表现为月经紊乱，即失去正常周期和出血自限性，出血间隔长短不一，短者几日，长者数月，常误诊为闭经；出血量多少不一，出血量少者只有点滴出血，多者大量出血，不能自止，导致贫血或休克。出血的类型取决于血雌激素水平及其下降速度、雌激素对子宫内膜持续作用的时间及子宫内膜的厚度。

66. 诊断无排卵性异常子宫出血最常用的手段是什么？

基础体温测定（BBT）是诊断无排卵性异常子宫出血最常用的手段，无排卵性基础体温呈单相型。

67. 无排卵性异常子宫出血的治疗原则是什么?

无排卵性异常子宫出血的治疗原则是出血期止血并纠正贫血,血止后调整周期预防子宫内膜增生和异常子宫出血复发,有生育要求者促排卵治疗。青春期少女以止血、调整月经周期为主;生育期妇女以止血、调整月经周期和促排卵为主;绝经过渡期妇女则以止血、调整月经周期、减少经量、防止子宫内膜癌变为主。常用性激素药物止血和调整月经周期。出血期可辅以促进凝血和抗纤溶药物,促进止血。必要时手术治疗。

68. 哪些无排卵性异常子宫出血患者应该考虑手术治疗?

无排卵性异常子宫出血的手术治疗适用于药物治疗无效、不愿或不适合子宫切除术、无生育要求而药物治疗的患者,尤其是不易随访的年龄较大者,应考虑手术治疗。若刮宫诊断为癌前病变或癌变者,按相关疾病处理,有手术指征时应行手术治疗。

69. 无排卵性异常子宫出血有哪些手术治疗方法?

无排卵性异常子宫出血的手术治疗方法有:① 子宫内膜去除术:利用宫腔镜下电切割或激光切除子宫内膜,或采用滚动球电凝或热疗等方法直接破坏大部分或全部子宫内膜和浅肌层,使月经减少甚至闭经;② 子宫切除术:患者经各种治疗效果不佳,并了解所有药物治疗的可行方法后,由患者和家属知情选择后接受子宫切除。

70. 什么是排卵性异常子宫出血?

排卵性异常子宫出血即排卵性月经失调,较无排卵性少见,多发生于生育期女性。患者有周期性排卵,因此临床上有可辨认的月经周期。

71. 排卵性异常子宫出血有哪些原因?

排卵性异常子宫出血的原因主要包含:① 黄体功能不足:月经周期中有卵泡发育及排卵,但黄体期孕激素分泌不足或黄体过早衰退,导致子宫内膜分泌反应不良和黄体期缩短;② 子宫内膜不规则脱落:月经周期有排卵,黄体发育良好,但萎缩过程延长,内膜持续受孕激素影响,以致不能如期完整脱落;③ 子宫内膜局部异常。

72. 什么是子宫内膜息肉?

子宫内膜息肉是子宫内膜腺体和基质围绕一个血管核心局部增生性过度生长,从而在子宫内膜表面形成无柄或有蒂的突起。有时也存在平滑肌。单发或多发息肉均可能发生,其直径从几毫米至几厘米不等,息肉可发生在子宫腔的任何部位。息肉由子宫内膜腺体、间质和血管组成。在异常子宫出血原因中21%~39%为子宫内膜息肉。

73. 为什么会出现子宫内膜息肉?

子宫内膜息肉的病因有:① 内分泌因素:子宫内膜息肉的形成与雌激素水平过高密切相关。围绝经期和绝经后激素补充治疗、长期服用激素类的保健品,都会使女性体内雌激素水平升高;② 炎症因素:长期妇科炎症刺激、宫腔内异物(如宫内节育器)刺激、分娩、流产、产褥期感染、手术操作或机械刺激,都可能引起子宫内膜息肉的发生;③ 其他原因:年龄增长、高血压、肥胖、糖尿病、乳腺癌术后长期应用他莫昔芬等,也是子宫内膜息肉发病的高危因素。

74. 子宫内膜息肉有哪些临床表现?

70%~90%的子宫内膜息肉表现为经间期出血、月经过多、经期延长、或不规则出血。单发、较小的子宫内膜息肉常无症状,仅在超声检查、诊刮、或切除子宫后标本剖检时被发现。若息肉较大或突入颈管的息肉,易继发感染、坏死,引起恶臭的血性分泌物。

75. 子宫内膜息肉什么情况下需要手术治疗?

对于所有女性,均应切除症状性子宫内膜息肉。体积较大、有症状的息肉推荐宫腔镜下息肉摘除或刮宫;有生育要求者,也建议手术后再试孕;对于无生育要求、多次复发者,建议行子宫内膜切除术;对40岁以上患者,恶变风险大者可考虑子宫切除术。

76. 宫腔镜技术最主要的特点是什么?

宫腔镜最主要的特点是可以在直视下清晰地窥视整个宫腔,可直接观察宫腔的解剖结构和形态、子宫内膜的薄厚、光泽、质地、血管走向、有无异常突起、粘连或异物等,且对病变有放大作用,能发现B超不能提示的微小病变,对子宫内膜息肉、黏膜下肌瘤具有较好的识别作用,并在直视下活检,避免盲目诊刮造成的漏诊、误诊,提高诊断的准确率,为采取及时有效的治疗提供依据,被喻为诊断宫内病变的金标准。

77. 宫腔镜手术的适应证有哪些?

宫腔镜手术的适应证有:① 异常子宫出血诊治;② 可疑宫腔粘连或畸形诊治;③ 宫内节育器的定位及取出;④ 进一步评估超声检查异常宫腔回声及占位性病变;⑤ 进一步评估异常子宫输卵管造影;⑥ 不孕症行宫内检查;⑦ 宫内残余妊娠需行清宫手术。

78. 宫腔镜手术的禁忌证有哪些?

宫腔镜手术的禁忌证有:① 体温>37.5℃;② 宫内活胎且继续妊娠者;③ 子宫活动性大出血、重度贫血;④ 急性或亚急性生殖道或盆腔炎症;⑤ 3 个月内有子宫穿孔史或子宫手术史者;⑥ 宫腔异常狭小或宫颈管狭窄、坚硬、难以扩张;⑦ 浸润性宫颈癌、生殖道结核未经正规抗结核治疗。

79. 宫腔镜手术中如何选择膨宫介质?

膨宫介质分为二氧化碳(气体)和低黏性液体(液体)两类。常用生理盐水和 5%葡萄糖液。膨宫介质的选择取决于所选用能源的种类。使用双极电发生器时,应选用生理盐水作为膨宫介质,具有安全、易得、廉价的优点,已经成为最常用的膨宫介质。单极电切(凝)手术时,则选用 5%葡萄糖溶液。对合并有糖尿病的患者可选用 5%甘露醇膨宫。

80. 宫腔镜手术麻醉的基本要求是什么?

宫腔镜手术麻醉的基本要求:① 体位舒适,取膀胱截石位充分显露外阴部,臀部垫高,头胸略下垂,不宜把搁脚支架安置过高或时间过长,注意手臂和腿的位置以避免压迫外周神经,特别是外侧的腘神经和臂丛神经损伤;② 麻醉要安全无痛,尽量减少对患者循环、呼吸系统的干扰。因为宫腔镜手术总体而言创伤比较小,因此麻醉药用量需控制适当。

81. 宫腔镜手术的主要麻醉方式有哪些?

麻醉可以减轻宫腔镜手术操作时的疼痛及不适感,提高患者的舒适度,尤其是子宫活检。一般根据手术时间长短和手术难度,以及患者的健康状况来选择最佳麻醉方案、麻醉药物和监测内容。宫腔镜手术的主要麻醉方式有局部浸润、宫颈旁阻滞、静脉麻醉、椎管内阻滞、监测下的麻醉管理及全身麻醉等。推荐的麻醉方式为监测下的麻醉管理或全身麻醉。

82. 局部麻醉用于宫腔镜手术的优缺点？

利用 1‰～2‰利多卡因进行阴道局部浸润麻醉对宫腔镜手术患者最大的好处是意识保持清醒，对全身生理功能干扰少，但镇痛不全是最大的问题，而且老年人对局麻药的耐受降低，使用时应减少剂量，采用最低有效浓度，需警惕发生局麻药毒性反应。

83. 单纯的宫颈旁神经阻滞可以用于宫腔镜手术吗？

单纯的宫颈旁神经阻滞并不能解决宫腔内操作时的不适。这一方法适用于简短的宫腔镜检查或手术、能耐受手术的患者。

84. 宫颈旁神经阻滞联合宫颈管黏膜浸润麻醉行宫腔镜手术的优缺点是什么？

采用 1‰利多卡因宫颈旁神经阻滞联合宫颈管黏膜浸润麻醉行宫腔镜检查，较局部浸润来说，可以显著降低患者的疼痛评分，尤其适合基层医疗单位使用。但要达到神经阻滞安全、有效、防止并发症发生，关键在于技术熟练、穿刺、注药准确。

85. 静脉麻醉下行宫腔镜手术的优缺点是什么？

目前宫腔镜手术静脉麻醉多采用丙泊酚结合瑞芬太尼、氟比洛芬酯、氯诺昔康、喷他佐辛、布托啡诺、地佐辛等镇痛药，效果确切，术后苏醒迅速。静脉麻醉适合手术时间很短的宫腔镜手术，如 15 分钟以内，时间延长就会增加呼吸管理的风险。

86. 椎管内麻醉下行宫腔镜手术的优点有哪些？

腰麻硬膜外联合麻醉主要特点是起效迅速，作用完善；而硬膜外麻醉的特点是阻滞平面可控，对循环影响较小。椎管内麻醉下行宫腔镜手术花费少、镇痛效果良好、对呼吸循环影响小、耐受良好。

87. 椎管内麻醉下行宫腔镜手术时麻醉阻滞平面有什么要求？

宫腔镜手术麻醉阻滞平面在 T_{10} 即可。硬膜外麻醉时需小剂量给药，平卧后注入 2～3 mL 试验剂量,然后酌情分次小量追加。另外,老年人对脊麻敏感性增高,麻醉作用起效快,阻滞平面扩散广,因此用药剂量应酌减 1/2～1/3。

88. 椎管内麻醉下行宫腔镜手术有什么缺点?

椎管内阻滞并不适合门诊患者及日间病房患者,因为这些患者手术后 2 小时左右就会离院,而此时无论是脊麻还是硬膜外阻滞都还没有完全消退,必然明显延迟患者的离院时间。

89. 相对于传统的气管插管全麻,喉罩用于宫腔镜手术有什么优点?

使用喉罩置入时没有喉镜对咽喉的机械刺激,无须进入气管内,可以减少全麻药特别是肌松药的使用量,使苏醒更快,血流动力学更稳定,并减少了术后心血管系统和呼吸系统并发症,故更适合宫腔镜手术,尤其是门诊及日间手术。

90. 喉罩用于宫腔镜手术需要注意什么?

牙齿残缺者需注意喉罩置入和拔除时勿损伤牙齿。另外,对于肥胖患者或有反流性食管裂孔疝的患者喉罩是相对禁忌的。

91. 宫腔镜手术中发生气体栓塞的原因有哪些?

气体栓塞是宫腔镜手术中潜在的、罕见的、灾难性的并发症。在宫腔镜手术中,以下因素为气体栓塞创造条件:① 扩张宫颈以及宫腔内手术操作可损伤静脉血管,为气体进入提供切入点;② 使用液体膨宫时,镜管与膨宫装置之间有残存气体,进入宫腔前如未开水排气,即可使空气进入宫腔;③ 宫腔镜手术过程中,高频电流气化组织产生气体,增加气体量的同时提高了宫腔内压力,促使气体进入开放的静脉窦;④ 宫腔镜手术多采取膀胱截石位,如果同时头低臀高位,心脏低于子宫水平,心室舒张时,静脉压力降低甚至产生负压,空气易经宫腔破损处血管进入循环系统。

92. 宫腔镜手术中发生气体栓塞时的临床表现有哪些?

发生气体栓塞时,处于清醒状态的患者可表现为胸闷、胸痛及氧饱和度的下降等。当出现急性支气管痉挛或肺水肿时,听诊器可闻及哮鸣音和啰音。其他表现包括胸前区水轮音、低血压、动脉二氧化碳分压过高、心动过速或心动过缓、室性期前收缩、心血管性虚脱、心脏骤停等。胸片提示肺血管内可见气液平面。对于全身麻醉的患者,麻醉医师及手术医师诊断需依赖于心血管系统的一系列症状,如血压突然下降或心律失常、氧饱和度下降等,而且要与宫腔镜其他并发症(如容量超负荷)相鉴别。

93. 宫腔镜手术中发生气体栓塞时应该如何处理?

一旦发生气体栓塞,应立即停止手术,防止气体进一步进入。为患者吸入纯氧,使血液中气泡直径变小,促进气泡的吸收,有助于缓解低氧血症,在空气栓塞时还能促进氮气的排出。出现血流动力学紊乱时,应适当应用血管活性药物,维持呼吸、循环系统平稳,同时注意纠正电解质紊乱。排除容量超负荷的情况下,应充分扩容,提高中心静脉压、静脉回心血量及心输出量。另外,体位的改变也非常重要,一旦怀疑气体栓塞,立即调整体位于头低脚高左侧卧位,防止气体进一步进入,有助于右心室内气栓迅速离开流出道,缓解右心室流出道梗阻,减轻右心室压力。如果患者在停止手术、吸入纯氧之后症状仍不缓解,可置入肺动脉导管,监测心内及肺动脉压力,并通过导管抽吸部分气泡。如果大量气体快速进入导致情况紧急,可行右心房穿刺,将气泡吸出,但该操作风险较大,建议由有经验的医师进行。患者一旦出现心搏骤停,立即启动心肺复苏,心脏按压可将气栓粉碎为小气泡,减小气体体积,增加血液的溶解以及促使小气栓经肺的滤过作用随呼吸排出。但该措施有可能导致肺动脉压力进一步增高。此外,一些支持措施例如机械通气、肝素抗凝治疗等有助于降低患者死亡率。

94. 宫腔镜手术中为什么会出现经尿道前列腺电切综合征(transurethral resection of prostate syndrome,TURP)?

宫腔镜手术中由于膨宫压力和灌流介质的作用,灌流液大量吸收引起体液超负荷和(或)稀释性低钠血症而引起一系列临床症状,称为容量超负荷;其发生率为$0.1\%\sim0.2\%$,如诊治不及时可致死亡,是宫腔镜手术严重并发症之一。由于其发生机制和临床表现与 TURP 类似,故也称为 TURP 综合征。

95. 宫腔镜手术中容量超负荷的临床表现有哪些?

容量超负荷早期临床表现为心率加快、血压升高,继而出现血压降低、血氧饱和度降低、呼气末二氧化碳分压降低,当出现左心力衰竭、肺水肿时,表现为咳粉红色泡沫痰,进一步发展可出现代谢性酸中毒、心力衰竭、休克,最终可以导致死亡。如发生稀释性低钠血症可表现为恶心、呕吐、头痛、视物模糊、躁动,引起神经系统紊乱,如抽搐、昏迷、脑水肿、脑疝甚至死亡。

96. 如何预防宫腔镜手术中的容量超负荷?

预防宫腔镜手术中容量超负荷的措施:① 尽可能使用等渗电解质溶液;② 限制术前静脉入液量;③ 密切监测液体损耗,在达到预设的阈值时应暂停操作并评估液体相关并发症;④ 维持最低宫内液体压力以获得最佳视野,了解患者的平均动脉压,因为宫内压高于平均动脉压才能获得最佳视野。虽然通常将宫内液体压力设定为 70~80 mmHg 即可,但有时可能需要提高至 125~150 mmHg;⑤ 控制手术时间在 1 小时内,如手术超过 1 小时,为预防容量超负荷建议暂停手术,必要时行二期手术治疗;⑥ 手术时尽可能缩短灌流的时间,最好不超过 30 分钟,特别是黏膜下肌瘤电切手术,尽量通过钳夹取出大块组织,减少电切的时间。

97. 宫腔镜手术中出现容量超负荷应如何处理?

宫腔镜手术中容量超负荷一经诊断,应及时停止手术,并给予速尿 1 mg/kg 静脉注射,减轻循环超负荷,同时应控制静脉输液入量,监测血电解质的浓度,发生代谢性酸中毒时监测血 pH。如发生左心力衰竭、肺水肿,应立即给予气管插管正压通气给氧,清除呼吸道内渗出液,保持呼吸道通畅,减轻肺水肿;一般不需西地兰等药物强心治疗。严重的容量超负荷,症状控制、情况好转后应严密监护,必要时转入重症加强护理病房(intensive care unit,ICU)。

98. 宫腔镜手术中出现稀释性低钠血症应如何处理?

如发生稀释性低钠血症,血钠离子浓度在 130~140 mmol/L,不需要治疗;血钠离子浓度下降至 120~130 mmol/L,利尿剂治疗同时可补充生理盐水,若血清钠低于 120 mmol/L,应给予 3% 的高渗盐水,所需补钠量=(血钠正常值-测得血钠值)×52%×体质量(52% 为人的体液总量占体质量的比例),忌快速补钠、高浓度静脉补钠,在低钠血症急性期血钠每小时提高 1~2 mmol/L 即可缓解症状,应间隔 1~2 小时动态监测血电解质的变化,根据血清钠水平的变化调整补钠的速度和剂量。

99. 宫腔镜手术中为什么会发生迷走神经紧张综合征?

宫腔镜手术中可能会发生迷走神经紧张综合征,该反应源于敏感的宫颈管,受到扩宫刺激传到 Franken-shauser 神经节、腹下神经丛、腹腔神经丛和右侧迷走神经,而出现上述综合征表现。

100. 宫腔镜手术中发生迷走神经紧张综合征的临床表现有哪些?

宫腔镜手术中发生迷走神经紧张综合征的临床表现为恶心、出汗、低血压、心动过缓,严重者可致心搏骤停。

101. 如何预防和处理宫腔镜手术中的迷走神经紧张综合征?

预防宫腔镜手术中的迷走神经紧张综合征,椎管内麻醉的神经阻滞范围应达到 $T_{10} \sim S_5$、全身麻醉应有一定深度。宫颈明显狭窄和心动过缓者尤应注意预防。发生迷走神经紧张综合征时,应采取的措施包括:停止操作,加快静脉输液,静脉注射阿托品。同时可以将患者置于仰卧位并将腿抬高或者将患者置于头低脚高仰卧位。

102. 什么是女性盆底功能障碍性疾病?

女性盆底功能障碍性疾病是一组盆底支持缺陷、损伤及功能障碍造成的疾患,主要表现为压力性尿失禁和盆腔器官脱垂,这是中老年妇女常见病,至少30%以上的成年妇女会因此受累。

103. 女性盆底功能障碍性疾病的病因有哪些?

女性盆底功能障碍性疾病的病因有:① 妊娠、分娩,特别是产钳或胎吸下困难的阴道分娩,盆腔筋膜、韧带和肌肉可能因过度牵拉而被削弱其支撑力量,若产后过早参加体力劳动,特别是重体力劳动,将影响盆底组织张力的恢复而发生盆腔器官脱垂;② 衰老,随着年龄的增长,特别是绝经后出现的支持结构的萎缩,在盆底松弛的发生或发展中也具有重要作用;③ 慢性咳嗽、腹腔积液、腹型肥胖、持续负重或便秘而造成腹腔内压力增加,可致腹压增加导致脱垂;④ 医源性原因,包括没有充分纠正手术时所造成的盆腔支持结构的缺损。

104. 女性盆底功能障碍性疾病有哪些临床表现?

轻症患者一般无症状。重度脱垂韧带筋膜有牵拉,盆腔充血,患者有不同程度的腰骶部酸痛或下坠感,站立过久或劳累后症状明显,卧床休息则症状减轻。阴道前壁膨出常伴有尿频、排尿困难、残余尿增加,部分患者可发生压力性尿失禁,但随着膨出的加重,其压力性尿失禁症状可消失,甚至需要手助压迫阴道前壁帮助排尿,易并发尿路感染。阴道后壁膨出常表现为便秘,甚至需要手助压迫阴道后壁帮助排便。外阴肿物脱出后轻者经卧床休息,能自行回纳,重者则不能还纳。暴露在外的宫颈和阴道黏膜长期与衣裤摩擦,可致宫颈和阴道壁发生溃痛而出血,如感染则有脓性分泌物。

105. 什么情况下女性盆底功能障碍性疾病需要进行手术治疗?

保守治疗无效或拒绝保守治疗的症状性脱垂患者、对脱垂超出处女膜的有症状的患者可考虑手术治疗。根据患者不同年龄、生育要求及全身健康状况,治疗应个体化。手术的主要目的是缓解症状,恢复正常的解剖位置和脏器功能,有满意的性功能并能够维持效果。

106. 手术治疗女性盆底功能障碍性疾病的常用术式是什么?

手术分封闭手术和重建手术。阴道封闭术分阴道半封闭术(又称 LeFort 手术)和阴道全封闭术。该手术将阴道前后壁分别剥离长方形黏膜面,然后将阴道前后壁剥离创面相对缝合以部分或完全封闭阴道。术后失去性交功能,故仅适用于年老体弱不能耐受较大手术者。盆底重建手术主要针对中盆腔的建设,通过吊带、网片和缝线把阴道穹隆组织或宫骶韧带悬吊固定于骶骨前、骶棘韧带,也可行自身宫骶韧带缩短缝合术,子宫可以切除或保留。手术可经阴道或经腹腔镜或开腹完成,目前应用较多的是子宫/阴道骶前固定术、骶棘韧带固定术、高位骶韧带悬吊术和经阴道植入网片盆底重建手术。合并压力性尿失禁患者应同时行膀胱颈悬吊手术或阴道无张力尿道悬吊术。

107. 盆底重建手术的麻醉方式如何选择?

盆底重建手术如果是经会阴联合腹腔镜一起进行,则按腹腔镜手术麻醉管理原则实施麻醉,以全麻为优先选择,而目前绝大多数的盆底重建手术都是经会阴阴道进行,选择何种麻醉方式最优并无定论,无论是椎管内阻滞(包括硬膜外阻滞、腰麻、腰麻硬膜外联合阻滞)还是全麻都积累了相当多的病例,麻醉方式对患者手术效果及预后的影响并不明显。

108. 选择椎管内阻滞用于盆底重建手术时对阻滞平面有什么要求?

盆底重建手术对阻滞平面要求不高,上界达 T_{10} 即能满足手术要求,最好不超过 T_8,而会阴部需要完善的阻滞。

109. 选择硬膜外阻滞用于盆底重建手术时需要注意些什么?

如果选择硬膜外阻滞,由于盆底重建手术对阻滞平面要求不高,而会阴部需要完善的阻滞,因此硬膜外穿刺点通常选择 $L_3 \sim L_4$ 或 $L_4 \sim L_5$,这类手术对肌肉松弛要求也不高,且盆底功能障碍性疾病本身正是由于盆底肌肉松弛而引起,所以局麻药的浓度可以适当降低 25%~50%,而局麻药容量可以适当增加以促进其在硬膜外腔的弥散、确保完善的阻滞效果,具体给药剂量应在分次给药并充分评估后确定。

110. 相对于单纯腰麻,腰麻硬膜外联合阻滞(CSEA)用于盆底重建手术有什么优点?

CSEA 用于盆底重建手术的优点是腰麻可以从小剂量开始,如果阻滞平面不足,可以再通过联合的硬膜外阻滞来调节,对于老年患者而言 CSEA 对血流动力学的影响比单纯腰麻相对要小,并且可以利用硬膜外导管进行术后镇痛。

111. 选择全麻用于老年患者盆底重建手术时需要注意些什么?

如果选择全麻,由于经阴道的操作手术刺激强度相对较小,对肌松要求并不高,因此术中镇痛药和肌松药可以适当减少,甚至可以考虑仅在诱导时用少量琥珀胆碱,麻醉维持时不用肌松药,术中如果患者自主呼吸恢复,就可以将 IPPV 通气模式改为 PSV 模式,有利于通气/血流比的改善,促进老年患者术后肺功能的恢复。

112. 相对于传统的气管插管全麻,喉罩用于盆底重建手术有什么优点?

从全麻保留自主呼吸的角度来说,喉罩比气管导管更为有利,采用喉罩进行全麻,甚至诱导时也可以不用肌松药进行插管,加上喉罩置管和拔管对血流动力学影响小,且苏醒期患者容易耐受,因此非常适合这类手术。

113. 行经闭孔途径尿道中段无张力悬吊术(tension-free vaginal tape – obturator technique,TVT – O)的麻醉时如何协助术者评估吊带的松紧度?

对于行经闭孔途径尿道中段无张力悬吊术中协助评估吊带的松紧度的要求,椎管内阻滞由于腹部肌肉松弛无法保证术中评估的正确性,而全麻尤其是喉罩全麻更为有利。为确保患者的快速苏醒和肌力的恢复,麻醉维持可以采用丙泊酚联合瑞芬太尼进行全凭静脉麻醉,或者吸入麻醉药联合瑞芬太尼的方式,不用或少用肌松药,术中可以静脉辅助应用 NSAIDs,既确保患者迅速苏醒后仍维持良好的镇痛,又不影响苏醒质量。患者苏醒后能很好地耐受喉罩,并配合进行屏气动作。手术医生评估结束后如果还需要几分钟的手术操作,可以单次注射瑞芬太尼 1 μg/kg,而无须再使用全麻药物,因为此时的缝合操作创伤非常小,而喉罩一直保留至手术完全结束患者清醒后再拔除,以确保呼吸道的通畅。

（黄绍强　周晓敏）

参考文献

［1］ Michael A. Gropper 著. 邓小明,黄宇光,李文志译. 米勒麻醉(第9版)[M]. 北京:北京大学医学出版社,2021.
［2］ 邓小明,姚尚龙,于布为,等. 现代麻醉学(第5版)[M]. 北京:人民卫生出版社,2021.
［3］ Fun-Sun F. Yao, Vinod Malhotra, Jill Fong,等. 姚氏麻醉学:问题为中心的病例讨论(第8版)[M]. 北京:北京大学医学出版社,2018.
［4］ 中华医学会麻醉学分会. 中国麻醉学指南与专家共识(2017版)[M]. 北京:人民卫生出版社,2017.

第二章

孕产妇妊娠及分娩期生理改变，子宫和胎盘生理

第一节　孕产妇妊娠及分娩期生理改变

1. 什么是妊娠期生理性贫血？

　　促红细胞生成素在妊娠第二个月开始上升，刺激红细胞的生成增加。由于红细胞容积增加 20％，血浆容积增加 50％，二者的增加不成比例，因此，导致了妊娠期生理性贫血。

2. 什么是妊娠期贫血？

　　妊娠期间，孕妇没有口服铁时的血红蛋白通常保持在 116 g/L 是正常的，如果血红蛋白低于 110 g/L 或者血细胞比容低于 0.33，则是妊娠期贫血，都是由于缺铁所致。

3. 妊娠期血浆容量增加的原因是什么？

　　妊娠期母体血管内外的液体容量显著增加，孕妇的体重平均增加 12.5 kg。这一变化从怀孕初期开始，怀孕中期迅速增加，晚期达到高峰，临近产期稍有下降。血浆容量的增加是由口渴的阈值降低及精氨酸升压素代谢改变引起。

4. 妊娠期血浆容量增加的作用是什么？

　　增加的血浆容量为分娩时的失血做了准备，一般阴道失血少于 500 mL，剖宫产失血少于 1 000 mL。除非失血多于 500 mL，一般血流动力学改变不明显，不需输血。

5. 分娩后血容量有什么改变？

产后 1 周，血容量水平可降至孕前的 125％，6～9 周可降至孕前 110％；血红蛋白和血细胞比容在产后初期稍有下降，随后 6 周逐渐恢复孕前水平。

6. 孕期心排血量有什么改变？

妊娠 10 周左右，心排血量开始增加，妊娠早期末，心排血量可增加 35％～40％。到妊娠 34 周时，心排血量可增加 50％，此后维持稳定到足月。这时供应子宫的血流量由 5％增加到 11％。

7. 影响孕期心排血量增加的因素有哪些？

心排血量的改变主要受心率和每搏量的影响。妊娠 5 周时，心率开始增快，且随着孕周的增加稳步增快。妊娠 5～8 周开始，内分泌系统的改变和雌激素的释放可使每搏量增加。

8. 分娩时心排血量有何改变？

分娩时，母体心率和每搏量进一步增大，心排血量也进一步增大。与分娩前相比，心排血量在潜伏期约增加 15％，活跃期增加 30％，胎儿娩出时增加 45％，每次宫缩时心排血量可增加 10％～20％。分娩时的这些变化可持续 10～30 分钟，产后 2～5 天恢复至孕前水平。

9. 孕期母体体温有何改变？

孕期母体心排血量的增加，不仅使子宫胎盘、肾及下肢的灌注增加，而且流入皮肤的血液在足孕时增加 3～4 倍，因此，体温升高。

10. 孕期超声心动图有何改变？

妊娠时膈肌上移，导致心脏向左移位。超声心动图可提示左心室肥大，表现为舒张末期左心室扩大及左心室室壁增厚。孕晚期左心室质量可增加 23％，舒张末期容积随之增加，但收缩末期容积不变，因此射血分数大大提高。有些产妇在做超声心动图时可出现无症状性心包渗出。

11. 妊娠期心电图有何改变？

P‐R 间期及 Q‐T 间期缩短，心电轴偏移，妊娠早期 QRS 轴轻度右偏，妊娠晚期轻度左偏,以及短暂的 S-T 段改变。

12. 心电图正常生理改变如何鉴别?

房性期前收缩和室性期前收缩及窦性心动过速是较常见的良性心律失常,需要与某些疾病相鉴别。包括超过Ⅲ级的收缩期杂音,舒张期杂音,严重的心律失常以及影像学明确的不对称性心脏扩大。

13. 妊娠期血压有何改变?

母体血压可受年龄,孕龄,体位和经产数的影响。全身血管阻力的改变导致妊娠中期收缩压、舒张压及平均动脉压降低,妊娠末期恢复至基线水平。

14. 何谓足月孕产妇的心音?

94%的足孕产妇会出现肺动脉瓣和三尖瓣反流,27%的孕产妇可出现二尖瓣反流。听诊第一心音时,二尖瓣、三尖瓣开瓣音增强,第二心音少有改变,到孕晚期可出现第三心音。主动脉瓣反流很少闻及,但因血流增加,可以闻及Ⅰ到Ⅱ级的收缩期杂音及三尖瓣的开瓣音。

15. 为什么足孕时更容易出现低血压?

妊娠期间,α受体、β受体下调,前列环素分泌增加可进一步降低血管阻力,为维持血流动力学稳定,母体很大程度上依赖于自主神经的调节,这种依赖性随着孕龄的增大而增大,足孕时达到最大。足孕时,副交感神经张力降低,导致安静状态时的心率和心排血量增加。妊娠期多种激素的分泌增加,导致压力反射的阈值提高,因此,更易出现低血压的表现。

16. 为什么剖宫产手术中,孕妇即使在高位交感神经阻滞时,也很少出现心动过缓?

足孕时迷走神经张力降低,保证了交感神经系统拥有相对正常的功能。

17. 心血管系统变化对麻醉有何意义?

(1) 增大的子宫导致下腔静脉受压,硬膜外血管扩张,使椎管内麻醉时使硬膜外血管损伤率增加。

(2) 硬膜外阻滞可以降低分娩时的心脏负荷,可能对一些具有心脏疾病的患者有益。

（3）一直要避免主动脉、下腔静脉受压：70%～80%的孕妇在阻滞平面达 T_4 交感神经水平时可在仰卧位发生明显的低血压。

18. 妊娠期上呼吸道有何改变?

妊娠期早期开始,孕妇上呼吸道的黏膜毛细血管扩张使上呼吸道的黏膜脆性和血管分布增加。由于黏膜水肿,许多孕妇出现气短及上呼吸道感染症状。

19. 妊娠女性全身麻醉时的气道管理

（1）由于孕期体重增加、乳房增大,容易出现困难气道,因此妨碍喉镜的操作。

（2）孕期妇女的上呼吸道黏膜水肿更易出血,因此要避免经鼻插管、放置胃管等操作以防鼻出血。

（3）由于上呼吸道黏膜的水肿、充血,因此需要使用较小的气管插管。

20. 妊娠期胸部有何改变?

妊娠期胸部的前后径及横径增加,肋下角扩大,膈肌抬高且移动度增加。

21. 妊娠期功能残气量下降有何原因?

功能残气量的下降主要是由于子宫增大及膈肌上抬。这些改变自妊娠 20 周开始,到足月时降低至孕前的 80%。如孕妇处于仰卧位时,功能残气量会进一步下降。

22. 仰卧位对妊娠晚期肺功能有何影响?

仰卧位时,孕妇的闭合容量可减少 30%～50%,由于闭合容量超过了功能残气量,处于仰卧位的孕妇有发生低氧和器官灌注不足的危险。

23. 为什么孕妇会感到胸闷气短?

妊娠期激素的变化和机体产生的大量二氧化碳引起潮气量增加,呼吸频率保持不变,每分通气量增加。

24. 安静状态下,如何保持呼吸酸碱平衡?

安静状态下,尽管孕妇每分钟会多产生 300 mL 的二氧化碳,但因为通气量提高,二氧化碳分压可保持在 $30\sim32$ mmHg。且由于肾排泄碳酸氢盐增加,pH 被部分矫正,可维持在 $7.41\sim7.44$ 的正常范围内。

25. 与非妊娠女性相比,孕妇对氧的摄取及消耗均增加的原因是什么?

妊娠期氧耗增加 $40\%\sim60\%$,主要是由于代谢需求增加、呼吸做功增加及心脏做功增加。

26. 孕妇运动时肺功能有何影响?

孕妇运动时有意识地增加呼吸肌收缩做功和呼吸系统的机械适应,使得劳累性呼吸困难更为明显。妊娠期运动状态下的肺部改变主要包括每分通气量、潮气量、氧气的消耗、二氧化碳消耗及一氧化碳弥散能力增加,但酸碱平衡可保持稳定。

27. 妊娠期低氧血症如何改善?

从仰卧位改成坐位或侧卧位时,肺泡-动脉氧浓度梯度降低,动脉血氧合改善。

28. 孕妇对缺氧有何耐受?

氧饱和度降低常发生在呼吸暂停时,如麻醉诱导或子痫发作。缺氧程度常因肺容量的变化而加重。孕妇对缺氧耐受性降低类似于快速诱导时的生理改变。

29. 孕期睡眠呼吸模式有何改变?

妊娠后,生理和激素水平的改变会显著影响睡眠时的呼吸模式,有的改变可使睡眠质量变高,有些改变也可能引起睡眠障碍,常见的睡眠规律改变和打鼾。

30. 妊娠晚期睡眠有何改变?

妊娠晚期孕妇上呼吸道狭窄,睡眠时打鼾状况增加。多导睡眠描记显示孕妇的慢波和快速动眼睡眠周期缩短,睡眠总时间减少,入睡后觉醒次数增加。

31. 何谓妊娠期相关睡眠障碍?

妊娠相关睡眠障碍最早由美国睡眠医学学会于 2000 年提出,定义为在妊娠期出现的失眠和过度疲倦。

32. 孕妇低氧状态下全身麻醉有何风险？

（1）孕妇的功能残气量降低，呼吸暂停期间的氧储备更少。

（2）孕妇的氧耗大，加重缺氧的风险。

（3）可能出现快速气道梗阻。

33. 血细胞比容减少造成的血液携氧能力下降的代偿性有何改变？

① 高通气使动脉氧分压平均增加到 103 mmHg；② 心排血量增加，使子宫及其他靶器官供血提高；③ 氧离曲线右移，使胎儿氧供给更方便。

34. 疼痛对孕妇通气状态有何影响？

剧痛的宫缩使孕妇过度通气，造成宫缩期间通气量减少，导致孕妇的动脉氧分压降低至 65～70 mmHg。使用硬膜外镇痛后，孕妇的动脉血氧分压稳定在 100 mmHg。

35. 妊娠女性对麻醉药物有何反应？

（1）MAC 值下降。

（2）功能残气量下降，使用非可溶性药物的诱导时间缩短。

（3）每分通气量增加，可溶性药物的诱导时间缩短。

（4）可能更快出现药物过量及气道反射消失。

36. 何谓孕期血液高凝状态？

妊娠期的血液处于代偿性高凝状态，各类凝血因子随妊娠进展而增加。除凝血因子增多外，抗凝血的相关蛋白降低，纤溶活性减弱，在足月和生产后最为明显，主要是为防止分娩时出血。

37. 为什么孕妇会出现全身性的水肿？

血浆白蛋白在妊娠早期开始下降，到足月时降至最低点 33 g/L。白蛋白/球蛋白比值和总的血浆蛋白浓度均会降低，妊娠期血浆胶体渗透压约减少 14%，所以很多孕妇会出现水肿。

38. 孕期免疫系统有何改变？

妊娠早期白细胞开始增加，分娩前后进一步增加，在产后 6 周甚至更长时间始终高于正常水平。妊娠期白细胞的趋化性和黏附性受损,容易导致感染,但也可减轻一些自身免疫性疾病的症状。

39. 孕期血小板有何改变?

正常妊娠时凝血和纤溶系统均有较大改变,分娩时的大量失血的危险较小,但形成血栓栓塞的危险性大。大多数产妇血小板计数轻度降低或没有改变。正常产妇行椎管内麻醉时不需要常规检查血小板,如怀疑血小板减少(如子痫前期、妊娠期血小板减少、原发性血小板减少性紫癜),应进行血小板计数,评估可能出血的情况,必要时进行全身麻醉。

40. 为什么对非孕妇适量的全麻药物对于孕妇来说是过量的?

(1) 孕妇对静脉诱导药物(丙泊酚)和镇静类药物(苯二氮䓬类)的敏感性增加,需要的药物剂量减少。

(2) 与未孕时相比,孕妇的 MAC 值降低约 30%,麻醉药的需要量也相应地减少。

(3) 与未孕时相比,孕妇的功能残气量减少,吸入麻醉药物的摄取更快。

41. 生物化学变化对椎管内麻醉有何影响?

妊娠期间脑脊液比重减轻,酸碱度发生改变,可能会影响局麻药在蛛网膜下腔的作用强度,但脑脊液中与局麻药结合的相关蛋白没有变化。

42. 孕期疼痛阈值提高的原因有哪些?

随着妊娠期间 β 内啡肽水平升高及脊髓 κ 型阿片受体活性提高,疼痛阈值在妊娠期间尤其是分娩时可明显提高。

43. 胃肠系统改变对麻醉有何意义?

孕妇的胃排空速度与常人没有区别,只有当宫缩开始的时候或椎管内麻醉使用了阿片类药物才会出现胃排空减慢的情况。摄入无渣液体可以加速胃排空,因此,ASA 协会推荐对没有其他风险的产妇(如病理性肥胖、糖尿病、困难气道等情况)可以摄入无渣的液体饮料。

44. 为什么妊娠期间肝功能的检测结果解读困难？

妊娠期间，血清转氨酶可升高至正常高限，除碱性磷酸酶以外，其他的肝功能一般正常。胎儿胎盘释放碱性磷酸酶，可使母体内的含量增加 4 倍，因此增加了肝功能检测结果的解读难度。

45. 为什么妊娠期间胆囊疾病的发生风险提高？

妊娠期胆汁分泌增加，大量分泌的孕激素可松弛胆囊平滑肌，减弱收缩，使胆囊排空减慢，胆汁淤积，发生胆囊疾病的风险增加。

46. 为什么妊娠期间尿潴留的发生风险提高？

黄体和胎盘分泌的松弛素使肾血管扩张，肾血流量增加，孕激素可使输尿管及肾盂扩张，增大的子宫压迫输尿管，导致输尿管进一步扩张，最终可能会造成尿潴留的发生。

47. 什么是生理性糖尿？

非妊娠状态下，近端小管可通过主动转运吸收几乎全部的葡萄糖，而妊娠状态下，肾小球透过率和肾血流量的增加，近端小管重吸收作用减弱，形成生理性糖尿。

48. 为什么妊娠期间会出现腰背疼痛？

妊娠期间子宫体积及体重增加，人体重心改变，脊柱和骨盆随之改变，肌肉骨骼系统承受压力增大。分娩或长时间增加腹压的用力方式，也可引起或加剧背部疼痛。

49. 妊娠期间肌酐发生有哪些改变？

妊娠期间肾小球透过率及肌酐清除率增加，血尿素氮及肌酐水平降低，当肌酐和血尿素氮水平升高到非妊娠状态的正常范围或轻度升高时，提示肾功能已有损害。

50. 为什么妊娠期间会出现轻度的蛋白尿？

肾小球透过率增加会减少近端小管对蛋白质的重吸收，改变肾小球滤过膜两侧的静电平衡，引起蛋白质排除增多，出现轻度蛋白尿，但大量蛋白尿的出现则是异常现象。

第二节　子宫和胎盘生理

51. 什么是仰卧位低血压综合征？

孕妇临近足月时在仰卧位会出现休克症状，包括低血压、面色苍白、出汗、恶心、呕吐、精神状态改变，主要是由于右心静脉回流减少引起。

52. 为什么孕妇仰卧位时即使上肢血压正常子宫灌注减少？

主动脉受压可提高母体上肢血压，仰卧位时，妊娠子宫会部分压迫主动脉，子宫动脉压降低，子宫胎盘灌注减少。

53. 为什么孕妇仰卧位时子宫灌注减少？

影像学检查证实：在仰卧位时，妊娠的子宫可完全或部分压迫下腔静脉，子宫静脉压升高，即使母体血压正常，子宫胎盘灌注仍会减少。

54. 防止仰卧位低血压综合征有何办法？

保持侧卧位、用手向左托举子宫、把手术台或者产台向左倾 15°、在产妇右侧身下放置垫子、泡沫塑料或者有弹性的垫子使右侧臀背部垫高 10~15 cm。

55. 孕妇低氧血症发生的机制有哪些？

随着子宫的增大，胎儿、胎盘代谢的需要，机体的氧耗增加。仰卧位时，功能残气量进一步减少，低于闭合容积时，小气道闭合，通气/灌注比例异常，氧饱和度下降。与此同时，仰卧位时心排血量降低，导致混合静脉血的氧饱和度降低。

56. 为什么宫缩期间容易发生严重的低氧血症？

如不进行药物控制，产妇分娩时的疼痛会十分剧烈，通气量增加。宫缩疼痛时，较易发生严重的低碳酸血症和碱血症。当二氧化碳分压低至 10~15 mmHg 时，母体开始低通气，氧合曲线左移，胎儿的氧供减少。与此同时母体的氧耗增加，因此宫缩期间容易发生严重的低氧血症。

57. 何谓足孕时椎管内麻醉的药量需求降低机制？

足月时，椎管内麻醉药物的需要量可降低约 40%，主要是由于以下两个方面：① 孕期增大的子宫压迫下腔静脉，导致硬膜外静脉丛扩张；② 硬膜外脂肪增加，蛛网膜下腔脑脊液容量下降。二者共同作用导致每一阶段对应的硬膜外间隙和脑脊液的含量减少，单次硬膜外或蛛网膜下腔的麻醉药注射所引起的阻滞范围更广。

58. 妊娠期肝的生理和解剖的变化对麻醉有何意义？

妊娠晚期，子宫压迫下腔静脉，肝门及食管静脉压力增高，孕妇可能会出现毛细血管扩张、食管静脉扩张，因此，鼻胃管的放置要轻柔，避免出血。

59. 孕期反流误吸增加有何原因？

（1）孕激素、雌激素可松弛食管下段括约肌，防止胃食管反流的屏障能力降低。

（2）增大的子宫使胃的位置抬高旋转，膈肌食管入口处的"夹管阀"效应降低，进一步降低屏障能力。

（3）妊娠及分娩时的恶心、疼痛、焦虑、阿片类药物的应用、近期进食、合并糖尿病、肥胖及气道反射消失等均可增加反流误吸的风险。

60. 为什么孕期的全身血管阻力下降？

（1）妊娠期间，母体前列环素和孕激素分泌增加，前者是强效的血管扩张药，后者可以扩张平滑肌血管，低阻力的胎盘循环和低阻力的体循环相适应，两者的联合效应使总体阻力更低，可降低后负荷。

（2）妊娠期生理性贫血使母体的血流动力学发生改变，血液黏度降低，血流速度增加，进一步降低后负荷。

61. 何谓胎盘的生理功能？

① 供给营养；② 气体交换；③ 排泄废物；④ 防御功能；⑤ 内分泌与合成酶的功能。

62. 何谓胎盘循环？

母血经子宫动脉运输，在基板处分流入螺旋动脉，再喷涌入绒毛间隙。途经绒毛膜板、胎儿绒毛，进行物质交换，最终汇入基板静脉。

63. 何谓胎儿胎盘的血液循环?

　　胎儿血液经两条脐动脉运至胎盘,在胎儿绒毛处分成毛细血管。在绒毛间隙,毛细血管可通过胎儿绒毛顶端与母血进行交换,经过交换的血液养分充足,最终通过脐静脉回流至胎儿。

64. 何谓胎盘物质交换的 5 种途径?

　　① 扩散(被动扩散、易化扩散);② 主动转运;③ 整体流动;④ 吞饮作用;⑤ 断裂。

65. 影响胎盘转运的因素有哪些?

　　① 浓度梯度;② 胎盘面积;③ 胎盘膜的通透性;④ 扩散距离。

66. 何谓影响浓度梯度的因素?

　　(1) 母体动脉血中的游离物质浓度。

　　(2) 胎儿动脉血中的游离物质浓度。

　　(3) 绒毛腔内的母体血流。

　　(4) 胎儿-胎盘血流:需注意某些病理情况如奇静脉压升高时,药物转运减少。

　　(5) 胎盘对物质的扩散能力。

　　(6) 交换区母体血流和胎儿血流的比值。

　　(7) 物质的结合与解离速率。

　　(8) 血流交换平面的形态。

　　(9) 物质代谢。

67. 导致子宫血流下降的因素有哪些?

　　(1) 子宫收缩。

　　(2) 张力过高。

　　(3) 低血压。

　　(4) 高血压。

　　(5) 血管收缩。

68. 出现低血压有哪些因素?

　　(1) 交感神经阻滞。

（2）低血容量。

（3）仰卧位综合征。

（4）心排血量降低。

（5）收缩功能降低（如妊娠期心肌病）。

（6）前负荷减少（如出血、局部麻醉药的作用）。

（7）后负荷增加（如大剂量使用去氧肾上腺素、子痫前期）。

（8）心率降低（如腰麻后母体心动过缓）。

69. 血管收缩的原因有哪些?

（1）内源性：拟交感类物质的释放、肾上腺髓质活性增加。

（2）外源性：大多数的交感活性药物。

70. 改善子宫收缩过频引起的子宫血流下降的方法有哪些?

（1）去除导致子宫收缩的物质（如缩宫素、促进宫颈成熟的前列腺素等）。

（2）β肾上腺素能激动药（特布他林，静脉或皮下注射）。

（3）硝酸甘油。

71. 改善因高血压引起的子宫血流下降的方法有哪些?

（1）循环血量增加：考虑利尿药。

（2）心肌收缩增强：考虑β受体阻滞剂。

（3）伴心率增快的高血压：考虑β受体阻滞剂。

72. 改善因低血压引起的子宫血流下降的方法有哪些?

（1）低血容量：补充液体，根据指征给予晶体、胶体及血液制品。

（2）仰卧位低血压综合征：使子宫向左倾或完全侧卧位。

（3）下腔静脉受压：如使用腔镜时气腹压力>16 mmHg。

（4）交感神经张力下降：补充液体，使用血管加压素（麻黄碱、去氧肾上腺素）。

73. 改善因心排血量引起的子宫血流下降的方法有哪些?

（1）提高缓慢的心率：麻黄碱、格隆溴铵。

（2）增加较低的每搏量：补充液体。

（3）增加心肌收缩力：儿茶酚胺。

（4）全身血管阻力高：降低后负荷。

74. 影响母胎氧转运的因素有哪些?

绒毛间血流、胎儿-胎盘血流、母体动脉血氧分压、胎儿动脉血氧分压、母体血氧亲和力、胎儿血氧亲和力、母体血红蛋白或血氧含量、胎儿血红蛋白或血氧含量、母体胎儿血 pH 和二氧化碳分压、胎盘扩散能力、胎盘血管分布、母体与胎儿血流交换比率、交换区以外的分流、胎盘氧耗。

75. 超声下观察脐动脉血流有何意义?

正常妊娠时，脐动脉血流在舒张期仍可保持高速的向前流动。严重的胎儿宫内生长受限可出现舒张期血流减速，提示胎盘阻力增加。健康分娩的产妇接受硬膜外镇痛时，脐动脉血管阻力显著降低，带来有利影响。而健康产妇正常产程未发动时行剖宫产时，进行硬膜外麻醉，脐动脉血管阻力没有显著改变，可能与疼痛刺激小及儿茶酚胺释放少有关。

76. 胎儿缺氧时的代偿机制有哪些?

① 血流重新分布，血液将主要供给重要脏器，包括心、胎盘；② 降低氧耗；③ 一些血管床可进行无氧代谢。

77. 波尔效应和霍尔登有何效应?

波尔效应指氧离曲线因氢离子增多导致的右移，血红蛋白对氧的亲和性下降。霍尔登效应指含有较多还原型血红蛋白的血液对二氧化碳的转运能力提高。

78. 何谓双波尔效应和双霍尔登效应?

二氧化碳弥散入母体后，绒毛间氢离子浓度增高，血红蛋白对氧的亲和力下降，增加胎儿氧供。同时，胎儿一侧二氧化碳含量降低，血红蛋白对氧的亲和力增加。在母体与胎儿两侧的氧传递与摄取均涉及波尔效应，因此被称为双波尔效应。胎儿血红蛋白结合氧释放二氧化碳，后者与母体还原型血红蛋白的亲和力增加。双霍尔登效应用来形容母体和胎儿间氧气和二氧化碳的摄取交换。

79. 产科麻醉影响子宫血流的途径有哪些?

① 改变子宫动脉或静脉压力而影响灌注压;② 直接影响血管张力或间接改变宫缩、肌张力等影响子宫血管阻力;③ 影响母体心排血量。

80. 卤素类吸入麻醉药在产科麻醉中的独特作用有哪些?

卤素类吸入麻醉药具有潜在的子宫松弛作用,在转位、牵引、臀位分娩、胎盘滞留或强制性收缩时可以选用此类药物。

81. 何谓吸入麻醉药的安全浓度?

妊娠期吸入麻醉药的浓度应低于 1.5 MAC,否则会使胎儿的心功能受到抑制。

82. 可卡因对产妇有何作用?

可卡因局部麻醉作用强,有独特的血管收缩作用,可显著降低子宫血流量,产妇应避免使用,或分次小心使用。此外,可卡因还可引起高血压危象、胎盘早剥等。

83. 硬膜外麻醉对子宫血流有何影响?

低血压是腰麻、腰段硬膜外和骶管麻醉的最常见并发症。子宫血流量可随平均动脉压降低而相应减少,无动脉低血压的硬膜外麻醉则对子宫血流没有影响。健康产程未发动女性接受剖宫产时,无论行硬膜外麻醉还是蛛网膜下腔麻醉,在没有低血压时绒毛内血流量均会增加。

84. 应激对产妇及胎儿有何影响?

分娩时处于应激状态的孕妇相较于精神放松的产妇,循环中肾上腺素水平增高,胎儿心率异常模式增多。应激可使早产的风险增加 $50\% \sim 100\%$。还有研究表明,应激可增加美国黑种人女性收缩期及舒张期血压,增高的舒张期血压与婴儿低体重相关。

85. 血管加压药对子宫血流有何影响?

甲氧明、去氧肾上腺素、加压素及去甲肾上腺素治疗腰麻后低血压,会减少子宫血流量,导致胎儿缺氧。而麻黄碱、美芬丁胺和间羟胺可使子宫血流恢复正常。

86. 麻黄碱和去氧肾上腺素对胎儿有何影响？

在出现母体低血压和胎儿缺氧时，麻黄碱和去氧肾上腺素均可改善胎儿的低氧血症。麻黄碱可通过胎盘，其 β 肾上腺素能激动效应可增加胎儿耗氧，而使用去氧肾上腺素的人，新生儿出生时脐动脉 pH 更高，乳酸水平更低。麻黄碱对脐动脉血流无影响，但长期输注去氧肾上腺素可减少脐动脉血流。

87. 何谓胎盘的药物转运机制？

① 简单扩散；② 易化扩散；③ 主动转运；④ 吞饮作用。

88. 影响胎盘药物简单扩散的因素有哪些？

药物的理化特性、母体与胎儿间的血药浓度梯度、胎盘膜的表面积及厚度、胎盘血流、母体和胎儿 pH 及蛋白结合率。

89. 何谓离子井？

胎盘的 pH 通常比母体低 0.1 U，弱酸性药物在母体更易离子化。药物主要以非离子化形式通过胎盘，达到两侧平衡，这就导致酸性药物在胎儿与母体（F/M）血浆中的浓度比值倾向于<1。与之相反的是，弱碱性药物在胎儿体内更容易解离，致使 F/M>1。因此，随着宫内窘迫胎儿的酸中毒状况逐渐发展，碱性药物更容易蓄积，这种现象称为离子井。

90. 何谓 F/M 比值？

F/M 比值是指药物在胎儿与母体的血浆浓度比值，为衡量妊娠期母体摄入的药物有多少进入胎儿体内提供了一种量化指标，可提示母体给药后，胎儿暴露于药物的水平。

91. 何谓利多卡因的 F/M 比值？

利多卡因跨胎盘转运变化较大，随着胎儿酸中毒的发生，F/M 比值可从 0.76上升至 1.1，尽管利多卡因会在酸中毒的胎儿体内蓄积，但不会对胎儿心率、血压、动脉 pH 及血气产生影响。

92. 误将利多卡因静脉注射对分娩有何影响？

利多卡因很少会从胎儿循环内转运回母体，因此，如误将利多卡因静脉注射，没有必要去期待药物可能从胎儿循环转运回母体中，而推迟分娩。

93. 何谓布比卡因的 F/M 比值？

布比卡因主要通过被动扩散跨胎盘转运，随着母体血药浓度升高，胎儿血浆内布比卡因浓度随之升高。但硬膜外持续给药时，母体血药浓度稳定，F/M 比值随时间变化很少。

94. 误将布比卡因静脉注射对分娩有何影响？

布比卡因可以从胎儿循环转运回母体内，因此，理论上如误将布比卡因静脉输注，且胎儿及母体循环稳定，可推迟分娩时间以利于药物从胎儿循环转运回母体。

95. 为什么剖宫产时单次注射丙泊酚后 F/M 值波动范围比较大？

脐动脉血流正常的健康胎儿摄入丙泊酚的剂量要大于脐动脉血流量减少、宫内生长受限的胎儿。而且给予诱导剂量后传递到胎儿的时间不同，所以单次给予丙泊酚后，其 F/M 值变化较大。

96. 何谓吸入麻醉药的 F/M 值？

与全身麻醉诱导的单次给药不同，吸入麻醉药通常用于孕妇全身麻醉的维持阶段，所以 F/M 值变异程度小。它们容易通过胎盘，在胎儿与母体体内的溶解度相同，因此，母体吸入麻醉药的时间与胎儿暴露于麻醉药的时间呈正相关。

97. 在全麻剖宫产时使用维库溴铵的安全性有哪些？

由于维库溴铵很难通过胎盘，即使孕妇在全身麻醉时使用了维库溴铵，新生儿的 Apgar 评分及 NAGS 评分均可正常，而且随着母体使用维库溴铵到胎儿出生的时间的缩短，维库溴铵向胎盘的转运也会进一步减少。

98. 何谓麻黄碱的 F/M 值？

麻黄碱的 F/M 值为 0.71，跨胎盘转运后可引起胎儿心率及每搏不变异度增加。麻黄碱广泛用于治疗产科麻醉中出现的椎管内麻醉后低血压，但大剂量应用可能导致胎儿 pH 及脐动脉氧分压下降。

99. 何谓去氧肾上腺素的 F/M 值？

去氧肾上腺素很难通过胎盘,其 F/M 值为 0.17。去氧肾上腺素广泛应用于治疗产科麻醉中出现的椎管内麻醉后低血压,与麻黄碱具有相似的效应。但对于健康产妇来说,与麻黄碱相比,去氧肾上腺素可明显改善胎儿的酸碱状态。

100. 为什么患有妊娠期糖尿病的产妇的胎儿易出现高胰岛素血症？

控制较差的糖尿病产妇,会有大量的糖经过易化扩散通过胎盘进入胎儿体内,刺激胎儿体内产生大量的内源性胰岛素,可导致巨大儿和新生儿高胰岛素血症的发生,后者往往意味着出生几天后的新生儿出现低血糖。

(张鑫萍　赵平)

参考文献

[1]　Maya S. Sures,B. Scott Segal,Roanne L. Preston,等. 施耐德产科麻醉学(第 5 版)[M]. 熊利泽,董海龙,路志红,主译. 北京:科学出版社,2018.

[2]　Curtis L. Baysinger,Brenda A. Bucklin,David R. Gambling. 产科麻醉学(第 2 版)[M]. 陈新忠,黄绍强,主译. 北京:中国科学技术出版社,2019.

[3]　David H. Chestnut,Cynthia A. Wong,Lawrence C. Tsen,等. Chestnut 产科麻醉学理论与实践(第 5 版)[M]. 连庆泉,姚尚龙,主译. 北京:人民卫生出版社,2017.

[4]　郭曲练,姚尚龙. 临床麻醉学(第 4 版)[M]. 北京:人民卫生出版社,2019.

第三章

产科麻醉药理学

1. 什么是药理学?

药理学(pharmacology)是研究药物与机体(含病原体)之间相互作用规律的科学。药理学研究的内容包括药物如何对生物体产生效应(药物效应动力学,pharmacodynamics)和药物在生物体的影响下如何代谢(药物代谢动力学,pharmacokinetics)。

2. 药物的效能和效价强度分别指什么?

效能和效价强度反映药物的不同性质,常用于评价同类药物中不同品种的作用特点。效能(efficacy)是指药物(不受剂量限制)产生最大效应的能力。效价强度(potency)是指药物达到某一效应所需要的剂量或浓度。达到此效应所需要的剂量或浓度越小,则效价强度越大。

3. 妊娠对药物吸收与摄取的影响是什么?

妊娠期间恶心、呕吐会限制口服用药,尽管分娩和使用阿片类药物后会出现胃排空延迟,但不影响口服药的吸收和生物利用度。妊娠后心输出量增加30%~50%,皮肤和黏膜血供增加,因此经由这些途径的药物吸收增强。妊娠功能残气量降低,分钟通气量增加,因此吸入麻醉药的摄取增加。

4. 妊娠对药物分布的影响是什么?

妊娠期心输出量的增加,外周灌注增加,作用于外周的药物将更快到达作用点,而动脉和脑内药物浓度增加会延迟。亲水性药物体内分布容积小幅度增长,脂溶性药物体内分布容积影响不大。妊娠体内白蛋白下降至正常值70%,药物的蛋白结合率下降,从而导致游离药物浓度增加。

5. 妊娠对药物代谢和消除的影响是什么？

多数药物经肝脏代谢，代谢速率取决于肝脏的血流量和内在酶的活性。尽管妊娠期心输出量增加，但肝脏血流量是否明显增加仍不明确。妊娠期有些肝酶活性增加，有些则下降。妊娠肾血流量增加 $60\%\sim80\%$，肾小球滤过率增加。每分通气量增加，吸入性麻醉药的消除加快。妊娠期生理学变化对药物的影响，取决于具体生物的生化特性和代谢途径。经肝代谢药物可能需要增加或减少剂量，原型经肾排出的药物通常需要增加给药剂量。

6. 母体用药对胎儿产生影响的方式有哪些？

母亲用药通过两种方式影响胎儿：① 通过胎盘（被动扩散、易化扩散、主动转运、胞饮）进入胎儿循环直接影响胎儿；② 通过影响子宫胎盘血流间接影响胎儿。

7. 影响母体药物向胎儿转运的因素有哪些？

影响母体药物向胎儿转运的因素包括：① 药物注射部位、剂量；② 药物的分子量、空间结构、脂溶性；③ 是否加用肾上腺素；④ 母体的药物分布和清除率；⑤ 药物的蛋白结合率；⑥ 母体的 pH 和药物的解离度；⑦ 胎盘血流量；⑧ 胎盘的转运面积和扩散距离；⑨ 药物在胎盘的代谢。

8. 什么是药物解离度（pK$_a$）？ 与体液 pH 的关系是怎样的？

多数药物属于弱酸性或弱碱性有机化合物，在体液中均不同程度地解离。分子型（非解离型，unionized form）药物疏水而亲脂，易通过细胞膜；离子型（ionized form）药物极性高，不易通过细胞膜脂质层，这种现象称为离子障（ion trapping）。药物解离程度取决于体液 pH 和药物解离常数。解离常数的负对数值为 pK$_a$，表示药物的解离度，是指药物解离 50% 时所在体液的 pH。每种药物有固定的pK$_a$。改变体液 pH 可明显影响弱酸或弱碱性药物的解离程度，影响药物的跨膜转运。

9. 局麻药的分子结构是什么？

局麻药的结构主要由三部分组成：芳香基团、中间链和氨基团。芳香基团为苯核，是局麻药亲脂疏水性的主要结构；改变这部分的结构，可产生不同脂溶性的局麻药。中间链由酯键或酰胺键组成，决定局麻药的代谢途径并影响作用强度。在一定范围内，麻醉强度随中间链增长而增加。氨基大多数为叔胺，少数是仲胺；

氨基团决定局麻药的亲水疏脂性,主要影响药物分子的解离度。

10. 什么是局麻药的偏光性?

除利多卡因外,酰胺类局部麻醉药也被称为手性化合物,由于在毗邻末端氨基有一个单独的非对称碳原子,为镜像结构的同分异构体。根据同分异构体旋转偏振光方向不同,分为右旋或左旋异构体。同一药物的不同异构体可能具有不同的生物学效应,通常药物的左旋异构体较右旋异构体具有更强的血管收缩作用和更长的作用时间,潜在全身毒性反应更少。布比卡因是具有右旋和左旋结构的外消旋混合物,左旋布比卡因、罗哌卡因为左旋异构体。

11. 局麻药的分类是什么?

根据中间链的不同,局麻药可分为两大类:酯类和酰胺类。酯类常用药物有普鲁卡因、氯普鲁卡因和丁卡因;酰胺类常用药物有利多卡因、布比卡因、丙胺卡因、罗哌卡因和依替卡因等。也可根据局麻药作用时效进行分类。短效局麻药有普鲁卡因、氯普鲁卡因;中效有利多卡因、甲哌卡因和丙胺卡因;长效有丁卡因、布比卡因、左旋布比卡因、罗哌卡因和依替卡因。

12. 局麻药的作用机制是什么?

局部麻醉药的作用机制为通过影响钠离子通道的导电性可逆性地抑制动作电位传播。局部麻醉药的非离子化结构和离子化结构均具有药理活性,脂溶性的非离子化碱基弥散透过细胞膜,而带电荷的部分则可有效地阻碍离子通道。

13. 局麻药的神经阻滞特点是什么?

局麻药对所有神经冲动的产生和传导有阻滞作用。阻滞的程度与局麻药的剂量、浓度、神经纤维类别以及刺激强度等因素有关。随着局麻药浓度从低到高,痛觉最先消失,依次为冷热、触觉和深部感觉,最后才是运动功能。局麻药欲获得满意的神经传导阻滞应具备3个条件:① 必须达到足够的浓度;② 必须有充分的时间;③ 有足够的神经长轴与局麻药直接接触。

14. 剂量对局麻药作用效果的影响是怎样的?

剂量的大小可影响局麻药的显效快慢、阻滞深度和持续时间。增加药物浓度和容量都可增加药物剂量。例如布比卡因,在容量不变情况下,以 $0.125\%\sim$

0.5%的不同浓度来满足不同阻滞深度要求。但神经阻滞和硬膜外腔阻滞常通过增大容积的方式扩大阻滞范围。例如1%利多卡因30 mL进行硬膜外阻滞,其阻滞范围比用3%利多卡因10 mL时要宽3~4个神经节段。随着局麻药剂量的增加,导致毒性反应发生的概率也会增大。因此,应避免片面追求麻醉效果而忽略过量引起的不良反应。

15. 加入血管收缩剂对局麻药药效的影响是怎样的?

局麻药中加入适量肾上腺素可以收缩血管,减慢局麻药的吸收,降低血内局麻药的浓度,延长局麻药的作用时间,减少全身的不良反应。行局部浸润和周围神经阻滞时,加入肾上腺素的浓度以1∶20万(5 μg/mL)为宜。若增大肾上腺素浓度,不仅不会增加其效果,反而会引起出汗、心动过速等交感神经兴奋的反应。

16. 加入肾上腺素对不同局麻药药效的影响是否有差异?

肾上腺素延长局麻药作用时间与所用局麻药的种类、浓度以及注药部位有关。在局部浸润麻醉和外周神经阻滞时,肾上腺素可显著延长所有局麻药的作用时间。但肾上腺素对硬膜外腔不同局麻药吸收的延缓作用却不尽相同,如利多卡因约可延缓33%、甲哌卡因为22%、丙胺卡因更差些。腰麻时局麻药中加入肾上腺素则对局麻药的作用甚微。

17. 哪些药物本身具有血管活性?

有些局麻药具有固有的血管活性。例如利多卡因在低浓度时具有一定的血管舒张作用,通过增加血管吸收而降低其在体内的效力。相反,罗哌卡因则具有剂量依赖性的血管收缩作用,这可增加其作用时间,尤其是用于局部浸润时该作用更明显。

18. pH值对局麻药药效的影响是什么?

大多数局麻药的pK_a在7.5~9.0。在酸性条件下,存在较高浓度的阳离子;在碱性条件下,存在较高浓度的碱基(非解离形式)。从理论上讲,局麻药分子透过神经膜的数量取决于碱基的浓度。如果局麻药所处环境中pH升高,则碱基浓度增加,局麻药透过神经膜的能力增强。因此临床上可能出现酸中毒患者使用较弱的局麻药时效果较差的现象。

19. 局麻药混合使用对局麻药药效的影响是怎样的?

不同局麻药混合应用旨在利用不同药物的作用特点相互补偿,以获得所需的临床效果。一般将起效快的中、短效局麻药与起效慢的长效局麻药混合应用,以达到起效快、作用时间长和阻滞程度良好的临床效果,同时也可以延缓局麻药耐受的发生。但是局麻药混合使用需注意不要超过局麻药的使用极量。可把所含不同局麻药的剂量换算成某一种局麻药的剂量,总和后的剂量即为该局麻药混合液的剂量。

20. 2-氯普鲁卡因与其他局麻药的相互作用是怎样的?

硬膜外腔使用2-氯普鲁卡因可影响椎管内其他药物的效能。如果硬膜外腔先注入2-氯普鲁卡因(包括试验剂量),则可降低随后注入的利多卡因、布比卡因、吗啡或芬太尼的镇痛效能和镇痛持续时间。这可能与2-普鲁卡因溶液的低pH引起硬膜外腔酸化,进而导致局麻药物扩散性差并使阿片类药物带电荷有关。

21. 注射部位对局麻药药效的影响是怎样的?

局麻药的起效时间与注射部位明显相关。蛛网膜下腔注射以及皮下注射局麻药起效快,而硬膜外阻滞和臂丛阻滞则起效慢。

22. 碱化对局麻药药效有何影响?

局麻药中加入碳酸氢钠会提高溶液的pH,增加非电离形式局麻药的比例,进而有利于局麻药通过神经膜。这可以提高局麻药起效的速度和阻滞的质量。但是不建议在布比卡因中添加碳酸氢盐,因为当pH高于7.7时,会出现沉淀。碳酸氢盐可能还通过其他机制增强局麻活性,因为它的作用比其他缓冲液的等效碱化作用更强。

23. 温度对局麻药药效是否有影响?

局麻药加热至37.8℃会延缓硬膜外阻滞的起效的时间,这可能与温度增加后减小了局麻药pK_a有关。

24. 什么是局麻药的快速耐药性?

局麻药的快速耐药性是指在反复注射局麻药之后,出现神经阻滞效能减弱、时效缩短的现象。连续硬膜外阻滞时,反复使用局麻药后阻滞节段有缩小的趋向。

25. 局麻药的快速耐受性的影响因素有哪些？怎样延缓？

　　局麻药耐受与以下因素有关：① 反复注药次数越多，越易出现局麻药耐受；② 前一次局麻药消退 15 分钟后才追加局麻药易于出现快速耐药性；③ 快速耐药性与局麻药的 pK_a 直接相关，pK 接近于 7.4 的局麻药更易于出现；④ 局麻药耐受与注射部位的局部组织反应有关，如组织水肿和纤维蛋白沉淀可阻碍药物的弥散。及时追加局麻药和交替使用局麻药可延缓耐药性的发生。

26. 妊娠对局麻药药效的影响是什么？

　　妊娠妇女椎管内麻醉时局麻药用量少于非妊娠妇女，主要与以下三种因素有关：① 妊娠时硬膜外腔内静脉丛怒张导致的局部麻醉药扩散增快；② 孕期雌激素与生理变化增强了神经对局部麻醉药的敏感性；③ 孕妇脊液 pH 更高，增加局部麻醉药碱基的比例，进而促进了药物在神经细胞膜上扩散。

27. 影响局麻药吸收的因素有哪些？

　　局麻药剂量、注药部位、加用血管收缩药均可影响局麻药的吸收。① 不同部位注射局麻药后，吸收由快到慢依次为：肋间＞骶管＞硬膜外＞臂丛＞蛛网膜下隙＞皮下浸润；② 局麻药的吸收速率与注射部位的血流量直接相关；③ 局麻药中加入血管收缩药可明显降低多数局麻药的吸收速率，如利多卡因，但是硬膜外阻滞时布比卡因和依替卡因中加肾上腺素对吸收速度无明显影响；④ 黏膜对局麻药的吸收作用不明显，但损伤后的黏膜却吸收很快。

28. 局麻药的体内分布是怎样的？

　　局麻药吸收后随着血液循环迅速分布到全身。局麻药的分布取决于局麻药的理化性质、各组织器官的血流量等因素。时效较短的局麻药（如普鲁卡因、利多卡因）在体内分布呈二室模式。时效较长、脂溶性较高的局麻药（如丁卡因、布比卡因）体内的分布属于三室模式。

29. 局麻药的生物转化与排泄是怎样的？

　　酯类局麻药主要通过假性胆碱酯酶水解，也有小部分以原形排出。不同局麻药水解速率不同，氯普鲁卡因最快，普鲁卡因居中，丁卡因最慢。酯酶主要存在于血浆中，肝细胞含量亦高，脑脊液中甚微。酰胺类局麻药主要通过肝微粒体酶、酰胺酶分解，经过 N‑脱羟、脱氨基等步骤生成 2,6‑二甲代苯酸。该类药物在肝内代谢的速率各不相同,代谢产物主要经肾脏排出,仅有不到 5% 的药物以原形从尿排出,利多卡因还有小部分通过胆汁排泄。

30. 妊娠对局麻药代谢的影响是怎样的?

　　妊娠期是个渐进的生理适应过程,妊娠期每种药物的药代动力学的确切效应很难预测。妊娠期胆碱酯酶活性降低 30%～40%,孕酮和雌二醇是微粒体氧化酶的强烈抑制剂,孕酮是还原酶的诱导剂。

31. 组胺(H₂)受体拮抗剂是否影响局麻药代谢?

　　应用 H_2 受体阻断剂(如西咪替丁、富尼替丁和法莫替丁)常用于降低产妇误吸的风险。该列药物结合肝细胞色素 P450 系统,降低肝血流量和肾脏清除率。但是,短时间使用 H_2 受体抑制剂并不改变酰胺类局部麻醉药在妊娠妇女的药物代谢动力学。

32. 子痫前期是否会对局麻药的代谢产生影响?

　　子痫前期的病理生理改变(如肝血流量降低、肝功能异常、静脉血容量降低)可能影响局部麻醉药血药浓度。有研究显示子痫前期孕妇硬膜外腔注射利多卡因后,其全身总的清除率低于正常的孕妇;但这两组间的利多卡因的清除半衰期类似。但是,总清除率降低可导致子痫前期的孕妇因反复注射利多卡因而出现药物大量蓄积。长时效的酰胺类局部麻醉药肝脏摄取率较低,子痫前期孕妇的肝脏血流的改变很少影响此类药物代谢清除率。

33. 局麻药对中枢神经系统的影响是怎样的?

　　局麻药对中枢神经系统通常产生抑制作用,但中毒时多表现为先兴奋后抑制。这是由于中枢抑制性神经元较中枢兴奋性神经元对局麻药更敏感,引起脱抑制而出现兴奋现象。苯二氮䓬类药物能增强边缘系统 γ-氨基丁酸(GABA)能神经元的抑制作用,可较好的对抗局麻药中毒引起的惊厥。局麻药对中枢神经系统的作用取决于血内局麻药的浓度。低浓度有抑制、镇痛、抗惊厥作用,高浓度则诱发惊厥。

34. 局麻药中枢神经系统毒性的主要临床表现是什么?

　　局麻药的中枢神经系统毒性初期表现为舌或唇麻木、头痛、眩晕、耳鸣、多语、视力模糊、烦躁不安,进一步发展为眼球震颤、语无伦次、肌肉震颤、神志不清及全身抽搐,最后转入昏迷、呼吸停止。局麻药引起的惊厥为全身性强直或阵挛性惊厥。需要指出的是,当局麻药短时间大量进入血液时,中枢神经系统则直接表现为抑制状态,而不出现早期兴奋状态。

35. 局麻药中枢神经系统毒性是否与局麻药效能有关?

局部麻醉药的相对毒性与其效能相关。局麻药引起中枢神经毒性时,局麻药血中浓度一般多为 $4\sim6$ g/mL,但强效布比卡因或丁卡因在较低浓度(2 g/mL)就可出现毒性症状。局部麻醉药的中枢神经毒性由高到低的排列顺序为:布比卡因>罗哌卡因>左旋布比卡因>利多卡因>2-氯普鲁卡因。而丁卡因、依替卡因和甲哌卡因很少用于产科麻醉。

36. 影响局麻药中枢毒性惊厥阈值的因素是什么?

局麻药中枢毒性惊厥阈值主要受到代谢因素的影响。例如 $PaCO_2$ 的增高或 pH 的降低可导致惊厥的局部麻醉药阈值下降。呼吸性酸中毒导致更多的药物运输到大脑,同时导致局部麻醉药的"离子捕获"和(或)发挥药理学效应的未结合部分的局麻药增加。

37. 妊娠对局麻药中枢毒性的影响是什么?

目前尚不清楚妊娠是否降低酰胺类局部麻醉药导致惊厥发生阈值。常用于产科的硫酸镁也不影响利多卡因的致惊厥阈值。

38. 局麻药对心血管系统产生怎样的影响?

局麻药对心血管系统有直接抑制作用,对心房、房室结、室内传导和心肌收缩力均呈剂量相关性抑制。局麻药阻碍心肌动作电位快速相,使心肌兴奋性降低,复极减慢,延长不应期。随着血中局麻药浓度的升高,心脏各部位的传导都延缓,心电图表现为 PR 和 QRS 复合波时间延迟。当血中局麻药达极高浓度时,则抑制窦房结自然起搏,引起心动过缓甚至窦性停搏。

39. 不同局麻药的心脏毒性有何不同?

局麻药心脏毒性大小的排序为:丁卡因>依替卡因>右旋布比卡因>布比卡因>左旋布比卡因>罗哌卡因>甲哌卡因>利多卡因>普鲁卡因。

40. 布比卡因心脏毒性的特点是什么?

布比卡因与利多卡因相比,它的心脏毒性有以下 5 点不同:① 布比卡因产生不可逆心血管虚脱的剂量与产生中枢性惊厥的剂量之比(CC/CNS)低于利多卡因;② 如果血管内误注入布比卡因则会引起室性心律失常甚至致死性室颤,而利多卡因一般不会;③ 妊娠妇女比非妊娠妇女对布比卡因的心脏毒性更为敏感;④ 布比卡因引起的心跳骤停复苏困难;⑤ 酸中毒和缺氧可显著强化布比卡因的心脏毒性。

41. 妊娠对局麻药心脏毒性的影响是什么?

孕期的许多生理变化使产妇在心脏停搏后复苏困难。目前布比卡因仍是产科常用的局部麻醉药,临床麻醉中应提高警惕性,为产科患者采用硬膜外腔阻滞麻醉时,采用适当试验剂量和分次给予治疗剂量的安全麻醉方法。关于妊娠对布比卡因心脏毒性影响的实验室研究结果不尽相同。孕酮并不增加心肌对罗哌卡因的敏感性。

42. 预防局麻药中毒的措施有哪些?

预防局麻药毒性反应,关键在于防止或尽量减少局麻药吸收入血和提高机体的耐受力。其措施包括:① 使用安全剂量;② 局麻药液中加入血管收缩药,延缓吸收;③ 注药时注意回抽,避免血管内意外给药;④ 警惕毒性反应先兆,如突然入睡、多语、惊恐、肌肉抽搐等;⑤ 麻醉前尽量纠正患者的病理状态,如高热、低血容量、心力衰竭、贫血及酸中毒等,术中避免缺氧和二氧化碳蓄积。

43. 产科出现局麻药中枢神经毒性的处理有哪些?

产科出现局麻药中枢神经毒性的处理包括:① 立刻停止用药,开放静脉输液,保持患者呼吸道通畅,面罩吸氧;② 轻度毒性反应如多语、耳鸣等一过性症状,吸氧观察即可,一般无须特殊处理;③ 出现烦躁、惊恐、肌肉抽搐、惊厥发作,可静脉注射地西泮 5 mg 或咪达唑仑 1~2 mg 或丙泊酚 10~20 mg,同时面罩加压给氧辅助呼吸;④ 丙泊酚有一定的心血管抑制作用,对于心血管功能不稳定者应避免使用;⑤ 如继续加重,可辅用短效肌肉松弛药,并行气管插管,建立人工通气。

44. 产科出现局麻药心脏毒性的处理有哪些?

产科出现局麻药心脏毒性的处理包括:① 保持子宫左侧倾位,必要时使用血管活性药物维持循环系统稳定；② 避免使用加压素、钙通道阻断剂、肾上腺素受体抑制剂和局部麻醉药；③ 对于持续低血压和心动过缓应给予肾上腺素，剂量不应超过 1 μg/kg；④ 早期使用脂肪乳，首剂 1.5 mL/kg，维持 0.25 mL/(kg·min)，循环稳定后继续泵注 15～20 分钟，若循环不稳定可再次给予负荷剂量，泵注剂量翻倍；⑤ 出现呼吸心搏骤停者，即刻实施心肺复苏。

45. 局麻药的神经毒性是什么？

脊髓或外周神经直接接触局麻药的浓度过高或时间过长均可能诱发神经损害。常用局麻药脊髓神经毒性强弱顺序为：利多卡因＝丁卡因＞布比卡因＞普鲁卡因＞左旋布比卡因＞罗哌卡因。如原有神经系统疾病、脊髓外伤或炎症等，神经细胞对麻醉药更为敏感，容易诱发或加重神经并发症。

46. 局麻药除神经毒性和全身毒性反应外还有哪些不良反应？

还包括高敏反应、特异质反应和变态反应。高敏反应指患者接受小量（最大剂量的 1/3～2/3）局麻药，可突然发生晕厥、呼吸抑制甚至循环衰竭等毒性反应的先兆。特异质反应指患者接受极小剂量的局麻药即可引起严重毒性反应。特异质反应极其罕见，可能与遗传因素有关。变态反应又称过敏反应，属抗原-抗体反应。

47. 局麻药是否对子宫血流量产生影响？

宫颈旁阻滞时，高浓度局部麻醉药沉积在子宫动脉附近易导致胎儿心动过缓。产科麻醉中使用局部麻醉药的血浆浓度远远低于能够降低子宫血流量的局部麻醉药血浆浓度。临床剂量局部麻醉药的左旋异构体产生的缩血管效应可能会降低子宫胎盘血流灌注。但是多普勒速度测量学研究表明罗哌卡因用于硬膜外腔麻醉行剖宫产术时对子宫胎盘血流和胎儿血液循环影响甚微，临床剂量左旋布比卡因对子宫血流也无明显影响。

48. 局麻药是否对脐带血流量产生影响？

在使用多普勒图像技术评估脐带血流速率中，常用脐血流收缩压波峰值（S）与舒张压波谷值（D）的比值测量血管的阻力。脐动脉 S/D 比值增高通常与胎儿的损害有关，局部麻醉药用于硬膜外腔麻醉不会对脐动脉的 S/D 比值产生不利影响。实际上 1.5％的利多卡因或 2％的 2-氯普鲁卡因用于分娩镇痛会导致 S/D 比值的降低,这个有利的变化可能是由于疼痛的缓解造成的。硬膜外使用酰胺类局部麻醉药行择期剖宫产手术时,S/D没有明显的改变或者只有轻微的降低。

49. 局麻药是否对子宫张力和收缩力产生影响?

局部麻醉药可对子宫平滑肌发挥直接作用。一项体外试验将子宫肌层片段暴露于高浓度的局麻药中,可产生收缩效应,这项发现在动物研究中已经得到证实。进一步研究观察到在孕妇子宫肌层内直接注射氯普鲁卡因可导致子宫过度刺激和胎儿损害。在所有的这些报道中,子宫肌层均是暴露于高于正常浓度的局部麻醉药中。而在另外一些研究中发现静脉注射利多卡因或布比卡因产生临床相应的血浆浓度并不影响孕羊的子宫张力和子宫活性。

50. 影响局麻药胎盘转运的因素有哪些?

局部麻醉药均能通过胎盘,影响局麻药胎盘转运发的因素包括:① 局麻药的理化特性(分子大小、离子化和脂溶性、蛋白结合率);② 母体体内游离血药浓度(取决于局麻药的剂量、注射位置、代谢和排泄、辅助用药);③ 胎盘的渗透性;④ 发生在胎儿与母体间的血流动力学事件。

51. 局麻药在胎儿体内的药物代谢是怎样的?

局部麻醉药一旦通过胎盘就会分布到胎儿体内,影响胎儿组织摄取局麻药的因素包括:① 胎儿血浆蛋白结合率;② 局麻药脂溶性;③ 局麻药的解离程度;④ 影响胎儿心输出量分配的血流动力学改变。新生儿有代谢局部麻醉药所必需的肝酶,胎儿和成人的局部麻醉药的消除半衰期相似,因为胎儿能通过胎盘把药物排出到母体。

52. 局麻药对胎儿、新生儿的影响是怎样的?

新生儿对局麻药的抑制效应较成人更为敏感。但是,新生儿局麻药的惊厥阈值与成人相似。局麻醉药对胎儿心率变化的影响通常为间接的,如母体低血压和子宫过度收缩。早产儿较足月儿更易受到镇痛药和麻醉药的影响。在对未足月产妇进行麻醉时,防止胎儿窒息和创伤远比担忧新生儿的药物效应重要。

53. 氯普鲁卡因的药理特点是什么?

氯普鲁卡因(chloroprocaine),全身毒性低于其他所有的局麻药,被血浆胆碱酯酶水解,半衰期短。3%2-氯普鲁卡因用于硬膜外麻醉起效快,持续 25～35 分钟。2-氯普鲁卡因在母体血浆中的体外半减期为 11～21 秒。硬膜外腔注射后,2-氯普鲁卡因在母体中半衰期为 1.5～6.4 分钟。

54. 利多卡因的药理特点是什么?

利多卡因用药后 1 小时内可有 80%～90%进入血液循环,主要与血浆中的 α_1 酸性糖蛋白(AAG)结合,妊娠导致 AAG 水平下降,在孕早期游离利多卡因成分开始升高,且呈渐进性增加。进入体内的利多卡因约 72%在肝内转化和降解,代谢产物经肾脏排出。仅有 3%～5%以原形从尿排出。还有 3%左右由胆汁排泄。利多卡因广泛用于表面麻醉、浸润麻醉、神经阻滞、硬膜外阻滞等。孕妇而言,利多卡因经硬膜外腔注射后的清除半衰期大约为 114 分钟。

55. 布比卡因的药理特点是什么?

布比卡因(bupivacaine)的正常消除半衰期约为 8 小时,新生儿达 9 小时,布比卡因的麻醉作用时间比利多卡因长 2～3 倍,成人安全剂量为 150 mg,极量为 225 mg。胎儿/母血的浓度比率为 0.30～0.44,故对产妇应用较为安全,对新生儿无明显抑制。布比卡因适用于神经阻滞、硬膜外阻滞和腰麻。

56. 左旋布比卡因的药理学特点?

左旋布比卡因(levobupivacaine)与右旋布比卡因是同分异构体。左旋布比卡因的麻醉作用与布比卡因相似,但神经和心脏毒性均明显降低。临床应用单次最大剂量为 150 mg,0.25%～0.5%左旋布比卡因用于区域阻滞时其效能与同浓度布比卡因相似。0.375%～0.75%左旋布比卡因用于硬膜外阻滞时,感觉与运动阻滞的起效时间、作用时间均与同浓度布比卡因相近。而低浓度适用于分娩镇痛或术后镇痛。0.5%左旋布比卡因 2～3 mL 蛛网膜下腔阻滞也适用于下肢、盆腔与下腹部手术。

57. 罗哌卡因药理学特点是什么?

罗哌卡因神经阻滞效能大于利多卡因小于布比卡因,有感觉与运动阻滞分离的特点。临床上 1.0%的罗哌卡因与 0.75%的布比卡因在起效时间和运动时间阻滞时效上无显著差异。0.25%～1.0%溶液适用于神经阻滞和硬膜外阻滞,0.625%～0.125%溶液适用分娩及术后镇痛,可避免运动神经的阻滞,起效时间

5～15 分钟,感觉时间阻滞可＞4～6 小时。加用肾上腺素不能延长运动神经阻滞时效。罗哌卡因也用于蛛网膜下腔阻滞,剂量 10～15 mg,作用时间 2～4 小时。

58. 布比卡因、左旋布比卡因、罗哌卡因的效能差异是怎样的?

罗哌卡因渗透性较弱,进入有致密髓鞘的粗大的运动神经更加缓慢,与布比卡因相比运动阻滞效应更弱。要产生与布比卡因相同的感觉和运动阻滞效应需要向蛛网膜下腔注射更高剂量的罗哌卡因。在分娩产妇中硬膜外罗哌卡因 EC50[50% 的产妇疼痛缓解时的局部麻醉药浓度,即最小局部麻醉药浓度(MLAC)]几乎是布比卡因的 2 倍。左旋布比卡因与布比卡因有相等或相似的效能。

59. 产科麻醉应该怎样选择布比卡因、左旋布比卡因还是罗哌卡因?

硬膜外应用左旋布比卡因和罗哌卡因进行分娩镇痛的临床效能与布比卡因没有区别,选择布比卡因、左旋布比卡因或罗哌卡因都不会影响分娩的方式和新生儿结局。就剖宫产而言,硬膜外使用 0.5% 左旋布比卡因上与 0.5% 布比卡因效应相同,但大剂量使用时左旋布比卡因安全性更高。当低浓度用于硬膜外分娩镇痛或小剂量用于腰麻时使用罗哌卡因和左旋布比卡因没有明显优势。

60. 阿片类药物用于产科麻醉的特点是什么?

阿片类药物椎管内给药的作用是独特的,因为它产生镇痛的同时不会丧失知觉或本体感觉。分娩镇痛时常用于椎管内与局麻药产生协调作用。脊髓灰质后角鉴定出高浓度的阿片受体,使得阿片类药物成为重要的椎管内辅助用药。

61. 阿片类药物的分子结构和作用机制是什么?

根据天然阿片生物碱的含义可划分为两个不同的化学类别:氢化菲类(如吗啡)和苄基异喹啉类(如罂粟碱)。氢化菲类为五环结构,苄基异喹啉类为三环结构。半合成的阿片类药物是吗啡的衍生物,为吗啡分子经过相对简单的修饰而成。阿片类药物作用于阿片受体发挥镇痛作用。静脉给予阿片类药物产生直接的脊髓和脊髓上效应,椎管内使用阿片类药物时,阿片类药物结合脊髓背角突触前和突触后的受体,阻断伤害性刺激的传导。

62. 不同阿片类受体的生理效应和作用药物有哪些?

① 吗啡类作用的 μ 受体,生理作用有镇痛、瞳孔缩小、镇静、呼吸抑制、心率减

慢、胃肠蠕动减少,作用药物有吗啡、芬太尼、舒芬太尼、哌替啶;② 酮基环唑新类作用的 K 受体,生理作用有镇痛、镇静、呼吸抑制、利尿、药物成瘾,作用药物有丁丙诺啡、喷他佐辛;③ δ 受体,生理作用有镇痛,作用药物有强啡肽、内啡肽、脑啡肽。

63. 椎管内使用阿片类药物是怎样作用于阿片类受体的?

阿片类药物必须穿过硬脊膜和蛛网膜,经脑脊液扩散,再通过软脊膜到达脊髓表面,然后经过白质再通过灰质才能到达脊髓背角的作用位点。阿片类药物转运到受体的速率和程度主要依赖于药物的理化特性,特别是脂溶性,因为竞争过程中的一些因素(如硬膜外间隙的脂肪或全身血液循环)限制了药物扩散到阿片受体。脂溶性越大的药物,镇痛作用起效也越快。例如,芬太尼是高脂溶性阿片类药物(脂溶性是吗啡的 600 多倍),它比吗啡起效更快。

64. 阿片类药物在椎管内的药效受哪些因素影响?

阿片类药物镇痛作用的起效和持续时间取决于可被激活的阿片受体的类型以及脑脊液中阿片类药物的剂量、脂溶性、运动和消除率。pK_a 越低,阿片类药物在 pH7.4 时以非电荷形式存在的比例就越高,穿过硬脊膜和脊髓背角越容易,镇痛作用则起效越快。中度疏水性的阿片类药物易于通过蛛网膜。阿片类药物脂溶性越强,停留在硬膜外腔时间越长。亲水类药物(例如吗啡、二氢吗啡酮)的生物利用度较亲脂类药物(例如芬太尼、舒芬太尼)高。

65. 遗传因素是否对阿片类药物的药效产生影响?

与生产和分娩相关的疼痛受生理、心理和环境因素影响,然而遗传变异也可改变患者的感觉、体验和痛觉的感知。μ 受体存在基因多态性。304A>G 多态性影响产科分娩镇痛和剖宫产麻醉阿片类药物的需求量。

66. 阿片类药物用于椎管内是否存在神经毒性?

由于药物存在潜在的神经毒性,因此注入任何药物到硬膜外腔或蛛网膜下腔均应谨慎。产科患者椎管内最常用的阿片类药物是不含防腐剂的吗啡、芬太尼和舒芬太尼。尽管缺乏潜在神经毒性的证据,芬太尼和舒芬太尼目前也广泛地应用于临床。但是麻醉实施者在将任何未经检测的试剂注入进蛛网膜下腔或硬膜外隙前应极为谨慎,以防止刺激或损伤神经。

67. 椎管内给予阿片类药物的不良反应有哪些？

　　椎管内给予阿片类药物给药有很多益处，但是也存在潜在并发症和不良反应。蛛网膜下腔注入相对大剂量的吗啡与嗜睡、恶心和呕吐、瘙痒和呼吸抑制相关。硬膜外腔和蛛网膜下腔注射脂溶性较强的阿片类药物主要与感觉变化、瘙痒、呼吸抑制、低血压、尿潴留等相关。

68. 椎管内给予阿片类药物导致的感觉改变是指什么？

　　有报道显示蛛网膜下腔使用舒芬太尼后，出现感觉改变、高位颈段感觉阻滞、精神改变、呼吸困难、吞咽困难和自动症。这些症状可能与剂量依赖的药物效应有关，并非交感神经所致。该效应不能预测镇痛程度、血流动力学改变和作用时间。蛛网膜下腔使用芬太尼和舒芬太尼不会影响脊神经传出支，不会影响运动功能，呼吸功能不会受损，这些症状会在 30～60 分钟内消失。这种感觉异常可用纳洛酮逆转。

69. 椎管内给予阿片类药物与恶心呕吐的关系是什么？

　　分娩期间容易出现恶心、呕吐，其原因包括妊娠、分娩自身的生理学改变，分娩相关的疼痛，胃肠外给予阿片类药物等。因此，很难确定椎管内给予阿片类药物与恶心、呕吐之间的关系。剖宫产患者蛛网膜下腔注射阿片类药物比分娩期间蛛网膜下腔给予阿片类药物出现恶心的概率低。甲氧氯普胺、昂丹司琼、地塞米松可用于预防和治疗恶心呕吐。

70. 椎管内阿片类药物的使用与瘙痒的关系是什么？

　　瘙痒是椎管应用阿片类药物最常见的不良反应。硬膜外腔给予阿片类药物，瘙痒的概率和严重程度呈剂量依赖性，蛛网膜下腔注射小剂量的舒芬太尼则会出现明显瘙痒。椎管内阿片类药物镇痛作用发挥后很快出现瘙痒，疼痛和瘙痒存在相互作用。五羟色胺系统通过平衡伤害性刺激和抗伤害性刺激来调节疼痛。5-HT_3 受体拮抗剂可用于预防和治疗鞘内注射阿片类药物导致的瘙痒，其他治疗包括静脉注射纳洛酮、苯海拉明或纳布啡。

71. 椎管内使用阿片类药物是否与低血压有关？

　　虽然鞘内注射阿片类药物后有 5%～10% 的产妇会出现低血压，而且加用局部麻醉药或可乐定其发生率会更高。但是，低血压的发生与疼痛缓解后产妇体内儿茶酚胺水平下降有关,并非由于交感神经被直接阻滞所引起。

72. 椎管内使用阿片类药物引起呼吸抑制的相关因素有哪些?

椎管内使用阿片类药物引起呼吸抑制的相关因素有:① 药物的类型;② 药物剂量;③ 同时给予中枢抑制剂。阿片类药物的脂溶性是其蛛网膜下腔注射后导致呼吸抑制出现时间的最重要因素。注入亲脂性阿片类药物(例如芬太尼、舒芬太尼)后,呼吸抑制可在数分钟内出现,排出和清除类似于静脉注射;呼吸抑制的持续时间很短暂。相反,亲水性药物(例如吗啡、氢吗啡酮)在脑脊液中停留时间较长,可引起延迟性呼吸抑制并持续数小时。

73. 椎管内使用阿片类药物的剂量与呼吸抑制的关系是怎样的?

阿片类药物的剂量是引起呼吸抑制的重要因素。关于椎管内阿片类药物剂量反应关系的研究得出:剖宫产后硬膜外腔吗啡用药剂量低于 3.75 mg 时,镇痛效果随着剂量增加,但是当剂量>5 mg 时,镇痛效果不再增强;并且提出蛛网膜下腔给予超过 0.1 mg 吗啡用于镇痛是不合理的。舒芬太尼相关呼吸抑制的报道多数发生于使用较大剂量时,但也有报道分娩镇痛时蛛网膜下腔给予 10 μg 舒芬太尼就引起了呼吸抑制。

74. 椎管内单次使用阿片类药物时应该怎样监测呼吸?

所有接受椎管内阿片类药物用药的患者都应监测呼吸频率、呼吸深度、血氧饱和度和意识水平。接受椎管内单次注射亲脂类阿片类药物(例如芬太尼)的患者,应在给药后 20 分钟内持续监测,接着 2 小时内每小时监测 1 次。接受椎管内单次注射亲水性阿片类药(例如吗啡)的患者,应在给药后 12 小时内至少每小监测 1 次,随后的 12 小时至少每 2 小时监测 1 次。

75. 椎管内使用长效阿片类药物或持续输注阿片类药物时应该怎样监测呼吸?

硬膜外腔使用吗啡缓释剂的患者须在下一个 24 小时中每小时监测 1 次,接受椎管内连续输注阿片类药物的患者,应在前 12 小时每小时监测 1 次,后 12 小时至每 2 小时 1 次,之后每 4 小时 1 次。对于存在较高呼吸抑制风险的患者,需要更长的监测时间和更强的监测力度。

76. 椎管内使用阿片类药物是否导致尿潴留？

尿潴留是椎管内阿片类药物给药后的常见不良反应。阿片类药物椎管内给药较肌内注射或静脉注射等剂量药物更易出现尿潴留。尿潴留的发生似乎与镇痛的起效并行，是逼尿肌的放松所致，很可能与阿片类药物对脊髓作用有关。尿潴留可用纳洛酮治疗，但是许多产妇通过导尿来处理。

77. 椎管内使用阿片类药物与新生儿抑制是否有关系？

椎管内使用阿片类药物镇痛可改善分娩时的 Apgar 评分及血气。尽管鞘内给予阿片类药物母体全身吸收迅速，但椎管内阿片类药物镇痛只需要很小的剂量，母体血药浓度不会很高。产妇硬膜外持续输注阿片类药物很少会导致药物蓄积和随后出现的新生儿抑制。相对于全身使用阿片类药物，适当剂量的椎管内阿片类药物既可以产生更好的镇痛效果，又有利于新生儿的转归。

78. 椎管内使用阿片类药物是否与胎儿心率异常有关？

有较多关于芬太尼或舒芬太尼蛛网膜下腔给药后胎儿很快出现心动过缓的报道。这可能与镇痛快速起效后导致产妇肾上腺素水平下降，子宫张力增加有关。考虑到在产妇椎管内镇痛后胎儿存在心动过缓的潜在风险，应该在硬膜外腔和蛛网膜下腔镇痛之前和之后监测胎心率。

79. 椎管内使用阿片类药物后出现胎儿心率异常应该怎样处理？

椎管内使用阿片类药物后出现胎心率减慢往往是短暂的，处理措施包括：① 辅助供氧；② 改变体位以减轻对下腔静脉的压迫；③ 使用血管活性药物治疗低血压；④ 停止输注催产素；⑤ 静脉补充液体；⑥ 针对持续的子宫收缩，给予宫缩抑制剂，静脉给予硝酸甘油 60~90 μg 1~2 次，如果 2~3 分钟后没有缓解，应该注射特布他林 0.25 mg，如果心动过缓没有解决，做好急诊剖宫产的准备。

80. 椎管内辅助使用肾上腺素的药理特点是什么？

肾上腺素常被添加到硬膜外腔和蛛网膜下腔的局部麻醉药中，以增加麻醉时间，降低血浆药物浓度峰值，提高阻滞效果。肾上腺素的吸收与局部麻醉药的种类和浓度以及肾上腺素浓度有关。肾上腺素联合利多卡因时，其效果大于联合布比卡因。肾上腺素增强罗哌卡因的阻滞强度，对阻滞持续时间没有影响。

81. 椎管内辅助使用肾上腺素的推荐浓度是多少？

肾上腺素浓度低于 3 μg/mL(1：30 万)就可有效地降低利多卡因的血浆浓度，但是肾上腺素浓度为 5 μg/mL(1：20 万)时效果最佳。中国产科麻醉专家共识(2020)推荐将含 1：40 万～1：20 万肾上腺素的 1.5%利多卡因作为试探剂量。尽管肾上腺素有优点，但也应关注肾上腺素对子宫血流和产妇心血管系统的影响。在健康胎儿，硬膜外腔注射肾上腺素不影响脐带血流。然而，在血管阻力增加的胎儿，硬膜外腔使用肾上腺素会增加脐动脉 S/D 比值。

82. 椎管内辅助使用碳酸氢盐的药理特点是什么？

在局部麻醉药中添加碳酸氢钠可增加 pH，使其接近局部麻醉药的 pK_a，增加局麻药穿透神经鞘膜的能力，缩短起效时间，降低传导阻滞所需局麻药的最小浓度。将碳酸氢钠加入利多卡因、氯普鲁卡因中，硬膜外腔阻滞起效时间增快 10 分钟，碱化不增快罗哌卡因的起效时间，但增加阻滞强度。所有局部麻醉药都有析出的倾向，使用所有含碳酸氢盐的溶液前应检查有无析出。碱化后的局麻药因为起效快，更容易出现低血压。

83. 椎管内辅助使用可乐定的药理特点是什么？

α_2-肾上腺素受体激动剂(如可乐定)作为局部麻醉药和阿片类药物的辅助用药，可增加镇痛效果而不增加不良反应，可乐定的优点是其发挥镇痛但不影响感觉和运动。(椎管内给予可乐定激活节前胆碱能神经元，α_2-肾上腺素受体可引起低血压，刺激蓝斑核 α_2-肾上腺素受体可产生剂量依赖的镇静作用。)椎管内给予可乐定用于分娩以及剖宫产术后的镇痛时，应警惕这些不良反应。

84. 应用血管活性药物防治椎管内麻醉后低血压的原则是什么？

应用血管活性药物是防治椎管内麻醉低血压的主要策略。腰麻时优先推荐预防性输注血管活性药物以降低低血压发生率。但对于合并子痫前期、高血压、心脏病等产妇，不建议预防性应用。

85. 如何使用 α_1 受体激动剂防治椎管内麻醉后低血压？

α_1 受体激动剂如去氧肾上腺素、甲氧明等仅激动外周血管 α_1 肾上腺素能受体，可使收缩压及舒张压同时升高，又能减慢心率，降低心肌氧耗，并且对胎儿的酸碱平衡影响小，可作为产科低血压防治的一线药物。需要注意掌握合适剂量，避免反应性高血压及反射性心动过缓。预防性应用：去氧肾上腺素 20～40 μg 静脉注射或 0.5 μg/(kg·min)静脉输注；甲氧明 1～2 mg 静脉注射或 4 μg/(kg·min)静脉输注。治疗性应用：去氧肾上腺素 50～100 μg 静脉注射；甲氧明 2～3 mg 静脉注射。

86. 如何使用去甲肾上腺素防治椎管内麻醉后低血压？

去甲肾上腺素具有强效的 α_1 受体兴奋作用，又有微弱的 β 受体作用。提升血压效果好，没有明显的反射性心动过缓的不良反应。也可以作为低血压防治的一线药物。预防性应用：4～6 μg 静脉注射或 0.08 μg/(kg·min)静脉输注。治疗性应用：6～10 μg 静脉注射。

87. 如何使用麻黄碱防治椎管内麻醉后低血压？

麻黄碱直接兴奋 α 受体、β 受体，也可促使去甲肾上腺素能神经末梢释放去甲肾上腺素而产生间接作用，从而提升血压。其缺点是心率增快、心肌耗氧增加，可增加新生儿酸血症的发生率。可作为产科低血压防治的二线药物。推荐用法：5～15 mg 静脉注射或滴注。

88. 妊娠对全身麻醉药药效的影响是什么？

妊娠期母体所需全身麻醉药用量减少，吸入麻醉药的最低肺泡有效浓度（MAC）下降，产后 12～72 小时回到非妊娠水平。妊娠期 MAC 值降低可能与孕激素以及内源性内啡肽分泌增加有关。静脉麻醉药用量减少的程度（8%～18%）低于吸入麻醉药（约 30%）。目前尚不清楚这是由于药物间真正的差异，还是因为方法学的问题造成。

89. 丙泊酚用于产科全身麻醉的特点是什么？

丙泊酚起效快，苏醒快，恶心、呕吐发生率低，有注射痛，降低血压，减少心输出量等不良反应。妊娠和非妊娠妇女丙泊酚的药代动力学相似，但是妊娠期妇女对其清除增快，部分经失血、胎盘、转运至胎儿消除。静脉单次注射和静脉持续输注丙泊酚可快速通过胎盘，脐静脉与母体静脉比值为 0.7。丙泊酚注射剂量＜2.5 mg/kg 或输注＜6 mg/(kg·h)对新生儿神经行为学评分和保持自主呼吸的时间没有影响。大剂量丙泊酚 9 mg/(kg·h)与新生儿神经和适应能力评分降低有关。

90. 氯胺酮用于产科麻醉的特点是什么？

氯胺酮具有拟交感兴奋作用,是低血压和急性发作期的哮喘患者行紧急剖宫产时理想的诱导用药。氯胺酮具有镇痛、镇静、遗忘作用,呼吸抑制轻,常作为椎管内麻醉不能达到理想效果时的补充用药。氯胺酮诱导后的瞬间,尤其是在置入喉镜和气管插管时都可以导致血压升高,高血压患者应避免使用。氯胺酮可快速透过胎盘,低于 1 mg/kg 的氯胺酮不会引起新生儿呼吸抑制。氯胺酮的谵妄和致幻作用限制了其在剖宫产麻醉中作为常规诱导药物的使用。

91. 依托咪酯用于产科全身麻醉的特点是什么？

依托咪酯是一种起效快、对循环呼吸影响小的静脉诱导药,是血流动力学不稳定或不能耐受血流动力学剧烈波动(严重心脏病)产妇的理想用药。依托咪酯诱导剂量 0.2～0.3 mg/kg 可被迅速水解,恢复迅速。静脉注射依托咪酯可引起注射痛、不随意肌颤动、恶心呕吐、癫痫发作、糖皮质激素对应激的应答受损。依托咪酯可快速通过胎盘,脐静脉与母体静脉血比值为 0.04～0.5。

92. 肌肉松弛药用于产科全身麻醉的特点是什么？

产科麻醉诱导时给予肌松药可以为气管插管和手术提供最佳条件。大多数肌松药解离度很高,而脂溶性很低,因此不易透过胎盘。大多数全身麻醉诱导时使用去极化肌松药琥珀胆碱 1～1.5 mg/kg,诱导后 45 秒达到插管条件。琥珀胆碱经胆碱酯酶水解,妊娠期胆碱酯酶下降,但妊娠分布容量增加,因此恢复不会延长。0.6 mg/kg 的罗库溴铵和硫喷妥钠进行诱导 79 秒可提供优良的插管条件。罗库溴铵对新生儿 Apgar 评分、pH、呼吸持续时间和神经学评分没有影响。

93. 挥发性卤化剂用于产科全身麻醉的特点是什么？

挥发性卤化剂是宫产全身麻醉最常用的维持用药,妊娠期间对挥发性卤化剂的需要量降低。对神经系统和心血管系统的抑制作用呈剂量依赖性,可使产妇发生血压下降和子宫收缩乏力。挥发性卤化剂对子宫收缩的抑制作用呈剂量依赖性,2 MAC 可完全抑制缩宫素对子宫的收缩作用。挥发性卤化剂可快速透过胎盘,迅速与胎儿组织平衡,引起胎儿抑制。多数情况下,在大量挥发性卤化剂透过胎盘前,胎儿已娩出。

94. 阿片类药物在产科全麻中的应用特点是什么？

所有的阿片类药物均可以轻易地透过胎盘。因此，阿片类药物往往在胎儿娩出后给药。但是对于有心脏疾病、神经疾病及子痫前期或高血压的产妇在需要在诱导时给予。瑞芬太尼可以减轻气管插管对血流动力学的影响，但大剂量会引起新生儿抑制。哌替啶活性代谢产物去甲哌替啶在母体和胎儿体内都会蓄积，并造成呼吸系统和神经行为的改变，所以剖宫产中应限制使用。但是胎儿娩出后静脉给予 12.5～25 mg 哌替啶可有效治疗产妇寒战。

95. 哌替啶用于产科分娩镇痛的药理学特点是什么？

哌替啶 50～100 mg 肌肉注射，10～15 分钟起效，45 分钟达峰，持续 2～3 小时。哌替啶可在 6 分钟内迅速透过胎盘，达到母胎平衡。哌替啶肝脏被代谢为去甲哌替啶，后者具有药理活性，是很强的呼吸抑制剂。母亲使用哌替啶可能降低胎儿的大动脉血流量、肌肉活动和胎心率变异。产前 3～5 小时母亲肌内注射哌替啶会极大地增加新生儿呼吸抑制的风险，产前 1 小时注射则风险最低。去甲哌替啶的蓄积可引起新生儿行为改变。

96. 瑞芬太尼用产科镇痛的药理学特点是什么？

瑞芬太尼（remifentanil）是纯 μ 受体激动药，效价与芬太尼相似。瑞芬太尼由组织和血浆中非特异性胆碱酯酶水解，主要代谢物经肾排出。消除率不依赖于肝、肾功能，即使在严重肝硬化患者，其药代动力学与健康人相比无显著差别，只是对通气抑制更敏感。无论静脉输注多长时间，其血药浓度减半的时间始终在 4 分钟以内。瑞芬太尼透过胎盘，有可能出现呼吸抑制，但可被新生儿迅速代谢。

97. 氧化亚氮在产科麻醉中的药理特点是什么？

氧化亚氮对产妇子宫收缩影响较小，是剖宫产常用的吸入性麻醉药和镇痛剂，单独应用氧化亚氮和氧气的混合气体不能达到完善的麻醉，但可以减少挥发性卤化剂的使用浓度（高浓度抑制宫缩）。氧化亚氮可以快速透过胎盘，15 分钟后胎儿/母亲的药物浓度比 0.8，但对胎儿的 Apgar 评分或脐带血气分析未见明显影响。氧化亚氮可以快速起效和消除，几乎无代谢，对心血管作用轻，但有减少潮气量，引起恶心呕吐、困倦、头晕、感觉异常等不良反应。

98. 抗生素对产科麻醉的影响是什么？

产妇可能会接受抗生素治疗，大多数抗生素会延长非去极化肌肉松弛剂（如罗库溴铵和维库溴铵）的作用时间，也有报道抗生素会延长去极化肌肉松弛剂的作用。这种现象的机理尚不清楚。使用抗生素的产妇，新斯的明和吡斯的明的拮抗作用是不可预测的。抗生素引起的神经肌肉阻滞可被 4 -氨基吡啶逆转。动物实验中，神经肌肉阻滞药物和抗生素联合产生的神经肌肉阻滞可在局部麻醉剂利多卡因存在的情况下延长。

99. 抗癫痫药物对产科麻醉的影响是怎样的？

一些产妇可能正在服用抗癫痫药物如苯妥英、苯巴比妥、苯二氮䓬类和丙戊酸。怀孕期间由于分配容积的增加，产妇可能需要更多的抗癫痫药物。大部分的这些抗癫痫药物在肝脏中代谢，因此会干扰其他药物的生物转化。这些药物也能穿过胎盘，从而干扰胎儿肝脏中依赖维生素 K 的凝血因子的合成。对于服用抗癫痫药物的产妇，区域麻醉应该是首选的麻醉方法，有证据表明治疗剂量的利多卡因有抗惊厥作用。如果选择全身麻醉，恩氟烷应该避免使用。

100. 降压药对产科麻醉的影响是怎样的？

如果产妇使用交感神经系统拮抗剂如 α-甲基多巴、利血平和胍乙啶治疗高血压，则去甲肾上腺素可能被消耗，使用间接激动剂麻黄碱治疗低血压可能无效，这种情况下应该使用苯肾上腺素等直接作用激动剂。如果产妇正在服用普萘洛尔，应谨慎使用大剂量吗啡或前列腺素 F2a 等增加气道阻力的药物。普萘洛尔会穿过胎盘，导致胎儿心动过缓和低血糖。当母亲使用艾司洛尔时，曾出现严重的胎儿心动过缓的报道。

101. 血清素再摄取(SSRI)抑制剂对产科麻醉的影响？

血清素再摄取抑制剂主要用于治疗抑郁症，它可以抑制细胞色素 P450 同工酶。酰胺局麻代谢可能受到抑制。氟西汀可拮抗吗啡的作用，导致镇痛持续时间缩短。部分 SSRI 如利培酮具有 α₁ 肾上腺素能拮抗作用，腰麻醉后可能出现严重低血压。对于接受慢性 SSRI 治疗的产妇：① 应评估术前凝血功能；② 苯二氮䓬类药物的镇静作用可能会延长；③ 含 5 -羟色胺的药物如哌替啶可能导致 5 -羟色胺综合征。

102. 硫酸镁对产科麻醉的影响是怎样的？

硫酸镁是产科常用的抗宫缩药物和解痉药物。硫酸镁可以与去极化和非去极化的肌松剂产生相互作用，还能降低全身麻醉剂的最小肺泡浓度。镁会自由透过胎盘，导致新生儿张力不足、反射不足和呼吸抑制。钙可用作硫酸镁的一种特异性拮抗剂。接受硫酸镁治疗的产妇在接受全麻时，应使用神经刺激器监测肌松药的神经肌肉阻滞程度。心跳搏停时要排除是否为硫酸镁过量导致的室颤。

103. β受体激动剂对产科麻醉的影响是怎样的？

特布他林和利托君是最常用的β受体激动剂类保胎药物。它们作用于中枢系统会引起激惹、不安和颤抖，作用于心血管系统会引起心动过速、低血压以及与低钾血症相关的快速性心律失常。对于呼吸系统，由于左室功能异常、胶体渗透压降低以及肺毛细血管通透性增加容易引起肺水肿。另外还可以引起血糖增加、高胰岛素血症和低钾血症。在使用β受体激动剂类保胎药物期间，应谨慎合用其他β受体激动剂如肾上腺素、麻黄碱以及阿托品。

104. 缩宫素对产科循环的影响是怎样的？

缩宫素在产科常用于协助胎盘娩出和治疗子宫弛缓，常规用法为10 U静脉注射或肌内注射。静脉注射缩宫素可能引起低血压，健康女性对这种低血压的耐受性较好。然而，严重低血容量或心血管严重疾病的妇女则可能会出现问题。静脉注射较静脉输注影响更为明显，因此建议采用输注方式给药，而不是大量注射。谨慎的做法是限制缩宫素的单次注射剂量不超过2个单位，且输注速度在1 μ/min以内。使用大剂量合成的缩宫素可能还会引起抗利尿反应，引起水中毒。

105. 麦角生物碱类子宫收缩剂对循环的影响是怎样的？

麦角新碱是缩宫素不能产生足够子宫收缩时的选择药物。这些药物会直接导致周围血管收缩，从而导致产妇高血压、冠脉痉挛、癫痫发作、脑出血。如果静脉使用麦角碱后再联合使用他血管活性药物如麻黄碱和苯肾上腺素，则可能导致严重高血压引起脑出血。应根据需要通过肌肉注射给予甲基麦角新碱0.2 mg，子痫前期的产妇不应使用。麦角新碱可引起恶心、呕吐发生率明显增加。

106. 前列腺素类子宫收缩剂对呼吸循环的影响是怎样的？

前列腺素类子宫收缩剂 $PGF_{2\alpha}$ 是使用缩宫素和甲基麦角碱后子宫收缩无效的首选药物。使用 $PGF_{2\alpha}$ 后会出现短暂性高血压、严重支气管收缩和肺血管收缩。对于使用了血管加压药或可能引起支气管收缩的药物（普萘洛尔）的患者，在使用 $PCF_{2\alpha}$ 时需要谨慎注意。卡前列素（如欣母沛）常通过肌肉注射 0.25 mg，或由产科医生直接注射到子宫肌层。

107. 米索前列醇在产后出血中的应用是怎样的？

米索前列醇是一种前列腺素 E1 类似物，已经成功地用于宫颈成熟诱导和产程诱导。米索前列醇能耐高温，也不需要静脉通道。这些特点可作为资源缺乏地区缩宫素和麦角生物碱的理想替代品。通常经直肠给予 600～1 000 μg 米索前列醇。其他给药途径有经口、颊部、舌下含服。与安慰剂相比，预防性给予米索前列醇可以降低产后出血。但是，静脉给予缩宫素比米索前列醇更有效预防产后出血。米索前列醇也可能与发热、寒战、呕吐、腹泻有关。

108. 妊娠期间胎儿用药对产科麻醉的影响是什么？

一些药物通过用于母亲来治疗胎儿的心律失常，如地高辛、维拉帕米、奎尼丁、普鲁卡因胺和普萘洛尔。使用地高辛的母亲应监测血浆地高辛水平，低钾会加剧地高辛毒性。接受 β 受体阻滞剂的母亲可能需要更高剂量的麻黄碱来治疗椎管内麻醉后的低血压。如果胎儿有快速心律失常，使用麻黄碱治疗母体低血压可能是有害的，在这种情况下，使用小剂量的苯肾上腺素可能更恰当。然而，如果有先天性胎儿心动过缓，使用苯肾上腺素则是有争议的。

（林雪梅　顾娟）

参考文献

[1] 喻田,王国林. 麻醉药理学(第 4 版)[M].北京：人民卫生出版社,2016：1.

[2] 喻田,王国林. 麻醉药理学(第 4 版)[M].北京：人民卫生出版社,2016：32.

[3] David H. Chestnut, Cynthia A. Wong, Lawrence C. Tsen, et al. Chestnut's Obstetric Anesthesia: Principles and Practice (5th Edition) [M]. Elsevier, 2014：304.

[4] David H. Chestnut, Cynthia A. Wong, Lawrence C. Tsen, et al. Chestnut's Obstetric

Anesthesia：Principles and Practice (5th Edition) ［M］. Elsevier，2014：304 - 305.

［5］ Sanjay Datta，Bhavani Shankar Kodali，Scott Segal. Obstetric Anesthesia Handbook (5th Edition) ［M］. Springer，2010：30.

［6］ Sanjay Datta，Bhavani Shankar Kodali，Scott Segal. Obstetric Anesthesia Handbook (5th Edition) ［M］. Springer，2010：32 - 35.

［7］ 喻田，王国林.麻醉药理学(第 4 版)［M］.北京：人民卫生出版社，2016：106.

［8］ 喻田，王国林.麻醉药理学(第 4 版)［M］.北京：人民卫生出版社，2016：102 - 103.

［9］ David H. Chestnut，Cynthia A. Wong，Lawrence C. Tsen，et al. Chestnut's Obstetric Anesthesia：Principles and Practice (5th Edition) ［M］. Elsevier，2014：261 - 262.

［10］ 喻田，王国林.麻醉药理学(第 4 版)［M］.北京：人民卫生出版社，2016：104.

［11］ 喻田，王国林.麻醉药理学(第 4 版)［M］.北京：人民卫生出版社，2016：104 - 105.

［12］ 喻田，王国林.麻醉药理学(第 4 版)［M］.北京：人民卫生出版社，2016：105.

［13］ 喻田，王国林.麻醉药理学(第 4 版)［M］.北京：人民卫生出版社，2016：105 - 106.

［14］ Sanjay Datta，Bhavani Shankar Kodali，Scott Segal. Obstetric Anesthesia Handbook (5th Edition) ［M］. Springer，2010：19.

［15］ Sanjay Datta，Bhavani Shankar Kodali，Scott Segal. Obstetric Anesthesia Handbook (5th Edition) ［M］. Springer，2010：21.

［16］ Sanjay Datta，Bhavani Shankar Kodali，Scott Segal. Obstetric Anesthesia Handbook (5th Edition) ［M］. Springer，2010：20 - 21.

［17］ Sanjay Datta，Bhavani Shankar Kodali，Scott Segal. Obstetric Anesthesia Handbook (5th Edition) ［M］. Springer，2010：22.

［18］ 喻田，王国林.麻醉药理学(第 4 版)［M］.北京：人民卫生出版社，2016：106 - 107.

［19］ 喻田，王国林.麻醉药理学(第 4 版)［M］.北京：人民卫生出版社，2016：107.

［20］ 喻田，王国林.麻醉药理学(第 4 版)［M］.北京：人民卫生出版社，2016：107 - 108.

［21］ David H. Chestnut，Cynthia A. Wong，Lawrence C. Tsen，et al. Chestnut's Obstetric Anesthesia：Principles and Practice (5th Edition) ［M］. Elsevier，2014：263.

［22］ David H. Chestnut，Cynthia A. Wong，Lawrence C. Tsen，et al. Chestnut's Obstetric Anesthesia：Principles and Practice (5th Edition) ［M］. Elsevier，2014：265.

［23］ 喻田，王国林.麻醉药理学(第 4 版)［M］.北京：人民卫生出版社，2016：108.

［24］ David H. Chestnut，Cynthia A. Wong，Lawrence C. Tsen，et al. Chestnut's Obstetric Anesthesia：Principles and Practice (5th Edition) ［M］. Elsevier，2014：265 - 266.

［25］ David H. Chestnut，Cynthia A. Wong，Lawrence C. Tsen，et al. Chestnut's Obstetric Anesthesia：Principles and Practice (5th Edition) ［M］. Elsevier，2014：266.

［26］ David H. Chestnut，Cynthia A. Wong，Lawrence C. Tsen，et al. Chestnut's Obstetric Anesthesia：Principles and Practice (5th Edition) ［M］. Elsevier，2014：267.

［27］ David H. Chestnut，Cynthia A. Wong，Lawrence C. Tsen，et al. Chestnut's Obstetric Anesthesia：Principles and Practice (5th Edition) ［M］. Elsevier，2014：268.

［28］ 喻田，王国林.麻醉药理学(第 4 版)［M］.北京：人民卫生出版社，2016：109.

［29］ David H. Chestnut，Cynthia A. Wong，Lawrence C. Tsen，et al. Chestnut's Obstetric Anesthesia：Principles and Practice (5th Edition) ［M］. Elsevier，2014：270 - 271.

［30］ David H. Chestnut，Cynthia A. Wong，Lawrence C. Tsen，et al. Chestnut's Obstetric Anesthesia：Principles and Practice（5th Edition）［M］. Elsevier，2014：271.

［31］ David H. Chestnut，Cynthia A. Wong，Lawrence C. Tsen，et al. Chestnut's Obstetric Anesthesia：Principles and Practice（5th Edition）［M］. Elsevier，2014：272.

［32］ David H. Chestnut，Cynthia A. Wong，Lawrence C. Tsen，et al. Chestnut's Obstetric Anesthesia：Principles and Practice（5th Edition）［M］. Elsevier，2014：273.

［33］ David H. Chestnut，Cynthia A. Wong，Lawrence C. Tsen，et al. Chestnut's Obstetric Anesthesia：Principles and Practice（5th Edition）［M］. Elsevier，2014：273.

［34］ Sanjay Datta，Bhavani Shankar Kodali，Scott Segal. Obstetric Anesthesia Handbook（5th Edition）［M］. Springer，2010：26.

［35］ David H. Chestnut，Cynthia A. Wong，Lawrence C. Tsen，et al. Chestnut's Obstetric Anesthesia：Principles and Practice（5th Edition）［M］. Elsevier，2014：263 – 264.

［36］ David H. Chestnut，Cynthia A. Wong，Lawrence C. Tsen，et al. Chestnut's Obstetric Anesthesia：Principles and Practice（5th Edition）［M］. Elsevier，2014：264.

［37］ 喻田，王国林. 麻醉药理学（第 4 版）［M］. 北京：人民卫生出版社，2016：111.

［38］ David H. Chestnut，Cynthia A. Wong，Lawrence C. Tsen，et al. Chestnut's Obstetric Anesthesia：Principles and Practice（5th Edition）［M］. Elsevier，2014：272 – 273.

［39］ David H. Chestnut，Cynthia A. Wong，Lawrence C. Tsen，et al. Chestnut's Obstetric Anesthesia：Principles and Practice（5th Edition）［M］. Elsevier，2014：277.

［40］ David H. Chestnut，Cynthia A. Wong，Lawrence C. Tsen，et al. Chestnut's Obstetric Anesthesia：Principles and Practice（5th Edition）［M］. Elsevier，2014：277 – 278.

［41］ David H. Chestnut，Cynthia A. Wong，Lawrence C. Tsen，et al. Chestnut's Obstetric Anesthesia：Principles and Practice（5th Edition）［M］. Elsevier，2014：279.

［42］ David H. Chestnut，Cynthia A. Wong，Lawrence C. Tsen，et al. Chestnut's Obstetric Anesthesia：Principles and Practice（5th Edition）［M］. Elsevier，2014：280 – 281.

［43］ David H. Chestnut，Cynthia A. Wong，Lawrence C. Tsen，et al. Chestnut's Obstetric Anesthesia：Principles and Practice（5th Edition）［M］. Elsevier，2014：282.

［44］ David H. Chestnut，Cynthia A. Wong，Lawrence C. Tsen，et al. Chestnut's Obstetric Anesthesia：Principles and Practice（5th Edition）［M］. Elsevier，2014：283.

［45］ David H. Chestnut，Cynthia A. Wong，Lawrence C. Tsen，et al. Chestnut's Obstetric Anesthesia：Principles and Practice（5th Edition）［M］. Elsevier，2014：284.

［46］ David H. Chestnut，Cynthia A. Wong，Lawrence C. Tsen，et al. Chestnut's Obstetric Anesthesia：Principles and Practice（5th Edition）［M］. Elsevier，2014：284 – 285.

［47］ David H. Chestnut，Cynthia A. Wong，Lawrence C. Tsen，et al. Chestnut's Obstetric Anesthesia：Principles and Practice（5th Edition）［M］. Elsevier，2014：285.

［48］ David H. Chestnut，Cynthia A. Wong，Lawrence C. Tsen，et al. Chestnut's Obstetric Anesthesia：Principles and Practice（5th Edition）［M］. Elsevier，2014：285 – 286.

［49］ David H. Chestnut，Cynthia A. Wong，Lawrence C. Tsen，et al. Chestnut's Obstetric Anesthesia：Principles and Practice（5th Edition）［M］. Elsevier，2014：286.

［50］ David H. Chestnut，Cynthia A. Wong，Lawrence C. Tsen，et al. Chestnut's Obstetric

Anesthesia：Principles and Practice (5th Edition) ［M］. Elsevier，2014：287.

［51］ David H. Chestnut，Cynthia A. Wong，Lawrence C. Tsen，et al. Chestnut's Obstetric Anesthesia：Principles and Practice (5th Edition) ［M］. Elsevier，2014：288.

［52］ David H. Chestnut，Cynthia A. Wong，Lawrence C. Tsen，et al. Chestnut's Obstetric Anesthesia：Principles and Practice (5th Edition) ［M］. Elsevier，2014：289.

［53］ 陈新忠，姚伟瑜，林雪梅等. 中国产科麻醉专家共识，2020.

［54］ David H. Chestnut，Cynthia A. Wong，Lawrence C. Tsen，et al. Chestnut's Obstetric Anesthesia：Principles and Practice (5th Edition) ［M］. Elsevier，2014：289 - 290.

［55］ David H. Chestnut，Cynthia A. Wong，Lawrence C. Tsen，et al. Chestnut's Obstetric Anesthesia：Principles and Practice (5th Edition) ［M］. Elsevier，2014：306 - 307.

［56］ David H. Chestnut，Cynthia A. Wong，Lawrence C. Tsen，et al. Chestnut's Obstetric Anesthesia：Principles and Practice (5th Edition) ［M］. Elsevier，2014：573.

［57］ David H. Chestnut，Cynthia A. Wong，Lawrence C. Tsen，et al. Chestnut's Obstetric Anesthesia：Principles and Practice (5th Edition) ［M］. Elsevier，2014：574.

［58］ David H. Chestnut，Cynthia A. Wong，Lawrence C. Tsen，et al. Chestnut's Obstetric Anesthesia：Principles and Practice (5th Edition) ［M］. Elsevier，2014：574 - 575.

［59］ David H. Chestnut，Cynthia A. Wong，Lawrence C. Tsen，et al. Chestnut's Obstetric Anesthesia：Principles and Practice (5th Edition) ［M］. Elsevier，2014：575.

［60］ David H. Chestnut，Cynthia A. Wong，Lawrence C. Tsen，et al. Chestnut's Obstetric Anesthesia：Principles and Practice (5th Edition) ［M］. Elsevier，2014：576.

［61］ David H. Chestnut，Cynthia A. Wong，Lawrence C. Tsen，et al. Chestnut's Obstetric Anesthesia：Principles and Practice (5th Edition) ［M］. Elsevier，2014：576 - 577.

［62］ Sanjay Datta，Bhavani Shankar Kodali，Scott Segal. Obstetric Anesthesia Handbook (5th Edition) ［M］. Springer，2010：42.

［63］ Sanjay Datta，Bhavani Shankar Kodali，Scott Segal. Obstetric Anesthesia Handbook (5th Edition) ［M］. Springer，2010：44.

［64］ Sanjay Datta，Bhavani Shankar Kodali，Scott Segal. Obstetric Anesthesia Handbook (5th Edition) ［M］. Springer，2010：44 - 45.

［65］ Sanjay Datta，Bhavani Shankar Kodali，Scott Segal. Obstetric Anesthesia Handbook (5th Edition) ［M］. Springer，2010：51 - 52.

［66］ Sanjay Datta，Bhavani Shankar Kodali，Scott Segal. Obstetric Anesthesia Handbook (5th Edition) ［M］. Springer，2010：53.

［67］ Sanjay Datta，Bhavani Shankar Kodali，Scott Segal. Obstetric Anesthesia Handbook (5th Edition) ［M］. Springer，2010：53 - 54.

［68］ Sanjay Datta，Bhavani Shankar Kodali，Scott Segal. Obstetric Anesthesia Handbook (5th Edition) ［M］. Springer，2010：55 - 56.

［69］ Sanjay Datta，Bhavani Shankar Kodali，Scott Segal. Obstetric Anesthesia Handbook (5th Edition) ［M］. Springer，2010：56 - 57.

［70］ Sanjay Datta，Bhavani Shankar Kodali，Scott Segal. Obstetric Anesthesia Handbook (5th Edition) ［M］. Springer，2010：57.

［71］　WHO recommendations：Uterotonics for the prevention of postpartum haemorrhage. Geneva：World Health Organization，2018.

［72］　Sanjay Datta，Bhavani Shankar Kodali，Scott Segal. Obstetric Anesthesia Handbook (5th Edition) ［M］. Springer，2010：58.

第四章

产程、分娩监测、胎儿监测、胎儿及新生儿复苏

第一节 产程、分娩监测

1. 何谓足月妊娠?

足月妊娠的定义是妊娠满 37 周至不满 42 周(259~293 天)期间分娩。新的研究表明,在这 5 周内的新生儿结局(特别是呼吸系统疾病发病率)随着分娩周数的不同存在差异。根据 ACOG 及 WHO 的 2012 年推荐:① 早期足月产(early term):37 周至 38+6 周;② 完全足月产(full term):39 周至 40+6 周;③ 晚期足月产(late term):41 周至 41+6 周。

2. 什么是先兆临产?有哪些常见的临床症状?

先兆临产(threatened labor)是于分娩前出现的,预示孕妇不久将临产的症状。常见临床症状包括下面几种。① 胎儿下降感(lightening):由于胎儿先露部进入骨盆入口,宫底下降,上腹部较以前舒适,下腹及腰部有胀满及压迫感,膀胱因受压常有尿频症状。② 假临产(false labor):分娩前出现的宫缩,其特点为持续时间短,强度不增加,间歇时间长且不规则,以夜间多见,清晨消失。不规律宫缩引起下腹部轻微胀痛,但宫颈管不短缩,亦无宫口扩张。③ 见红(show):由于胎儿下降,部分胎膜从宫壁分离,使毛细血管破裂出血,可见少许阴道流血,一般在分娩前24~48 小时出现,是即将临产较可靠的征象。

3. 什么是临产？有哪些主要标志？

  临产(in labor)指产妇已进入产程。临产的主要标志是出现有规律且逐渐增强的宫缩，持续 30 秒或以上，间歇 5～6 分钟；伴随着宫缩，有进行性的宫颈管消失、宫口扩张及胎先露部下降。

4. 什么是总产程？临床一般如何划分总产程？

  总产程(total stage of labor)即分娩的全过程，是指从规律宫缩开始至胎儿胎盘娩出的过程，初产妇的正常总产程应不超过 24 小时。临床一般将总产程划分为 3 个产程：第一产程、第二产程和第三产程。

5. 如何确定产程开始的时间？

  通常以规律的每 10 分钟有 1～2 次宫缩，并伴有进行性的宫口开大和先露下降为正常产程的开始。然而，这一时间的确定多是根据产妇的回忆及主诉，带有很大的主观随意性。尤其是经产妇，在有规律宫缩时，宫口往往已开大 2 cm，使产程开始时间更难确定。

6. 什么是第一产程？平均持续多长时间？

  第一产程又称宫口扩张期，是指从规律宫缩开始到宫口开全。初产妇平均为 11～12 小时；经产妇平均为 6～8 小时。

7. 第一产程的常见的临床表现有哪些？

  第一产程的产科临床表现包括下面几方面。① 规律宫缩：临产初期，宫缩持续 30～40 秒，间歇 5～6 分钟；随后规律宫缩的会逐渐加强，至宫口近开全时，宫缩可持续 1 分钟或以上，间歇时间仅 1～2 分钟。② 宫口扩张：伴随宫缩加强，宫颈管逐渐缩短、消失，宫口逐渐扩张。③ 胎头下降：胎头下降在宫口扩张潜伏期不明显，活跃期下降加快，平均每小时下降约 1 cm。④ 胎膜破裂：宫缩使宫腔内压力增高，在宫口近开全时前羊膜囊会破裂。

8. 第一产程可分为潜伏期和活跃期，其临床表现分别有何特点？

  依据宫口扩张变化可以将第一产程分为潜伏期和活跃期。① 潜伏期(latent phase)是指从临产后规律宫缩开始，至宫口扩张至 3 cm，约需 8 小时，最长时限为 16 小时。此期宫颈扩张速度缓慢，胎头下降不明显。② 活跃期(active phase)是指从宫颈口扩张 3 cm 至宫口开全,此期宫颈扩张速度显著加快,约需 4 小时,最长时限为 8 小时。

9. 目前国内如何界定活跃期?

国内现在亦常采用宫口开大 2～3 cm,同时伴随着起始角度＞20°时作为活跃期开始的时间。所谓起始角度是指加速的斜线与水平线的夹角。

10. 第一产程产痛的特点是什么?

第一产程因宫体、宫颈及阴道等组织的变化,刺激子宫肌纤维和阴道痛觉感受器,沿盆腔内脏神经传入 T_{10} 脊髓以下节段,再由脊髓背侧束迅速上传到大脑,形成典型的"内脏痛";同时还在下腰背部、臀部、骶尾部、会阴、股上部及小腿等部位出现牵拉痛。第一产程疼痛的特点是范围弥散不定,产妇对疼痛的部位和性质诉说不清。

11. 什么是第二产程? 平均持续多长时间?

第二产程又称胎儿娩出期,指从宫口开全到胎儿娩出。初产妇平均为 1～2 小时;经产妇通常数分钟,不超过 1 小时。

12. 第二产程的常见的临床表现有哪些?

第二产程的临床表现包括下面几方面。① 屏气:当胎头降至骨盆出口而压迫骨盆底组织时,产妇有排便感,不自主地向下屏气。② 胎头拨露与着冠:宫缩时胎头下降露出阴道口外,宫缩间歇时,胎头又缩回到阴道内,称胎头拨露。当胎头双顶径越过骨盆出口时,宫缩间歇胎头不再回缩,称胎头着冠。③ 胎儿娩出:当胎头枕骨到达耻骨联合下时,出现仰伸等一系列动作,娩出胎头。随后胎肩及胎体相应娩出,后羊水随之流出,完成胎儿娩出全过程。

13. 何谓胎头拨露?

胎头拨露(head visible on vulval gapping)是指胎头于宫缩时露出于阴道口,在宫缩间歇期胎头又回缩至阴道内。

14. 何谓胎头着冠?

胎头着冠(crowning of head)是指胎头露出于阴道口,即使宫缩间歇期胎头也不再回缩。

15. 羊水粪染有何意义？

正常的羊水为乳白色,混有胎脂,而羊水粪染是指羊水颜色和形状发生改变,可分为轻度和重度两类。轻度的羊水粪染,羊水呈黄色或绿色,质稀,这种情况一般不伴有胎儿的宫内缺氧。重度的羊水粪染,羊水呈黄绿色,混浊黏稠,是胎儿缺氧的标志,也是胎粪吸入综合征的主要原因。

16. 羊水胎粪污染如何分级？

羊水粪染程度分成Ⅰ度、Ⅱ度和Ⅲ度:Ⅰ度稀薄,颜色呈浅绿色;Ⅱ度胎粪与羊水混合均匀,呈深绿或黄绿色;Ⅲ度呈黄褐色,且质地黏稠呈糊状。Ⅰ度为轻度污染,Ⅱ度和Ⅲ度为重度污染。

17. 会阴切开的指征和常见术式？

会阴切开指征包括:会阴过紧或胎儿过大,产钳或吸引器助产,估计分娩时会阴撕裂不可避免者,或母儿有病理情况急需结束分娩者。会阴切开术包括会阴后-侧切开术和会阴正中切开两种常用术式。

18. 会阴裂伤如何分级？

Ⅰ度裂伤:会阴皮肤及阴道黏膜撕裂;Ⅱ度裂伤:累及肌层,但未达肛门外括约肌;Ⅲ度裂伤:深达肛门外括约肌。

19. 什么是第三产程？平均持续多长时间？

第三产程又称胎盘娩出期,指从胎儿娩出到胎盘娩出。一般需 5～15 分钟,不超过 30 分钟。

20. 第三产程有哪些临床表现？

第三产程为胎盘娩出期,是在胎儿娩出后,子宫容积突然明显缩小,胎盘不能相应缩小而与子宫壁发生错位而剥离。剥离面出血,形成胎盘后积血;子宫继续收缩,增加剥离面积,使胎盘完全剥离而娩出。

21. 新生儿处理有哪些内容？

胎儿娩出后，首先要清理呼吸道，继而处理脐带。新生儿还应在出生 1 分钟、5 分钟时进行 Apgar 评分判断有无新生儿窒息及窒息的严重程度。其他处理包括擦净新生儿足底胎脂，打足底印及拇指印于新生儿病历上，标明新生儿性别、体重、出生时间、母亲姓名和床号的手腕带和包被，同时让母亲将新生儿抱在怀中进行早吸吮。

22. 如何清理新生儿的呼吸道？

胎儿娩出后，首先要清理呼吸道，用纱布轻轻擦去口鼻黏液。断脐后，继续清理呼吸道黏液及羊水，用新生儿吸痰管或导管，轻轻吸除咽部及鼻腔的黏液和羊水，以免发生吸入性肺炎。当确定呼吸道通畅仍未啼哭时，可用手轻拍新生儿足底。待新生儿大声啼哭时，即可处理脐带。

23. 胎盘剥离征象有哪些？

胎盘剥离征象包括下面几方面：① 宫体变硬呈球形，胎盘剥离后降至子宫下段，下段被扩张，宫体呈狭长形被推向上，宫底升高达脐上；② 剥离的胎盘降至子宫下段，阴道口外露的脐带段自行延长；③ 阴道少量流血；④ 用手掌尺侧在产妇耻骨联合上方轻压子宫下段时，宫体上升而外露的脐带不再回缩。

24. 胎盘剥离及排出的方式有哪些？

胎盘剥离及排出的方式有两种：① 胎儿面娩出式（schultz mechanism）：胎盘从中央开始剥离，而后向周围剥离，其特点是胎盘先排出，随后见胎盘后积血经阴道流出，胎盘以胎儿面排出方式多见；② 母体面娩出式（duncan mechanism）：胎盘边缘先剥离，血液沿剥离面流出，其特点是先有较多量的阴道流血，胎盘后排出。胎盘以母体面先排出方式少见。

25. 何谓异常分娩？

异常分娩（abnormal labor）又称难产（dystocia），主要特征为产程进展缓慢或延长。引起异常分娩的因素包括产力、产道、胎儿及产妇精神心理因素。分娩过程是产力、产道及胎儿等因素相互适应的动态进展过程。任何一种或两种及两种以上因素发生异常，均可导致分娩异常。

26. 何谓产力异常？

　　子宫收缩力是分娩进程中最重要的产力，贯穿于分娩全过程，具有节律性、对称性、极性及缩复作用等特点。无论何种原因使上述特点发生改变，如失去节律性、极性倒置、收缩过弱或过强，均称为子宫收缩力异常，简称产力异常（abnormal uterine action）。产力异常主要包括：子宫收缩乏力（uterine inertia）和子宫收缩过强（uterine overcontraction）两种，每种又有协调性及不协调性之分。

27. 产力异常有何临床意义？

　　子宫收缩乏力可导致产程延长或停滞。子宫收缩过强可引起急产或严重的并发症。

28. 何谓协调性子宫收缩乏力？

　　协调性子宫收缩乏力又称低张性子宫收缩乏力（hypotonic uterine inertia）。其特点是子宫收缩具有正常的节律性、对称性及极性，仅收缩力弱。宫缩高峰时用手指按压宫底部肌壁仍可出现凹陷，而此时宫腔内压常低于 15 mmHg，致使宫颈不能如期扩张、胎先露部不能如期下降，使产程延长，甚至停滞。

29. 协调性子宫收缩乏力常见原因有哪些？

　　根据宫缩乏力发生时期分为：① 原发性宫缩乏力：指产程一开始就出现宫缩乏力。因发生在潜伏期，应首先明确是否真正临产，需排除假临产；② 继发性宫缩乏力：指产程开始子宫收缩力正常，产程进展到活跃期以后宫缩强度转弱，使产程延长或停滞，多伴有胎位或骨盆等异常。

30. 协调性子宫收缩乏力常见的临床处理有哪些？

　　不论是原发性还是继发性的协调性子宫收缩乏力，首先应寻找原因，检查有无头盆不称与胎位异常，阴道检查了解宫颈扩张和胎先露部下降情况。发现有头盆不称（胎儿过大、骨盆狭小等）估计不能经阴道分娩者，或胎位异常（高直后位、前不均倾位、肩先露、完全臀先露、足先露等）者，应及时行剖宫产术。确认无头盆不称和胎位异常，估计能经阴道分娩者，应采取加强宫缩的措施。

31. 何谓不协调性子宫收缩乏力？

　　不协调性子宫收缩乏力又称高张性子宫收缩乏力（hypertonic uterine

inertia)。其特点是子宫两角的起搏点不同步或起搏信号来自多处,致使宫缩失去正常的对称性、节律性,尤其是极性,甚至宫缩强度下段强而上段弱,收缩波逆转,不能产生向下的合力。尽管宫内压随宫缩而升高,但胎先露部不降,宫口亦不能扩张,属无效宫缩。因宫缩间歇期子宫壁不完全放松,产妇可出现持续性腹痛及静息宫内压升高。

32. 不协调性子宫收缩乏力常见的临床处理有哪些?

　　不协调性子宫收缩乏力的处理原则是调节子宫收缩,使其恢复正常节律性及极性。可给予哌替啶 100 mg 或吗啡 10 mg 肌注,产妇充分休息后多能恢复为协调性子宫收缩,但对伴有胎儿窘迫征象及伴有头盆不称者则禁用强镇静剂,应尽早行剖宫产。在子宫收缩恢复为协调性之前,严禁应用缩宫药物,以免加重病情。

33. 何谓协调性子宫收缩过强,有何临床意义?

　　协调性子宫收缩过强的特点是子宫收缩的节律性、对称性及极性均正常,仅收缩力过强。若无产道梗阻,常以产程短暂为特征。当宫口扩张速度≥5 cm/h,宫口迅速开全后,分娩在短时间内结束,使总产程＜3 小时,称为急产(precipitate delivery)。若存在产道梗阻或瘢痕子宫,可发生病理缩复环或子宫破裂。

34. 何谓不协调性子宫收缩过强?

　　不协调性子宫收缩过强主要包括 2 种。① 子宫痉挛性狭窄环: 特点是子宫局部平滑肌呈痉挛性不协调性收缩形成的环形狭窄,持续不放松。常见于子宫上下段交界处及胎体狭窄部。产妇出现持续性腹痛,烦躁不安,宫颈扩张缓慢,胎先露部下降停滞,胎心时快时慢,第三产程常造成胎盘嵌顿。② 强直性子宫收缩: 特点是子宫收缩失去节律性,呈持续性强直性收缩。常见于缩宫药使用不当。产妇因持续性腹痛常有烦躁不安、腹部拒按,不易查清胎位,胎心听不清。若合并产道梗阻,亦可出现病理缩复环、血尿等先兆子宫破裂征象。

35. 子宫收缩过强对产程及母儿有哪些影响?

　　子宫收缩过强对产程及母儿的影响包括下面几方面。① 对产程的影响:协调性子宫收缩过强可致急产,不协调性子宫收缩过强形成子宫痉挛性狭窄环或强直性子宫收缩时,可导致产程延长及停滞。② 对产妇的影响:易造成软产道裂伤;宫缩过强使宫腔内压力增高,有发生羊水栓塞的危险;子宫痉挛性狭窄环可使产程停滞、胎盘嵌顿,增加产后出血、产褥感染及手术产的机会。③ 对胎儿的影响:急产及强直性子宫收缩使子宫胎盘血流减少,子宫痉挛性狭窄环使产程延长,均易发生胎儿窘迫及新生儿窒息,严重者直接导致死胎及死产。

36. 子宫收缩过强的临床处理有哪些?

应以预防为主,有急产史者应提前入院待产,临产后慎用缩宫药及其他可促进宫缩的产科处置,包括灌肠、人工破膜等。一旦发生强直性子宫收缩,产妇吸氧的同时应用宫缩抑制剂(如硫酸镁、哌替啶),在抑制宫缩的同时密切观察胎儿安危。若宫缩缓解、胎心正常,可等待自然分娩或经阴道手术助产;若宫缩不缓解,已出现胎儿窘迫征象或病理缩复环者,应尽早行剖宫产;若胎死宫内,应先缓解宫缩,随后阴道助产处理死胎,以不损害母体为原则。

37. 何谓产道异常,有何临床意义?

产道异常有骨产道异常及软产道异常,临床上以骨产道狭窄多见。骨产道狭窄可导致产力异常或胎位异常。骨产道过度狭窄,即使正常大小的胎儿也难以通过(头盆不称),导致分娩异常。

38. 简述狭窄骨盆有何不良影响?

① 对产程的影响:骨盆入口狭窄可使潜伏期及活跃期均延长或停滞;中骨盆狭窄可使胎头下降延缓、胎头下降停滞、活跃期及第二产程延长;骨盆出口狭窄可使第二产程延长及胎头下降停滞。② 对产妇的影响:骨盆入口狭窄使异常胎先露发生率增加;中骨盆狭窄易致胎方位异常。胎先露部下降受阻多导致继发性宫缩乏力,产程延长,使手术产及产后出血增多;产道受压过久,可形成尿瘘或粪瘘;个别情况下伴宫缩过强形成病理缩复环,可致子宫破裂;因滞产行阴道检查次数增多,产褥感染机会增加。③ 对胎儿的影响:骨盆入口狭窄使胎头高浮或胎膜早破,使脐带先露及脐带脱垂机会增多,容易发生胎儿窘迫及胎儿死亡;胎头内旋转及下降受阻,在产道受压过久,或强行通过狭窄产道或手术助产,均能使胎头变形、颅骨重叠而致硬脑膜甚至大脑镰、小脑幕等撕裂,引起颅内出血及其他新生儿产伤、感染等疾病。

39. 简述狭窄骨盆分娩如何处理?

绝对性狭窄骨盆已少见,临床较多见的是相对性狭窄骨盆。必须根据狭窄骨盆的类型、程度,同时参考产力、胎儿大小、胎方位、胎头变形程度以及胎心等因素,综合分析、判断,决定分娩方式。

40. 常见的胎位异常有哪些?

胎位异常(abnormal fetal position)包括头先露异常、臀先露及肩先露等胎位异常。其中以头先露胎位异常最常见,以胎头为先露的难产,又称头位难产。

41. 何谓持续性枕后位/枕横位?

正常分娩时,胎头双顶径抵达中骨盆平面时完成内旋转动作,胎头得以最小径线通过骨盆最窄平面顺利经阴道分娩。临产后凡胎头以枕后位或枕横位衔接,经充分试产,胎头枕部仍位于母体骨盆后方或侧方,不能转向前方致使分娩发生困难者,称为持续性枕后位(persistent occiput posterior position)或持续性枕横位(persistent occiput transverse position),约占分娩总数的5%。

42. 持续性枕后位/枕横位的临床表现有哪些?

临产后胎头衔接较晚,以枕后位衔接使胎儿脊柱与母体脊柱相贴,影响胎头俯屈及下降,进而不能有效扩张宫颈及反射性刺激内源性缩宫素释放,易致低张性宫缩乏力。由于胎儿枕部持续位于骨盆后方压迫直肠,产妇自觉肛门坠胀及排便感,致使宫口尚未开全时过早屏气,在第一产程即加腹压用力而消耗体力,致第二产程腹肌收缩乏力使胎头下降延缓或停滞,致使第二产程延长。若在阴道口见到胎发,经过多次宫缩时屏气不见胎头继续下降时,应考虑可能是持续性枕后位。

43. 简述异常产程曲线有哪些常见类型?

目前临床上一般将异常产程曲线分为下面几种类型,即潜伏期延长、活跃期延长、活跃期停滞、第二产程延长、胎头下降延缓、胎头下降停滞、全产程延长。

44. 何谓潜伏期延长?

目前国内多数以初产妇超过 16 小时,经产妇超过 8 小时为潜伏期延长的标准。在确定潜伏期延长前,可先用哌替啶或地西泮肌内注射排除假宫缩造成的假象。

45. 发生潜伏期延长时,经阴道分娩如何处理?

因无法确定临产的精确时间而使潜伏期的处理较困难。疑有潜伏期延长时,首选治疗性休息,如用哌替啶 100 mg 或吗啡 10 mg 肌注。镇静治疗可使假临产者的宫缩消失。绝大多数潜伏期宫缩乏力产妇经充分休息后自然进入活跃期,仅有不足 5% 潜伏期宫缩乏力者需用缩宫素加强产力。

46. 何谓活跃期延长?

目前一般以初产妇活跃期超过 8 小时,经产妇超过 4 小时为活跃期延长的标准。活跃期延长可表现为宫颈扩张延缓,或宫颈扩张阻滞,或两者兼有。当活跃期的宫颈扩张速率<1 cm/h 时可诊断为扩张延缓,或宫口扩张停止 2 小时或以上时可诊断为扩张停滞。出现活跃期延长时应详细检查,如无产道异常和(或)头盆不称,可行人工破膜;如系宫缩乏力,则可用缩宫素加强子宫收缩。

47. 何谓活跃期停滞?

活跃期停滞的诊断标准:当破膜且宫口扩张≥6 cm 后,如宫缩正常,则宫口停止扩张≥4 小时可诊断活跃期停滞;如宫缩欠佳,则宫口停止扩张≥6 小时可诊断。活跃期停滞可作为剖宫产的指征。

48. 活跃期停滞有哪些常见的原因?

活跃期停滞是由于胎位异常,并造成继发性宫缩乏力。此时不仅宫颈扩张停止,而且先露下降也停止,出现活跃期停滞是比较严重的情况,应查明原因,及时处理。

49. 发生活跃期延长及停滞时,经阴道分娩如何处理?

在排除头盆不称的前提下,可行人工破膜,配合缩宫素静脉滴注等处理,试产 2~4 小时。在试产过程中应保持有效宫缩(如宫缩持续 30~50 秒,强度适中,间隙期 3 分钟)。若试产顺利,宫颈扩张速度达≥1~2 cm/h。试产过程中需严密观察胎心率及产程进展。若发现枕后位等胎位异常,可通过指导产妇改变体位促进胎头枕部向前旋转,必要时可手转胎头矫正胎位。若宫缩有效,经试产 2~4 小时宫颈扩张无进展,说明头盆不称,应及时行剖宫产结束分娩。

50. 美国国家儿童保健和人类发育研究所(NICHD)、美国妇产科学会(ACOG)、母胎医学会(SMFM)等已对第一产程处理达成共识,并被中国妇产科专家所认可,目前第一产程管理的基本共识是什么?

第一产程管理的基本共识包括下面三方面。① 潜伏期延长(初产妇>20 小时,经产妇>14 小时)不作为剖宫产指征。② 在除外头盆不称及胎儿窘迫的前提下,缓慢但仍然有进展(包括宫口扩张及先露下降的评估)的第一产程不作为剖宫产指征。③ 活跃期停滞的诊断及处理。当破膜且宫口扩张≥6 cm 后,如宫缩正常,则宫口停止扩张≥4 小时可诊断活跃期停滞;如宫缩欠佳,则宫口停止扩张≥6 小时可诊断。活跃期停滞可作为剖宫产的指征。

51. 发生第二产程延长时,经阴道分娩如何处理?

第二产程胎头下降延缓或胎头下降停滞时,要高度警惕头盆不称可能,应立即行阴道检查。在及时查清胎方位及有无骨盆狭窄的同时,应进一步检查胎头颅骨重叠程度、胎先露部位置,胎头是否衔接,有无产瘤及复合先露等。在充分判定头盆相称程度的基础上,应指导产妇配合宫缩加腹压用力缩短第二产程;也可静脉滴注缩宫素加强产力。若为持续性枕横位或枕后位,可徒手转至枕前位,S>+3、胎头双顶径已越过中骨盆横径时,可行胎头吸引器或产钳助产。结合产力、胎位及胎心率等综合因素决定分娩方式,避免第二产程延长。

52. 何谓第二产程延长?

初产妇超过 2 小时,经产妇超过 1 小时,可诊断为第二产程延长。多由于胎头位置异常,并造成继发性宫缩乏力所致。第二产程延长的处理,应视先露的方位和下降的程度而定。如胎位正常,且已下降至+3 以下,一般可经阴道分娩,必要时可用胎头吸引器或产钳助产。如为持续性枕后位位置较高,产程助产困难,面先露以及中骨盆和(或)骨盆出口狭窄,则以剖宫产为安全。中、高位产钳助产危险较大,现已很少使用。

53. 何谓胎头下降延缓?

胎头下降延缓(prolonged descent),是指在宫颈扩张减速期及第二产程时,胎头下降最快。此阶段胎头下降速度初产妇<1.0 cm/h,经产妇<2.0 cm/h,则为胎头下降延缓。

54. 何谓胎头下降停滞?

胎头下降停滞(protracted descent)指减速期后胎头下降停止 1 小时以上。

55. 何谓总产程延长?

初产妇总产程超过 24 小时为总产程延长,又称滞产。

56. 美国国家儿童保健和人类发育研究所(NICHD)、美国妇产科学会(ACOG)、母胎医学会(SMFM)等已对第二产程处理达成共识,并被中国妇产科专家所认可,目前第二产程管理的基本共识是什么?

目前第二产程管理对初产妇/经产妇、是否实施分娩镇痛进行了区别,包括下面的内容:对于初产妇,如未行硬膜外麻醉,超过 3 小时产程无进展(包括胎头下降,旋转)可诊断第二产程停滞;如行硬脊膜外麻醉,超过 4 小时产程无进展可诊断;对于经产妇,如无硬膜外麻醉,超过 2 小时产程无进展(包括胎头下降,旋转)可诊断第二产程停滞;如行硬脊膜外麻醉,超过 3 小时产程无进展可诊断。

57. 对产程中常见的监测和管理包括哪几个方面的内容?

包括产程进展、产妇及胎儿/新生儿三方面。① 观察及记录产程的进展,产程中宫口扩张及胎头下降最能说明产程进展情况,还需关注破水时间,一旦发现胎膜自然破裂,应立即听胎心,观察羊水性状及羊水量,并记录。② 对孕妇的观察,包括定期测量生命体征(血压、脉搏、体温、血压、呼吸等),还包括精神安慰、进食管理、休息与活动管理、及时排尿排便等。③ 对胎儿的宫内状况的监测和评估,包括间断听诊及胎心监护等。

58. 目前临床多采用什么方法观察记录产程进展?

为了严密观察产程,检查结果应及时记录,发现异常情况尽早处理,目前多采用产程图(partogram)记录产程进展。产程图的横坐标为临产时间(小时),纵坐标左侧为宫口扩张程度(cm),右侧为先露部下降程度(cm)。将宫口扩张程度及胎先露下降位置绘制成宫口扩张曲线及胎先露下降曲线,可一目了然地了解产程进展情况。

59. 经过数十年的完善,目前产程图包括哪些内容?

产程图由最初的宫口开大曲线及胎先露下降曲线,增加了警戒线和处理线作为产程处理的依据，添加了血压、脉搏、胎心率、宫缩频率、羊水性质、胎方位以及处理的内容等部分。

60. 如何绘制胎头下降曲线？

胎头下降曲线以胎头颅骨最低点与坐骨棘平面的关系标明。坐骨棘平面是判断胎头高低的标志。胎头颅骨最低点平坐骨棘时，以"0"表述；在坐骨棘平面上 1 cm 时，以"－1"表达；在坐骨棘平面下 1 cm 时，以"＋1"表达，余依此类推。

61. 何谓产程图上的警戒线和处理线？

国内常常在产程图上标记出警戒线和处理线，是判断可能发生异常的标准，也是产程处理的依据。做法是从宫口开大 3 cm 处后 4 小时为预期宫口开全的时间，将此两者连线即为警戒线，在警戒线后 4 小时处再作一条与警戒线平行的线为处理线。警戒线与处理线之间为警戒区。

62. 进入产程后，产妇一般情况的监护包括哪些内容？

进入产程后，除了定时监测孕妇体温、脉搏、血压外，还需要观察孕妇有无头痛、头昏等相关情况，并督促孕妇进食、排尿，以利于及早发现母体的一些危险因素，及时处理。

63. 产程期间对产妇的观察监测有哪些？

产程期间对产妇的观察监测包括：① 基本生命体征，包括血压、脉搏、呼吸次数、氧饱和度和体温；② 饮食管理需根据产妇及分娩情况酌情考虑，正常分娩者可少量多次进食，对于分娩镇痛者或存在中转剖宫产风险的产妇，应禁食限饮，即避免摄入固体食物，可饮用高能量无渣饮料；③ 鼓励产妇适当活动及休息，并定时排尿排便；④ 其他，初产妇、有难产史的经产妇，应再次行骨盆外测量。

64. 产程中产妇的血压和脉搏监护有哪些注意事项？

① 血压监护：血压与宫缩的关系密切，宫缩时血压可升高 5～10 mmHg，宫缩的间期恢复正常。因此，应在宫缩的间期测量血压。第一产程一般每 4～6 小时测量一次，如原有妊娠高血压疾病或产程中发现血压异常，应增加测量次数，并予以相应的处理，防止子痫的发生。胎儿和胎盘娩出后均应测量一次。如有产后大出血，应密切注意血压变化。② 脉搏监护：宫缩时由于疼痛可使脉搏加快，故在第一

产程时脉搏 90 次/min 为正常范围。此外,如有产前出血和发热,脉搏也可以加快。

65. 产程中产妇的体温监护有哪些注意事项?

正常分娩过程中体温应无大变化。如产程延长,产妇脱水时可能出现体温增高,但不超过 38℃。体温升高时要结合胎心率变化、血常规检查等综合分析,胎膜早破的产妇尤应注意体温变化,如持续增高是宫内感染的重要的临床表现,需随时终止妊娠。

66. 简述产程中宫缩监护的主要内容有哪些?

观察宫缩是产程观察的重要内容,包括子宫收缩的节律性、收缩周期、强度和子宫内压力等,以期发现不协调性宫缩、高张性及强直性宫缩等病理情况。

67. 如何评价子宫收缩?

子宫收缩的性质可从下面四个方面进行考察。① 收缩频率:以 10 分钟内子宫收缩的次数计算,每一个周期以 2 次宫缩开始时间的间距计算。② 子宫收缩持续时间:从宫缩开始至宫缩结束的时间为宫缩持续时间。③ 宫缩强度:以内测量法测量的宫腔内压力最准确,外测量法测量的结果并不能代表宫腔内的真正压力,触诊法带有明显的主观性,准确度更差。④ 静息压力:是指两次宫缩间子宫休息时的宫腔压力。

68. 简述正常分娩期子宫收缩的特点有哪些?

分娩期子宫呈间歇性收缩,有其固有的节律性。随着产程的进展,宫缩的间歇期逐渐缩短,持续时间逐渐延长。就每次宫缩而言,宫缩波形可分为上升段、峰值期和下降段。根据上升段和下降段的情况可将宫缩分为三种类型。Ⅰ型的特点是上升段＞下降段;Ⅱ型是上升段与下降段相等;Ⅲ型是上升段＜下降段。在三种类型中,Ⅰ型的宫缩最弱,Ⅲ型的宫缩最强。

69. 产程中观察子宫收缩的常用方法有哪些?

常用的观察子宫收缩方法有两种。① 手感监测:是将手掌放于产妇的腹壁上,宫缩时可感到宫体部隆起变硬、间歇期松弛变软,可定时连续观察宫缩持续时间、强度、规律性以及间歇时间,并及时记录。② 电子监测,包括外监测和内监测。

外监测是将电子监测仪的宫缩压力探头固定在孕妇宫体部腹壁,可连续描记子宫收缩的开始、高峰、结束及相对强度。内监测是将充水塑料导管通过宫口置入胎儿先露部上方的羊膜腔内,外端连接压力感受器,可描记宫缩间歇期及宫缩时的压力。

70. 影响宫缩监测的因素有哪些?

影响宫缩监测的因素有下面几方面。① 产妇的体位：当产妇由仰卧位改为侧卧位时,宫缩的频率减少而强度加大。坐位时宫缩的振幅明显加大,静息压力上升明显。② 药物：如应用缩宫素时,虽然可以增加宫内压力,但静息压力也增高,并有可能出现强直性收缩。③ 宫缩前间隙：是指两次宫缩间的间歇时间。一般而言,宫缩前间隙长者,下一次的宫缩较强。反之,如宫缩过频,则宫缩强度减弱甚至无效。④ 胎动：胎动对子宫收缩是强有力的刺激,可使子宫收缩的频率增加,强度增大。

71. 产程中肛门检查的内容有哪些?

肛门检查应适时在宫缩时进行,以了解宫颈软硬度、厚薄,宫口扩张程度,是否破膜,骨盆腔大小,确定胎位以及胎头下降程度。

72. 产程中如何通过肛门指检确定宫口开大程度?

产程中可通过肛门指检来确定宫口开大的程度,示指先触到胎儿的先露部,然后由中心向外滑动摸清宫口的边缘,再沿此边缘画圈并估计宫口开大的程度(以厘米为单位)。宫口近开全时,仅能在近盆壁处触及一个边缘。如已摸不到边缘,即表明宫口已开全。

73. 产程中阴道检查的适应证是什么?

阴道检查的适应证是先露部不明确,宫口扩张程度用肛门指检查不清楚,疑有头盆不称或脐带先露,以及疑有生殖道畸形等。对产前出血者应慎重,并在检查前做好输液和输血的准备。

74. 产程中如何进行阴道检查?

产程中阴道检查是在产妇排空膀胱后,取截石位,然后检查者戴无菌手套,消毒外阴和阴道后,进行检查。阴道检查的内容包括：① 骨盆情况：检查对角结合径、坐骨棘间径、骶骨弯度以及耻骨弓和坐骨切迹的情况等;② 先露部的方位和下降程度;③ 宫颈情况:包括宫口开大程度、宫颈的硬度以及有无水肿等;④ 软产道的情况:包括阴道的伸展度、有无畸形、会阴的厚薄和伸展度等。

75. 第一产程的常见监护及处理有哪些?

第一产程的常见监护及处理包括下面几方面。① 一般监护:包括精神安慰、血压测量、饮食、活动与休息、排尿排便等。② 宫缩的监护:用胎儿监护仪描记宫缩曲线。③ 胎心监护:产程开始后每隔 1～2 小时记录胎心,进入活跃期后或宫缩强、密时应 15～30 分钟记录 1 次。④ 宫口扩张及胎头下降:通常以产程图记录宫口扩张程度、胎头下降程度、胎心率及宫缩情况。⑤ 破膜时的监护:一旦破膜应立即听胎心,同时观察羊水流出量、颜色及性状等。

76. 第二产程的常见监护及处理有哪些?

第二产程的常见监护及处理包括下面几方面。① 重点监护:包括密切监测胎心、并指导产妇正确屏气。② 接产准备:初产妇宫口开全、经产妇宫口扩张 4 cm 以上且宫缩规律有力时,应消毒外阴,接产者严格按无菌操作规程洗手、戴手套及穿手术衣,打开产包,铺好消毒巾准备接产。③ 接产:帮助胎儿按分娩机制娩出。④ 保护会阴,必要时行会阴切开术。⑤ 协助胎儿娩出。⑥ 脐带绕颈的处理。

77. 第三产程的常见监护及处理有哪些?

第三产程的常见监护及处理包括下面几方面:① 新生儿处理,首先要清理呼吸道,继而处理脐带;② 协助娩出胎盘;③ 检查胎盘胎膜;④ 检查软产道,若有裂伤,应立即缝合;⑤ 预防产后出血;⑥ 观察产后的一般情况。

78. 如何协助娩出胎盘?

当确认胎盘已完全剥离时,于宫缩时以左手握住宫底,拇指置于子宫前壁,其余 4 指放于子宫后壁并按压,同时右手轻拉脐带,协助娩出胎盘。当胎盘娩出至阴道口时,接生者双手捧住胎盘,将胎盘从阴道口轻轻抬起,向一个方向旋转并缓慢向外牵拉,协助胎盘完整剥离并排出。

79. 胎盘娩出后,如何检查胎盘胎膜?

将胎盘铺平,先检查母体面,有无胎盘小叶缺损;然后将胎盘提起,检查胎膜是否完整,再检查胎盘胎儿面边缘有无血管断裂,及时发现副胎盘。若有副胎盘、部分胎盘残留或大块胎膜残留时,应在无菌操作下,手伸入子宫腔内,取出残留组织。若仅有少量胎膜残留,可给予子宫收缩剂待其自然排出。

80. 胎盘娩出后,如何检查软产道?

胎盘娩出后,仔细检查会阴、小阴唇内侧、尿道口周围、阴道、宫颈有无裂伤。若有裂伤,应立即缝合。

81. 产程期间胎心监测的方法有哪些?

产程期间可采用听诊法或胎儿监测仪监测胎心。① 听诊法是在宫缩间歇时听诊,潜伏期可每隔 1～2 小时听胎心 1 次,活跃期应每 15～30 分钟听胎心 1 次,每次听诊 1 分钟。② 胎儿监护仪可连续监测胎心率,同时可观察胎心率变异及其与宫缩、胎动的关系,了解胎儿在宫内的安危程度。

82. 产程期间胎心监测的要求是什么?

美国儿科学会及妇产科学会建议:第一产程应至少每 30 分钟胎心听诊或电子监测 1 次,分析描记结果,第二产程应每 15 分钟胎心听诊 1 次。对于有危险的孕妇,建议使用连续电子胎心监护,第一产程每 15 分钟、第二产程每 5 分钟分析描记结果。

83. 简述胎心监测异常的可能原因有哪些?

胎心监测异常的可能原因包括:① 体位或麻醉引起的低血压;② 宫缩的因素:评估宫缩的频率、持续时间、间隔时间及强度;③ 脐带因素:脐带脱垂、羊水过少导致脐带受压,或者脐带有效长度不足,产程中胎儿肢体下降引起过度牵拉;④ 胎盘功能不良:如过期妊娠;⑤ 胎儿自身因素:胎儿先天畸形或者器官功能不全。

84. 简述胎心监测异常的常见处理有哪些?

产程中胎儿监护的目的是发现胎儿宫内缺氧,当出现异常曲线时要及时寻找原因并采取措施,缓解缺氧。主要的处理有保守处理和手术终止妊娠。许多单一的胎心率异常可以通过保守处理得到缓解。如果发生多种胎心率异常,即使进行保守处理,仍不能改善胎儿缺氧则应该及时手术终止妊娠。

第
四
章

85. 若胎心监测异常,临床常见的宫内复苏措施有哪些?

临床上常用的宫内复苏措施包括:产妇吸氧、改变体位、纠正产妇低血压(麻黄碱、去甲肾上腺素等升压药,或者扩容,或者两者兼用)、停用宫缩促进剂或使用宫缩抑制剂、羊膜腔灌注术等。

86. 产后,产妇一般要在产房观察多长时间,常见的监护和处理有哪些?

产后,产妇应在分娩室观察 2 小时,常见的监护处理,包括:测量血压及脉搏;注意子宫收缩、子宫底高度、膀胱充盈否、阴道流血量、会阴及阴道有无血肿等。发现异常情况应及时处理。产后 2 小时,若产妇和新生儿均无异常情况,可将送回病房。

87. 何谓产后出血?

产后出血(postpartum hemorrhage,PPH)是指经阴道分娩胎儿后 24 小时内出血量超过 500 mL 或者剖宫产胎儿娩出后 24 小时内出血量超过 1 000 mL。产后出血是分娩期最常见的并发症,也是我国孕产妇死亡的第 1 位原因。

88. 简述产后出血的常见原因。

子宫收缩乏力、胎盘因素、产道裂伤、凝血功能障碍是产后出血的 4 大原因,其中宫缩乏力占产后出血病因的 80%。

89. 简述宫缩乏力性出血的处理原则有哪些?

首选应用宫缩剂促进子宫收缩,减少出血。如宫缩剂止血效果不好,需考虑手术止血,常用方法有:宫腔填塞术、子宫压迫缝合、子宫动脉结扎术、髂内动脉结扎术或双侧髂内动脉前干栓塞术等。若上述止血方法无效,为抢救患者生命,应及时果断切除子宫。一般行子宫次全切除即可,但如为中央性前置胎盘或者羊水栓塞,则需要行全子宫切除。

90. 非控制性产后大出血需大量输血时如何扩容?

循证医学资料显示,抢救非控制性出血时以晶体和红细胞为主的液体输注,大约 34% 的患者会出现稀释性凝血功能障碍,甚至在晶体复苏仅 500 mL 时,即有 10% 的患者发生凝血功能障碍。因此 FIGO 2012 年推荐:产后大出血估计短时间内需输注大量液体时,应以血制品为主,增加新鲜冰冻血浆、冷沉淀、血小板的比例,建议与红细胞 1∶1∶1。

91. 产后大出血时实施大量输血需注意什么?

① 大量输血时除了关注红细胞、血红蛋白,也应注意凝血因子的补充,注意新鲜冰冻血浆、冷沉淀、血小板的比例。② 药避免低温。③ 每输 1 000 mL 库存血,应给予 1~2 g 葡萄糖酸钙拮抗血制品保存液中的枸橼酸盐,防止低血钙,促进凝血。

92. 抢救产后大出血时,为什么要早期给予纤维蛋白原和抗纤溶药物?

研究显示:① 严重产后出血患者早期即有低纤维蛋白原血症,纤维蛋白原的早期应用可减少患者的出血量、出血时间和输血量;② 大出血早期纤溶活性即明显增强。抗纤溶药物氨甲环酸能强烈吸附纤溶酶和纤溶酶原,阻抑纤溶酶、纤溶酶原与纤维蛋白结合,达到抗纤溶。

93. 何谓羊水栓塞?

羊水栓塞(amniotic fluid embolism,AFE)是指分娩过程中羊水成分(胎儿毳毛、角化上皮细胞、黏蛋白、胎脂、胎粪和黏液等有形颗粒物质)进入母体血循环引起急性肺栓塞、弥漫性血管内凝血(DIC)、过敏性休克、肾衰竭甚至猝死的严重并发症。羊水栓塞是产科严重分娩并发症之一,病死率在 60% 以上,是全球孕产妇主要死亡原因之一。

94. 简述羊水栓塞的诊断有哪些?

羊水栓塞是排他性诊断的疾病,主要根据患者临床表现,结合既往病史、诱发因素来确定诊断,诊断前需除外全身性过敏性疾病、败血症、肺栓塞、心肌梗死、围产期心肌病变、失血性休克(宫缩乏力、胎盘早剥、子宫破裂因素所致)。美国 AFE 的诊断标准包括:① 急性低血压或心搏骤停;② 急性缺氧,出现呼吸困难、发绀、呼吸停止;③ 凝血功能障碍(实验室检查确诊 DIC)或不明原因的严重出血;④ 以上症状发生在宫颈扩张、宫缩、分娩、剖宫产时或产后 30 分钟内;⑤ 对上述症状不能用其他疾病及异常解释。

95. 如何预防羊水栓塞的发生?

羊水栓塞的预防措施包括:警惕羊水栓塞高危因素和诱发因素,如胎膜早破、人工破膜史等；严格掌握剖宫产等手术指征和技术；掌握缩宫素应用指征，合理使用缩宫素；严格掌握羊水穿刺指征和操作技术，避免反复操作；中后期妊娠引产、钳刮术需在放净羊水后操作；不在宫缩时行人工破膜，人工破膜时避免剥膜，等等。

96. 羊水栓塞的治疗目标和原则是什么？

羊水栓塞治疗目标是改善维持血压、血氧饱和度，必要时心肺复苏，减少对母胎的损害；羊水栓塞处理原则：纠正呼吸循环衰竭、抗过敏、解除肺动脉高压、改善低氧血症、抗休克、防治 DIC 和肾衰竭、预防感染。

97. 何谓子宫破裂？

子宫破裂（uterine rupture）是指在妊娠晚期或分娩过程中子宫体部或子宫下段发生的破裂，是直接威胁产妇及胎儿生命的产科严重并发症。

98. 子宫破裂的常见原因有哪些？

子宫破裂的常见原因有：① 子宫手术史（瘢痕子宫），如剖宫产史、深达子宫内膜的肌瘤挖出术等；② 胎先露下降受阻，包括骨盆狭窄，头盆不称，软产道阻塞、胎位/胎儿异常等因胎先露下降受阻，为克服阻力引起强烈宫缩而导致子宫破裂；③ 缩宫素使用指征及剂量掌握不当或者子宫对缩宫素过于敏感；④ 产科手术损伤，若宫口未开全行产钳术、胎头吸引术、臀牵引术或臀助产术，极可能造成宫颈撕裂，严重时甚至发生子宫下段破裂。

99. 子宫破裂的临床表现有哪些？

多数子宫破裂的发生是一个渐进的过程，会经历先兆子宫破裂，典型的为病理性缩复环、子宫压痛及血尿；而后发展为子宫破裂。如果发生完全性子宫破裂，产妇突感腹部撕裂样剧烈疼痛，子宫收缩骤然停止，腹痛可暂时缓解。随着血液、羊水进入腹腔，腹痛又呈持续性加重。同时产妇可出现呼吸急迫、面色苍白、脉搏细数、血压下降等休克征象。如果发生不完全破裂，腹痛等症状和体征不明显，仅在不全破裂处有明显压痛，若累及子宫动脉，可导致急性大出血。

100. 子宫破裂的治疗措施有哪些？

① 先兆子宫破裂的处理：通过吸入麻醉或静脉全身麻醉、肌内注射哌替啶100 mg 解除过强宫缩；吸氧；行急症手术术前准备，尽快行剖宫产手术，防止子宫

破裂。② 子宫破裂的处理：子宫破裂一旦确诊，无论胎儿是否存活，均应在积极抢救休克的同时，尽快手术治疗。

（伍静）

第二节　胎儿监测、胎儿及新生儿复苏

101. 胎儿电子监护有哪些常见方法？

胎儿电子监护分为产前监护和产程中的监护，在产程中又分为外监护和内监护，破膜后可以使用内监护。

102. 孕期胎儿监护的指征有哪些？

产前使用胎儿监护的明确指征为所有高危妊娠及胎儿异常者，但是随着监护仪器的普及，目前在发达国家所有妊娠晚期 36 周以后都成为胎儿监护的对象，高危妊娠者 30 周后应用也有重要的意义。在国内的大医院有条件者也开始了常规的孕期监护。

103. 简述产前胎儿监护的应用时机和常用方法有哪些？

产前胎儿监护的应用通常≥32 周后开始。胎儿监护方法包括无应激试验（non stress test，NST）和缩宫素激惹试验（contraction stress test，OCT）。常用的监护方法为 NST，监护时间：常规 20 分钟，如果无反应可以延长到 60 分钟。

104. 何谓产前的胎儿监护，主要包括哪些项目？

产前的胎儿监护是指孕期未临产时进行的监护，称为无刺激实验（NST）。NST 主要从四个方面评价和分析胎儿监护曲线：基线率、基线变异、有无胎动后的加速/减速。

105. 产前胎心监护的临床意义是什么？

产前胎心监护可能提示：胎儿是否缺氧和酸中毒（排除其他因素的无变异）、胎儿是否有贫血（正弦曲线）、胎儿中枢神经系统有无损害（排除影响因素的无变异）、胎儿有无感染（胎儿心动过速）、胎儿有无心律不齐、是否需要进一步检查等，

但是正常的监护不意味着胎儿在宫内完全正常,不能预测突发事件的发生。

106. 何谓产时胎儿监护,主要包括哪些内容?

产时胎儿监护是临产后进行的胎儿心率和宫缩的监护,主要观察胎心率在发生宫缩时和宫缩后的变化,早期发现胎儿有无缺氧。产程中的胎儿监护是指有宫缩后胎心率的变化,称为宫缩激惹实验(CST),CST 主要观察胎心率在出现规律宫缩后的变化,解读的参数有:基线率、基线变异、宫缩后胎心率有无减速、减速的种类、子宫收缩的情况等。

107. 何谓入室试验? 其临床意义是什么?

入室试验(admission test)是指对所有孕妇临产入产房后即刻行 20 分钟的监护,目的在于筛查低危孕妇胎儿窘迫,了解胎盘储备功能,对产程中是否出现异常进行预测。入室试验还有助于对临产前或临产早期发生的并发症进行早期诊断,如隐性脐带脱垂、不典型胎盘早剥等。

108. 目前国内在产程中主要采取间断胎心率听诊结合胎儿电子监护的方法监护产程中胎儿的情况,间断听诊胎心率的间隔时间是多久?

间断听诊的间隔时间是第一产程 30~60 分钟听诊胎心率 1 次,每次听诊 30 秒,根据情况酌情行胎儿电子监护,第二产程每 10~15 分钟听诊胎心率。在临床实践中,西方国家也在倡导对低危孕妇采用间断听诊胎心的方法,建议第一产程活跃期间隔时间为 15 分钟,第二产程为 5 分钟,每次听诊 30~60 秒,并且是在宫缩后听诊,主要为了及时发现晚期减速。但对高危孕妇仍应行持续监护。

109. 产程中需要连续监测胎儿的指征有哪些?

高危妊娠需要产时连续胎儿监护,包括下面几个方面。① 产前母体因素:重度子痫前期、糖尿病合并妊娠等。② 胎儿因素:胎儿生长受限、早产、羊水过少、脐血流异常、羊水胎粪污染等。③ 产时母体因素:阴道异常出血、可疑宫内感染等。④ 分娩因素:剖宫产分娩史等。

110. 胎心率正常曲线的标准有哪些?

胎心率正常曲线的标准包括下面三方面。① 基线:110~160 次/min(国内标准 120~160 次/min),变异幅度 5~25 次/min。② 胎动:≥2 次。③ 胎心率加速：≥2 次，加速的标准为幅度≥15 次/min，持续时间≥15 秒，无减速。

111. 何谓胎心率可疑异常？何谓胎心率异常？

胎心率可疑异常是指胎心率基线在 160～170 次/min 或 100～110 次/min，变异减少 5～10 次/min 或增加＞25 次/min。胎心率异常是指基线＞170 次/min 或＜100 次/min，或变异＜5 次/min，和（或）伴有频发的减速。

112. 如何解读胎儿监护的各种参数？

胎儿心率受到中枢神经系统、交感神经、副交感神经、颈动脉的压力感受器和化学感受器的调节。交感神经的活动使心跳加速，副交感神经主要是迷走神经的活动使心跳减慢。在妊娠 20 周前以交感神经活动为主，随着孕龄的增加，副交感神经逐渐发育成熟，胎心率随着孕周增加呈逐渐下降的趋势。胎儿越成熟，迷走神经的作用就越明显。母体出现低氧血症时，胎儿血氧分压下降，二氧化碳分压上升，主动脉化学感受器受刺激使血压升高，间接兴奋颈动脉窦压力感受器，使胎心率下降。压力感受器也是在妊娠的后半期有反应，这些反射主要通过迷走神经来完成，通过交感神经来阻断。此外，胎儿的大脑功能、胎动和胎儿的睡醒周期均与胎心率的变化有密切的关系。

113. 何谓胎心率基线？

胎心率基线（baseline of fetal heart rate）是指无胎动、无宫缩影响时 10 分钟以上的胎心率的平均值。

114. 正常胎心率基线标准是什么？

正常的胎心率基线维持在 120～160 次/min，随着妊娠的进展，胎心率呈下降的趋势，足月后胎心率基线的国际标准为 110～160 次/min。

115. 胎心基线率异常包括哪些内容？

胎心基线率异常分为：胎儿心动过缓、胎儿心动过速两种。

116. 简述胎儿心动过缓的定义和常见原因有哪些？

胎儿心动过缓（bradycardia FHR）是指胎心率持续＜110 次/min。常见原因包括：① 脐带受压；② 胎盘功能不良，如过期妊娠时；③ 药物因素，如使用苯二氮草类药物;④ 母体低血压,如仰卧位综合征;⑤ 胎儿先天心脏畸形,伴胎心率传导障碍;⑥ 一过性,无特别意义。

117. 简述胎儿心动过速的定义和常见原因有哪些?

胎儿心动过速(tachycardia FHR)是指基础胎心率持续>160 次/min。其常见原因包括:① 胎动过多;② 胎龄过小,迷走神经不成熟;③ 母亲感染导致的胎儿感染时;④ 母体使用了阿托品类药物;⑤ 慢性低氧血症。

118. 何谓胎心率的基线变异?

基线变异(variability of FHR)是指胎儿心率发生一跳一跳的变化,分为长变异和短变异。短变异指每一跳和每一跳间的时间差异,肉眼难以计算和区分。长变异指一段时间的胎心率的变化,在监护图形中可以计算出长变异。通过分析胎儿监护图中 1 分钟内心率的振幅可以计算长变异,也就是说 1 分钟里最快心率和最慢心率的差值(需要排除加速和减速;比如,如果最快心率是 160 次/min;最慢心率是 155 次/min,变异就是 5 次/min)。正常变异为 5~15 次/min。

119. 常见的胎心率的基线变异包括哪些内容?

胎心率的基线变异分为正常变异、变异增加、变异减少和无变异。

120. 何谓胎心率的正常变异?

为了适应始终存在的胎儿静脉回心血量和新陈代谢需要量的微小变化,交感神经和副交感神经相互作用以调节心率和心排出量。变异就代表了交感神经系统、副交感神经系统这种持续的相互作用。正常的变异代表了通过大脑皮质、中脑、迷走神经和心脏传导系统的完整神经通路。正常变异为 5~15 次/min。

121. 何谓胎心率变异增加,其常见原因是什么?

胎心率变异增加(marked FHR variability)是指胎心率变异>25 次/min。常见原因是胎儿急性缺氧,胎心率可首先表现为一过性增加。

122. 何谓胎心率变异减少和无变异?

胎心率变异减少和无变异(minimal and absent variability)是指变异<5 次/min 为变异减少,如果变异<2 次/min 或基本看不到变化为无变异。

123. 胎心率变异减少和无变异的常见原因有哪些？

　　胎心率变异减少和无变异的常见原因包括：① 胎儿处于睡眠状态，胎心率变异减少。该状态持续时间一般不应超过 40 分钟；② 孕妇使用镇静药物，如孕妇分娩中使用哌替啶等镇静药或解痉药物，具有可逆性；③ 胎儿不成熟，胎儿自主神经系统尚未发育成熟，30 周前监护可能表现出胎心率变异减少；④ 严重缺氧：当胎儿有严重缺氧或是慢性缺氧时，引起大脑缺氧，胎心率变异常常表现为严重降低甚至变异消失；⑤ 胎儿先天神经系统疾病，神经调节障碍。

124. 何谓胎心率正常加速？

　　胎心率正常加速（acceleration）是指胎动后胎心率增加≥15 次/min，持续至少 15 秒。当胎心监护出现加速时称为有反应，提示胎儿氧供正常。32 周前加速≥10 次/min，持续至少 10 秒为正常。

125. 何谓胎心率无加速？其主要原因有哪些？

　　胎心率无加速又称胎心率无反应，是指胎动后胎心率无增加。其主要原因有：① 胎儿安静睡眠时；② 孕妇使用镇静或镇痛药之后；③ 胎儿缺氧。鉴别上述原因可以通过增加监护时间，如将监护增加到 60 分钟，因为胎儿的睡眠周期为 40 分钟，还可通过声震实验叫醒胎儿，分析有无胎儿缺氧的病史。

126. 何谓胎心率减速？主要可以分为哪几种？

　　胎心率减速（deceleration）主要指依据与宫缩的关系而出现的暂时性的胎心率减慢。依据出现的时间、持续的时间和形状将减速分为四种：早期减速、晚期减速、变异减速和延长减速。

127. 何谓胎心率早期减速？其主要原因是什么？

　　胎心率早期减速（early deceleration）是指减速发生几乎与宫缩同时开始，同时结束。在宫缩达到峰值时胎儿心率达到最低点，在宫缩停止后恢复到基线。减速的幅度≤40 次/min。其常见病因是宫缩时胎头受压所致。胎头受压引起颅内压升高，从而使大脑供氧和血流减少，副交感神经活动加强，进而胎心率减慢。这些减速是由轻微的、一过性的缺氧引起的，常出现于活跃期，可以通过阿托品阻断。但是早期减速并不常见，一旦出现必须引起注意。可以尝试通过改变母亲体位缓解胎头受压。

128. 何谓胎心率晚期减速？其主要原因是什么？

胎心率晚期减速(late deceleration)是指减速出现落后于宫缩上升的起点,减速的波谷落后于宫缩的波峰。常见原因是由宫缩之后子宫血流量减少以及氧含量减少引起的。主动脉弓的化学感受器识别到低氧状态,刺激了副交感传导通路,兴奋迷走神经,导致了心率下降。由于血液循环从胎盘到达主动脉弓需要一段时间,因而减速迟发。如果胎心率基线和变异是正常的,提示大脑氧气供给尚正常。如果胎心率变异减少或消失,甚至出现胎儿心动过速,提示胎儿大脑已经受到缺氧的损害。

129. 胎心率晚期减速的临床意义有哪些？

胎心率晚期减速常见于：① 胎盘血流量异常减少,如胎盘早剥、母亲低血压、宫缩过频过强；② 导致胎盘血管病变的母体或妊娠相关疾病,如糖尿病、子痫前期、慢性高血压合并子痫前期、肾脏疾病等；③ 胎儿异常,如宫内生长受限、未成熟儿、RH 同种免疫、双胎输血、胎儿宫内感染等。

130. 何谓胎心率变异减速？

胎心率变异减速(variable deceleration)是指胎心率减速与宫缩无特定关系,胎心率变化的幅度和持续的时间也不一致,可达 40 次/min 或更多。严重的变异减速胎心率可低于 70 次/min,持续 60 秒,基线变异或减速峰谷消失并连续发生等。变异减速通常出现在第二产程。下降到最低点的时间<30 秒。

131. 胎心率变异减速的常见原因有哪些？

产程中脐带或胎儿本身短暂受压导致脐带血流受阻可导致胎心率变异减速。脐带轻度受压,静脉回流受阻,胎儿回心血量减少,心排出量下降,血压下降。主动脉弓上的压力感受器受到刺激后使交感活动增强,反射性地引起胎儿心率上升以维持血压。当脐带进一步受压,动脉血流也被阻断,此时胎儿高血压形成,导致副交感神经兴奋性增强,胎心率下降。当血管的压迫解除,胎儿又表现出低血压而交感神经兴奋出现反应性的胎儿心动过速。

132. 胎心率变异减速对胎儿有哪些影响？

胎心率变异减速对胎儿的影响取决于脐带受压的程度和时间,减速时间越长,振幅变化越大,对胎儿造成危害就越大。但是胎心率基线的变异情况是反映胎儿氧合的最佳指标。常见的临床情况有：脐带绕颈或绕身、脐带真结、脐带扭转、脐带脱垂、羊水过少脐带受压、帆状胎盘等。

133. 何谓胎心率延长减速？

胎心率延长减速是指胎心率下降幅度≥15～30 次/min，低于正常的胎儿心率基线，持续时间在 2～10 分钟。

134. 胎心率延长减速的常见原因有哪些？

胎心率延长减速的常见原因有 3 个方面：严重缺氧、贫血和不明原因。① 胎儿贫血和缺氧，快速型的正弦图形（2～5 次/min）提示胎儿贫血。可出现在 RH 血型不合、双胎输血或大量胎儿及母体出血、胎母输血。慢速的正弦曲线（每 2～5 分钟一个节律），提示胎儿缺氧，通常胎儿结局不良；② 原因不明，短暂出现，持续时间不超过 20～30 分钟，之后就恢复到正常变异。有研究发现胎儿吮吸手指之后或孕妇使用麻醉镇痛药之后短暂出现。

135. 何谓胎儿窘迫？

产科临床传统把胎儿在宫腔内缺氧，随后发生酸中毒，引起一系列病理状态和临床表现，称为胎儿窘迫。主要表现为低氧血症和酸中毒，危及胎儿的健康和生命，须重视早期诊断和及时有效处理。

136. 简述胎儿窘迫的常见病因。

胎儿窘迫的常见病因主要包括母体和胎儿两方面因素。① 母体因素，包括胎盘病理改变、子宫收缩过度，产妇低血压等可致胎盘血液灌注减少，其他（如羊水过少、妊娠期肝内胆汁淤积症）等也可造成胎盘血流灌注量不足导致胎儿缺氧；妊娠合并非产科性疾病（如妊娠合并心力衰竭、重度贫血等），因母血携氧能力差也可导致胎儿供氧不足；胎盘功能不全则是造成慢性胎儿缺氧的常见原因。② 胎儿因素，包括脐带血运受阻（如脐带过短、打结、扭转等）；胎儿心血管系统功能不全（如先天性心脏病等）；胎儿慢性缺氧、宫内感染等可导致胎儿生理功能降低，适应能力差，对缺氧敏感。

137. 胎儿窘迫的临床表现有哪些？

胎儿窘迫的临床表现缺乏特异性，胎心率改变、羊水粪染及胎动减少系常见临床表现,但并非胎儿窘迫所特有,因此对诊断胎儿窘迫的准确性不高,故对胎儿窘迫的诊断,必须结合孕妇的整体情况如有无合并症或并发症,以及检查结果综合判断,并动态观察和加强各种监护,以做到早发现,及时防治。

138. 胎儿窘迫的产前监护和评估内容有哪些?

胎儿窘迫的产前监护和评估内容包括:① 胎动监测;② 无应激试验;③ 宫缩激惹试验;④ 羊水监测;⑤ 胎儿生物物理相评分;⑥ 超声多普勒血流动力学监测;⑦ 胎儿心电图监测;⑧ 实验室监测等。

139. 产程中胎儿窘迫的监护和评估内容有哪些?

胎儿窘迫的产程中监护和评估内容包括:① 电子胎心监护;② 胎儿头皮血或组织 pH 测定;③ 头皮刺激试验;④ 胎儿脉搏血氧饱和度测定;⑤ 振动声响刺激试验;⑥ 其他新技术,如光子经腹壁胎儿脉搏氧饱和度监测、近红外波谱仪胎儿脑代谢监测、胎儿脑电图等。

140. 出现胎儿窘迫后,应该如何处理?

胎儿窘迫的处理包括:① 一般处理,包括改变产妇体位、给氧、纠正母体低血压、停用缩宫素、阴道检查排除脐带脱垂或分娩异常等,以尽可能纠正各种对胎儿可能的危险因素;② 观察宫缩频率及周期,如认为是子宫过度刺激,可以考虑应用宫缩抑制剂;③ 对于产时有脐带受压的初产妇,使用羊膜腔内输液可减少因胎儿窘迫而行剖宫产的概率;④ 以合适的方式结束分娩。

141. 临床如何进行胎动计数?

2002 年美国妇产科医师学会(ACOG)推荐 28 周后让产妇自己评估出每天胎动的基数。2 小时内有 10 次不同的胎动就是安全的,评估后当天的计数就可以停止了。

142. 缺血缺氧性脑病的诊断标准是什么?

2006 年 ACOG 制定的缺血缺氧性脑病的诊断标准包括:① 脐动脉血显示严重的代谢性酸中毒,pH<7.0 和碱剩余(BE)≤−12 mmol/L;② Apgar 评分 0～3 分持续 5 分钟以上;③ 出生后短期内出现神经系统症状,如惊厥、昏迷、低张力低下;④ 多脏器损伤,心血管、胃肠道、血液系统、肾等器官功能障碍。以上四条缺一不可。

143. 何谓新生儿窒息?

新生儿窒息(asphyxia neonatorum)是指胎儿娩出后仅有心跳而无呼吸或至生后 1 分钟仍未建立规则呼吸的缺氧状态。我国新生儿窒息的平均发生率为 7%～9%,是新生儿缺氧缺血性脑病的重要原因,严重者可导致新生儿死亡或遗留远期神经系统伤残。

144. 新生儿窒息的高危因素有哪些?

新生儿窒息的高危因素包括母体因素(如高龄或低龄初产、孕母妊娠期并发症、胎盘异常、胎膜早破等)、分娩中因素(如胎位不正、产钳、胎头吸引、产程延长、宫缩异常、催产素使用不当、脐带异常等)和胎儿因素(如早产或过期产、多胎或胎儿过大、胎儿水肿、失血或严重贫血、羊水异常、胎儿宫内窘迫、宫内生长迟缓、胎儿心律失常等)。

145. 美国妇产科学会和美国儿科学会明确指出低 Apgar 评分并非窒息的同义语,为避免对 Apgar 评分的误解和滥用,提出了新的窒息诊断标准,请简述。

新的窒息诊断标准十分严苛,需同时满足下述 4 项条件:① 脐动脉血 pH<7.00;② Apgar 评分 0～3 分持续 5 分钟以上;③ 出生后短时间内出现缺氧缺血性脑病(HIE)表现如惊厥、肌张力低下、昏迷等;④ 多脏器功能障碍。由于这一标准过于严格,容易导致对窒息的漏诊,并未获国际认可。

146. 国内对于新生儿窒息的诊断标准主要有哪些内容?

国内有学者提出了以下标准,包括:① 有产前高危因素;② 1 分钟或 5 分钟 Apgar 评分≤7 分(必须含有呼吸抑制);③ 脐动脉血 pH<7.00(如具备第②、④、⑤项,可放宽至 pH<7.20);④ 缺氧缺血性脏器损伤(至少 1 个脏器功能受损);⑤ 排除其他引起低 Apgar 评分的病因,或合并的其他疾病不足以解释第②～④项。其中后 4 项为必备指标,第①项仅供参考。

147. 目前临床上评价出生时窒息及其程度最常用的方法是什么?

Apgar 评分是目前临床上评价出生时窒息及其程度的简易方法。

第四章

148. 新生儿 Apgar 评分的内容有哪些?

新生儿 Apgar 评分是判断有无新生儿窒息及严重程度的常见评分,是以出生后一分钟内的肌张力(Activity)、脉搏(Pulse)、反射(Grimace)、肤色(Appearance)、呼吸(Respiration)5 项体征为依据,每项 0～2 分。满分 10 分。

149. 新生儿 Apgar 评分的标准是什么?

Apgar 评分 8～10 分属正常新生儿,4～7 分为轻度窒息,处理不妥可转变为重度窒息,需清理呼吸道、人工呼吸、吸氧、用药等措施才能恢复;0～3 分缺氧严重为重度窒息,需紧急抢救,气管插管控制通气。如 1 分钟评分正常,5 分钟以后降至 7 分以下也为窒息,其中 5 分钟评分≤6 分为重度窒息。

150. 一般在什么时候进行新生儿 Apgar 评分?

应于产后 1 分钟,5 分钟和 10 分钟分别进行评分,必要时 20 分钟,甚至 30 分钟以后均可进行评分。其中 1 分钟评分反映窒息程度,5 分钟及 10 分钟评分除反映窒息程度外,还反映抢救效果和帮助判断预后。持续的长时间低 Apgar 评分常提示预后不良。

151. 新生儿 Apgar 评分各指标常见的变化顺序有哪些?

皮肤颜色最灵敏,心率是最终消失的指标。临床恶化顺序为皮肤颜色-呼吸-肌张力-反射-心率。复苏有效顺序为心率-反射-皮肤颜色-呼吸-肌张力。肌张力恢复越快,预后越好。

152. 新生儿 Apgar 评分的意义是什么?

1 分钟新生儿 Apgar 评分反映在宫内的情况,是出生当时的情况,5 分钟及以后评分则反映复苏效果与预后关系密切。若 5 分钟评分为 3 分,则新生儿死亡率及以后发生脑部后遗症的机会明显增加。

153. 新生儿复苏的 ABCD 方案是什么?

A(airway):建立通畅的气道。B(breathing):建立呼吸,进行正压人工通气。C(circulation):进行胸外心脏按压,维持循环。D(drug):药物治疗。

154. 胎儿娩出后快速评估的指标有哪些？

出生后立即用几秒的时间快速评估以下 4 项指标。① 是否足月儿：早产儿常常由于肺发育不成熟、肌肉无力而不能进行有效的呼吸，而且生后不能很好地保持体温，因此，应当将早产儿与母亲分开并在辐射保暖台对其进行评估和初步复苏。② 羊水是否清亮：羊水正常是清亮的，如羊水有胎粪污染则不清亮，多为宫内缺氧的结果；如羊水胎粪污染且新生儿"无活力"，则应气管插管，将胎粪吸出。③ 是否有哭声或呼吸：是判断新生儿有无窒息的最重要指标，观察新生儿胸部就可以看出是否在呼吸，有力的哭声也说明有呼吸；喘息是在缺氧或缺血时发生的一系列单次或多次深吸气，说明有严重的呼吸抑制。④ 肌张力是否好：也是判断新生儿有无窒息的重要指标，健康足月新生儿应四肢弯曲且活动很好。如以上任何一项为否，则需要进行初步复苏。

155. 胎儿娩出后的初步复苏有哪些项目？

初步复苏包括：① 保暖：将新生儿放在辐射保暖台上或因地制宜采取保温措施，如用预热的毯子裹住婴儿以减少热量散失、将床垫预热、提高环境温度等；② 建立通畅的呼吸道：包括摆正体位、吸引、羊水胎粪污染应采取相应处理；③ 快速擦干全身；④ 刺激：用手拍打或手指弹患儿的足底或摩擦背部 2 次以诱发自主呼吸，如无效，表明新生儿处于继发性呼吸暂停，应进行进一步复苏。

156. 预防低体温是新生儿复苏的重点之一，新生儿体温应保持在什么范围？

根据 2020 年美国心脏学会和美国儿科学会《新生儿复苏指南》对初始步骤的推荐：新生儿体温应保持在 36.5～37.5℃（Ⅰ级推荐）。

157. 早产儿，尤其是极低出生体重儿，即使用传统的措施减少热丢失，仍会发生低温，除了辐射保暖台之外，还可以采取哪种保温措施？

对体重＜1 500 g 的 VLBW 推荐如下保温措施：放婴儿于辐射源下，同时用透明的薄塑料布覆盖，防止散热。

158. 新生儿复苏时如何进行心率评估？

心前区听诊仍然是最初评估心率的首选方法，其次可采取体表心电图来评估，尤其在胸外按压时，使用心电图可快速、准确地评估心率（Ⅰ级推荐）。与心电图相比，脉搏氧饱和度仪监测心率的速度较慢，且出生后数分钟内可能不够准确。

159. 如何摆正新生儿体位以建立通常的呼吸道?

新生儿应仰卧,颈部轻度仰伸到"鼻吸气"位置,使咽后壁、喉和气管成直线,可以让空气自由出入。应注意勿使颈部伸展过度或不足,这两种情况都会阻碍气体进入。

160. 胎儿娩出后进行吸引时,需掌握哪些要点?

胎儿娩出后,用吸球或吸管(8F 或 10F)先口咽后鼻清理分泌物。过度用力吸引可能导致喉痉挛和迷走神经性的心动过缓和延迟自主呼吸的开始。应限制吸管的深度和吸引时间(<10 秒),吸引器的负压不超过 100 mmHg。

161. 发生羊水胎粪污染时应该如何处理?

对羊水胎粪污染的新生儿首先判断有无活力。"有活力"的定义是哭声响亮或呼吸规则,肌张力好,心率>100 次/min。对羊水胎粪污染"有活力者"不需气管插管吸引胎粪。对羊水胎粪污染"无活力者",即无呼吸或喘息样呼吸,肌张力低下,心率<100 次/min(3 项具备 1 项即可)的新生儿,应生后即刻气管插管吸引胎粪。

162. 简述气管插管吸引胎粪的方法有哪些?

气管插管吸引胎粪的操作步骤包括:插入喉镜,用 12F 或 14F 吸管清洁口腔和后咽部,直至看到声门;而后,将气管导管插入气管,将气管导管经胎粪吸引管与吸引器相连,边吸引边慢慢(3~5 秒)拔出气管导管。必要时可重复上述插管及吸引操作。

163. 新生儿复苏成功的关键是什么? 有哪些指征?

新生儿复苏成功的关键是建立充分的正压通气。实施正压通气的指征:① 呼吸暂停或喘息样呼吸;② 心率<100 次/min。2011 年新生儿复苏指南不再评估肤色,如有呼吸困难和(或)持续中心性发绀或氧饱和度监测有低氧血症,可常压给氧或给正压通气,特别是早产儿。

164. 简述新生儿复苏时正压通气用氧的要求有哪些?

建议县以上医疗单位创造条件在产房添置空气-氧混合仪以及脉搏氧饱和度仪。无论足月儿或早产儿,正压通气均要在氧饱和度仪的监测指导下进行。足月儿可以用空气开始进行复苏,早产儿开始给 30% 的氧,用空气-氧混合仪根据氧饱和度调整给氧浓度,使氧饱和度达到标准值。如暂时无空气-氧混合仪,可用接上氧源的自动充气式气囊去除储氧袋(氧浓度为 40%)进行正压通气。如果有效通气 90 秒心率不增加或氧饱和度增加不满意,应当考虑氧浓度提高到 100%。

165. 新生儿复苏时脉搏氧饱和度仪的传感器应该放置在什么位置?

新生儿复苏时,脉搏氧饱和度仪的传感器应放在导管前位置(即右上肢,通常是手腕或手掌的中间表面)。在传感器与仪器连接前,先将传感器与婴儿连接有助于最迅速地获得信号。传感器的朝向应当放置正确,使其面对光源,接受传送过来的红光。放置后,最好要遮盖传感器以避开室内光线。

166. 新生儿实施正压人工呼吸的通气压力和通气频率有哪些要求?

正压通气是新生儿复苏的主要干预措施(1 级推荐)。足月新生儿的吸气峰压最高为 2.94 kPa(1 cmH$_2$O=0.098 kPa),早产儿为 1.96~2.45 kPa,以 40~60 次/min 的频率启动正压通气。正压通气的吸气时间应为 1 秒或更短(2a 级推荐)。为早产儿提供超过 10 秒的持续性肺膨胀可能有潜在损害。

167. 如何判断正压通气? 如果无法达到有效通气,需采取哪些处理?

有效的正压通气应显示心率迅速增快,如正压通气达不到有效通气,胸廓起伏不好,需检查面罩和面部之间的密闭性,是否有气道阻塞(可调整头位,清除分泌物,使新生儿的口张开)或气囊是否漏气,通气压力是否足够。面罩型号应正好封住口鼻,但不能盖住眼睛或超过下颌。

168. 经 30 秒充分正压通气后,后续的评估和处理措施有哪些?

经 30 秒充分正压通气后,如有自主呼吸,且心率≥100 次/min,可逐步减少并停止正压通气;如自主呼吸不充分,或心率小于 100 次/min,须继续用气囊面罩或气管插管施行正压通气,并检查及矫正通气操作;如心率<60 次/min,气管插管正压通气并开始胸外按压。

169. 何谓矫正通气步骤(MRSOPA)?

矫正通气步骤(MRSOPA)包括下面 6 个步骤。① M(mask):指调整面罩。重新放置面罩与面部形成良好的密闭,如果有漏气,略增加对面罩边缘的压力并向上抬起下颌。② R(reposition airway):指重新摆正头、颈部的位置,使之处于轻度仰伸位("鼻吸气"体位)。③ S(suction)：指吸引口鼻。④ O(open mouth)：指用手指打开新生儿的口腔重新放置面罩。⑤ P(increase Pressure)：指增加压力,可用压力计指导吸气压力的调整,可每次增加 5～10 cmH$_2$O,直至每次呼吸时均能看到胸廓起伏。⑥ A(airway)：指替代气道。如果在完成了以上 5 个步骤以后仍没有胸廓起伏,应当气管插管或使用喉罩气道。

170. 施行喉罩气道的适应证和禁忌证？

喉罩气道的适应证：① 新生儿存在口、唇、舌、上腭和颈部的先天性畸形,面罩-气囊难以形成良好的气道密封,或使用喉镜观察喉有困难或不可能时;② 面罩气囊正压通气无效及气管插管正压通气不可能或不成功时。

喉罩气道的禁忌证：① 不能用于从气道内吸引分泌物;② 如需要压力较高的正压通气,空气可从声门与喉罩之间的空隙中漏出,导致肺通气不充分;③ 很少有在施行胸外按压时使用喉罩气道的报道,但如气管插管不成功且需要胸外按压时,尝试用喉罩正压通气配合胸外按压是合理的;④ 当需要气管内给药时,推荐喉罩气道依据尚不充分,因为气管内给药可由喉罩漏进食道而不进入肺;⑤ 喉罩气道不能用于很小的新生儿,目前最小的喉罩气道用于体重＞2 000 g 的新生儿。

171. T 组合复苏器的基本构造如何,怎样进行操作,有哪些优点？

T 组合复苏器(T-piece)是一种正压通气装置,由一个调节压力的装置和一个手控的 T 形管道构成。与气流充气式气囊一样,也需要压缩气源。可单手操作,即操作者用拇指或其他手指堵塞或打开 T 形管的开口,使气体交替进出新生儿体内,给予间断的 PIP。其主要优点是可提供 PEEP,预设 PIP 和 PEEP,并使 PIP 和 PEEP 保持恒定,更适于早产儿应用。

172. 新生儿复苏时,实施胸外按压的指征是什么？

新生儿复苏时,实施胸外按压的指征为：30 秒有效的正压人工呼吸后,心率持续＜60 次/min,应在继续正压人工呼吸的同时开始胸外按压。为保证与胸外按压有效配合,应进行气管插管正压通气。

173. 对新生儿实施胸外按压有哪些手法？

新生儿实施胸外按压有两种手法。① 拇指法：用两个拇指按压胸骨,两手环绕婴儿胸廓,其余手指支撑其脊柱。② 双指法：用一手的中指加示指或中指加环指,用指尖压迫胸骨。无硬垫时用另一手支撑患儿背部。两种方法各有优缺点。拇指法较可取,因为拇指法比双指法能产生更高的收缩压和冠状动脉充盈压,拇指法通常不易疲劳,且能更好地控制压迫深度。但当患儿较大而操作者的手较小时,双指法则更方便。脐血管给药时,双指法更有利于脐部操作。

174. 新生儿胸外按压的位置和深度有什么要求?

胸外按压的位置应在新生儿两乳头连线中点的下方,即胸骨体下 1/3 进行按压,注意避开剑突。胸外按压的深度为胸廓前后径的 1/3。

175. 对新生儿实施胸外按压时有哪些操作细节需注意?

胸外按压的下压时间应稍短于放松时间,使心脏输出量达到最大。胸外按压时拇指略弯曲,拇指或其他手指的指尖(根据使用按压方法的不同)在按压和放松的过程中,应始终不离开胸骨的压迫区。2 次压迫之间,拇指或其他手指不得离开胸部。进行胸外按压时应使用心电图监测心率。

176. 对新生儿实施胸外按压时如何与人工呼吸的配合?

胸外按压要两人合作完成,一人进行正压人工呼吸,一人做胸外按压。胸外按压要与呼吸很好地配合,按压与呼吸的比例为 3∶1,即每分钟按压 90 次,人工呼吸 30 次,共 120 次,每 1 循环(按压 3 次通气 1 次)需时 2 秒。每次人工呼吸后第 1 次按压时呼气。按压 45～60 秒后评估心率,如心率>60 次/min,停止胸外按压继续人工通气,如心率仍小于 60 次/min,加用药物肾上腺素。

177. 胸外按压时心率的评估和下一步处理有哪些?

如心率≥60 次/min,停止胸外按压,以 40～60 次/min 频率继续正压通气,给氧浓度可减至 40%。如心率<60 次/min,检查正压通气和胸外按压操作是否正确,是否给予 100%浓度的氧,如正压通气和胸外按压操作皆正确,做紧急脐静脉插管,给予肾上腺素。为便于脐静脉插管操作,胸外按压者移位至新生儿头侧做拇指法胸外按压。

178. 对新生儿实施气管插管的指征有哪些?

新生儿实施气管插管的指征包括:① 新生儿羊水胎粪污染且无活力时需气管插管吸引胎粪;② 如正压人工呼吸不能充分改善临床症状,无良好的胸廓起伏,或需要正压人工呼吸持续超过数分钟时,可考虑气管插管,以改善正压人工呼吸的效果;③ 如需胸外按压,气管插管可有利于人工呼吸和胸外按压更好的配合,并使每次正压呼吸取得最大效率;④ 如需要用肾上腺素刺激心脏,在建立静脉途径前常用的途径是直接注入气管,需要气管插管;⑤ 疑有膈疝,不用面罩而用气管插管,可防止空气进入胃肠道,妨碍肺扩张。

179. 如何对新生儿实施气管插管?

① 选择合适喉镜,足月儿使用的型号喉镜镜片为 1 号,早产儿为 0 号。② 选择合适内径的气管导管。③ 暴露声门,插入气管导管。④ 确定气管插管深度,并妥善固定。

180. 有哪些指征可判断气管插管是否成功及深度是否合适?

如导管已在正确位置,应观察到:① 心率和肤色改善,心率迅速增加是插管位置正确和正压通气有效的重要指征;② 每次呼吸时胸廓对称扩张,有双肺呼吸音,但胃区无声音;③ 呼气时,管内壁有雾气凝结;④ 二氧化碳检测器可确定呼出二氧化碳的存在;⑤ 胸片显示导管管端在锁骨或稍下水平。

181. 新生儿复苏时,使用药物进行复苏的指征是什么?

在新生儿复苏时,很少需要用药,但是在足够的 100% 氧正压人工呼吸和胸外按压 30 秒后心率仍<60 次/min,应给肾上腺素或扩容或两者皆给。

182. 新生儿复苏使用肾上腺素的指征是什么?

新生儿复苏使用肾上腺素的指征包括:① 心跳停止;② 正压通气 30 秒＋胸外心脏按压 30 秒(即 60 秒)后,心率仍<60 次/min。

183. 新生儿复苏使用肾上腺素的剂量是多少?

新生儿复苏使用肾上腺素的剂量是 1∶10 000 肾上腺素 0.1～0.3 mL/kg(0.01～0.03 mg/kg),必要时 3～5 分钟可重复 1 次。随后用生理盐水冲管。如果尚未建立脐静脉通路,可通过气管导管途径给予肾上腺素,剂量为 0.05～0.1 mg/kg。如果新生儿对气管内给予的肾上腺素反应不佳,则一旦开通脐静脉通路后,立即按照静脉剂量给予肾上腺素。如果心率始终低于 60 次/min,则每间隔 3～5 分钟给予肾上腺素。1∶1 000 的肾上腺素有增加早产儿颅内出血的危险。

184. 新生儿复苏使用肾上腺素的给药途径有哪些？

新生儿复苏使用肾上腺素的给药途径首选气管导管内注入，如效果不好可改用外周静脉，有条件的医院可经脐静脉导管给药。

185. 新生儿复苏使用扩容剂的指征是什么？

新生儿复苏使用扩容剂的指征是怀疑失血或有休克的低血容量新生儿：给氧后仍苍白、心率正常而脉搏细弱（心率亦可高可低）、对复苏反应不明显、低血压/组织灌注量不足。

186. 新生儿复苏时如何选择扩容剂？

新生儿复苏时可选择的扩容剂包括生理盐水、乳酸林格液、O-型全血（Rh 阴性的 O 型血），推荐使用生理盐水，大量失血者需要输新鲜血。

187. 新生儿复苏使用扩容剂的方法是什么？

新生儿复苏使用扩容剂的方法是首剂 10 mL/kg，经外周静脉或脐静脉 5~10 分钟内注入。经进一步的临床评估和反应观察后可重复注入 1 次。但不恰当的扩容有导致血容量超负荷或发生如颅内出血等并发症的可能。

188. 肾上腺素及扩容后如患儿情况仍无改善，如何进行下一步评估并做相应的处理？

① 观察是否每次正压通气都有胸廓起伏？听诊两侧呼吸音是否一致？② 气管插管是否被分泌物阻塞？③ 正压通气是否给予 100%浓度的氧？④ 胸外按压是否达到要求的深度（胸廓前后径的 1/3）？⑤ 静脉给予肾上腺素的剂量是否正确？如果是气管内给予肾上腺素，则迅速做脐静脉插管或骨髓穿刺重复给予肾上腺素；⑥ 是否有气胸？

189. 新生儿复苏使用碳酸氢钠的指征是什么？

新生儿复苏时，一般在窒息复苏过程中不鼓励使用碳酸氢钠，如对其他治疗无反应或确诊存在严重代谢性酸中毒时可使用。

190. 新生儿复苏使用碳酸氢钠的剂量是多少？

新生儿复苏使用碳酸氢钠的剂量是 2 mmol/kg，即 5%碳酸氢钠溶液 3.3 mL/kg

(0.6 mmol/mL),用等量5%～10%葡萄糖溶液稀释后经脐静脉或外周静脉缓慢注射(至少2分钟推完)。

191. 新生儿复苏使用碳酸氢钠的注意事项是什么？

新生儿复苏使用碳酸氢钠须注意：碳酸氢钠的高渗透性和产生二氧化碳的特性可对心肌和大脑功能造成损害,应在建立充分的人工呼吸和血液灌流后应用;再次使用碳酸氢钠治疗持续代谢性酸中毒或高血钾时应根据动脉血气或血钾测定结果而定;因有腐蚀性不能经气管内给药。

192. 新生儿复苏使用纳洛酮的指征是什么？

新生儿复苏使用纳洛酮需具备两个指征：① 正压人工呼吸使心率和肤色恢复正常后,仍有严重的呼吸抑制;② 母亲分娩前4小时内有注射麻醉药史。在给予纳洛酮前,必须建立和维持充分的人工呼吸。

193. 新生儿复苏使用纳洛酮的剂量是多少？

新生儿复苏使用纳洛酮的剂量：每次0.1 mg/kg经静脉、气管导管或肌肉、皮下给药。由于麻醉药药效时间通常比纳洛酮长,可能需要重复注射以防止呼吸暂停复发。母亲疑似吸毒者或持续使用美沙酮(镇静剂)的新生儿不能用纳洛酮,否则会导致新生儿严重惊厥。

194. 新生儿复苏时输血的指征是什么？ 如何输血？

对于失血过多者,可考虑输血,首选O型、Rh阴性血(或立即交叉配血)。初始容量为10 mL/kg,持续5～10分钟。如果反应不佳,可以重复使用。

195. 新生儿复苏成功后还应采取哪些进一步临床处理？

对于胎龄≥36周的婴儿,如果接受了高级别的复苏,应明确是否有新生儿缺氧缺血性脑病的证据,确定是否符合亚低温治疗的标准。亚低温治疗用于胎龄<36周的新生儿,目前仍在研究阶段。接受复苏的新生儿应监测血糖(1级推荐)。在新生儿稳定后,如果体温低于36℃,且不计划进行亚低温治疗时,应立即复温,以避免发生与低体温相关的并发症。复温可以快速(0.5℃/h)或慢速(<0.5℃/h)进行。

196. 新生儿复苏时停止复苏的指征有哪些?

何时停止复苏是一个伦理学方面的问题,各国并无统一的标准。2015 年新生儿复苏指南建议,对于复苏 10 分钟后 Apgar 评分为 0 的新生儿,如果心率仍然无法检测到,停止复苏的做法是合理的。但应个体化决定在哪些情况下停止复苏。2020 年新生儿复苏指南建议,如果复苏的所有步骤都已完成,而仍无法检测到心率时,应该在出生后 20 分钟左右做出继续复苏或停止复苏的决定,这一决定应当个体化。

197. 早产儿窒息有何特点?

① 由于早产儿在解剖学和生理学上均不成熟,早产儿窒息发生率高,而且孕周越小,窒息的发生率越高;② 早产儿需要复苏的概率比足月儿要高,尽早抢救,及时正确的复苏是降低早产儿死亡率和后遗症的关键。

198. 早产儿有哪些解剖学和生理学的特点?

早产儿哪些解剖学和生理学的特点包括:① 皮肤薄、皮下脂肪少、体表相对面积大;② 红细胞内缺少碳酸酐酶,致使碳酸分解为二氧化碳的数量减少,血中二氧化碳分压下降,不能有效形成对呼吸中枢的刺激,且呼吸中枢发育不成熟,较难建立正常呼吸节律,容易导致原发性呼吸暂停;③ 肺组织发育未成熟,包括呼吸肌发育不全,胸廓活动差,吸气无力,咳嗽反射弱,不易咳出气管及支气管的黏液,容易引起肺膨胀不全及肺不张,此外,肺表面活性物质缺乏,容易发生肺透明膜病等;④ 脑发育未成熟,易发生脑损伤;⑤ 常存在动脉导管延迟关闭,心肺负荷重,容易发生心力衰竭,影响各脏器的血流灌注,可使窒息缺氧叠加缺血性损伤;⑥ 早产儿体内超氧化物歧化酶等还原性物质储备不足,清除氧自由基的能力差,容易受到高氧损伤,发生早产儿视网膜病、慢性肺疾病等;⑦ 免疫功能不成熟,容易感染,发生新生儿败血症的概率高等。

199. 早产儿复苏时实施保温有哪些措施?

早产儿有发生低体温(体温<36.5℃)及其合并症的危险,应采取如下措施:① 提高产房温度至 25℃左右;② 预热辐射保暖台;③ 给新生儿带上帽子;④ 对于胎龄<32 周的新生儿用塑料膜保温,在辐射保暖台的毯子下放一个化学产热的预热的床垫,新生儿生后不擦干,即刻将颈部以下放于聚乙烯塑料袋中(食物清洁级)或用塑料膜包裹。

第四章

200. 早产儿复苏时实施人工通气有何不同?

胎龄<30周的早产儿生后立即给予持续气道正压通气,根据病情选择性使用肺表面活性物质或者进一步呼吸支持。有专家仍然推荐对于极早产儿(胎龄<26周)预防性给予肺表面活性物质,因为这一部分早产儿持续气道正压通气的失败率较高。预防性给予肺表面活性物质需在新生儿心率稳定后实施,气管插管给予肺表面活性物质需在双肺听到呼吸音或拍摄胸部X线片后由相应的专家完成。

201. 早产儿复苏时氧浓度有何要求?

因为早产儿易受高氧损伤,推荐早产儿(胎龄<35周)开始复苏时用21%～30%浓度的氧,然后用脉搏血氧饱和度仪做指导,用空氧混合仪调整给氧浓度,保持氧饱和度在目标值。

202. 早产儿为何容易发生神经损伤?

胎龄<32周的早产儿颅脑毛细血管网脆弱,当头部静脉回流障碍、血二氧化碳水平、血压及血容量迅速改变时,可使毛细血管破裂出血致颅脑损伤,高氧也可致脑损伤。

203. 早产儿复苏时如何预防神经损伤?

复苏时要采取如下措施避免脑损伤:操作要轻巧,操作时避免新生儿头低脚高位;在正压通气或持续气道正压通气时不要给过高的压力,过高的压力可致气胸及影响头部的静脉回流,增加颅内出血的危险;用脉搏血氧饱和度仪和血气监测调整通气和给氧浓度,避免二氧化碳水平的迅速改变。

204. 早产儿复苏期间和复苏后的监护有哪些?

早产儿复苏期间和复苏后的监护包括下面几方面。① 所有早产儿都会有低体温的危险,应认真监测体温。保暖台或暖箱中的早产儿可连接一个皮肤传感器,由皮肤温度调节热输出。极早产儿在转移至温暖和湿润的暖箱前应一直包裹在塑料膜内。② 极早产儿糖原储备少,如进行复苏,会迅速消耗储备的糖,导致低血糖。为避免血糖异常,应定期监测新生儿血糖,低血糖者应及时静脉给予葡萄糖。③ 在新生儿稳定期出现呼吸暂停和心动过缓可能是患儿体温、血氧、二氧化碳、电解质、血糖或酸碱平衡异常的早期临床征象。

(伍静)

参考文献

［1］ Michael A. Gropper 著.邓小明,黄宇光,李文志译.米勒麻醉(第 9 版)[M].北京：北京大学医学出版社,2021.

［2］ 邓小明,姚尚龙,于布为,等.现代麻醉学(第 5 版)[M].北京：人民卫生出版社,2021.

［3］ Fun-Sun F. Yao, Vinod Malhotra, Jill Fong, Nilolaos J. Skubas.姚氏麻醉学：问题为中心的病例讨论(第 8 版)[M].北京：北京大学医学出版社,2018.

［4］ 中华医学会麻醉学分会.中国麻醉学指南与专家共识(2017 版)[M].北京：人民卫生出版社,2017.

第四章

第五章

分娩镇痛、助产术的麻醉

1. 理想的分娩镇痛是什么？

理想的分娩镇痛目前认为必须具备下列特点：① 对母婴无影响；② 易于给药，起效快，作用可靠，能满足整个产程镇痛的需求；③ 避免运动阻滞，不影响分娩过程；④ 产妇清醒，可参与分娩过程；⑤ 必要时可满足手术的需要。

2. 分娩镇痛的意义？

从提高围产医学质量和促进母婴健康的角度而言，分娩镇痛能够最大程度上减轻产妇痛苦，通过阻断伤害性刺激的传入和传出，减低产妇的应激反应，增加胎盘血流灌注，改善胎儿氧供。减轻或消除产妇分娩时的痛苦，减少产妇不必要的体能消耗，帮助产妇树立分娩试产信心，增加顺产率，降低因疼痛而选择性剖宫产率。分娩镇痛是生殖医学的进步及优生医学发展的需要。

3. 分娩痛对产妇的影响？

① 分娩痛对产妇心血管的影响主要表现为宫缩时疼痛应激反应使儿茶酚胺增加，血管收缩使心脏负荷增加，心率加快，增加心肌氧耗。② 对产妇呼吸系统的影响主要表现为，剧烈分娩痛使产妇呼吸加深加快，过度通气易发生呼吸性碱中毒。③ 对产妇心理影响，整个试产过程中紧张、焦虑，剧烈的产痛使产妇产生严重的心理障碍，甚至产后抑郁等精神性疾病。④ 分娩痛对胎儿的影响，疼痛刺激导致产妇内源性儿茶酚胺分泌增加，外周阻力增高，子宫血管收缩胎盘血流灌注减少，造成胎儿缺血缺氧，胎儿易发生代谢性酸中毒。

4. 产妇是否一定需要分娩镇痛？

产妇有自主选择是否接受分娩镇痛权利，麻醉医师应准确的告知分娩镇痛方式及潜在风险。

5. 建立产科麻醉及分娩镇痛门诊的意义？

在产科麻醉及分娩镇痛门诊，对临产产妇分娩镇痛前进行系统评估，充分了解产妇情况，无论产妇最终的分娩方式是阴式分娩还是剖宫产，可以缩短麻醉医师对产妇情况的判断，提高产妇分娩的安全性。在门诊和产妇沟通交流，提高产妇对产科麻醉及分娩镇痛认知度，增加彼此信任感，减少产妇生产时的焦虑和恐惧，提高麻醉医师的社会价值。

6. 分娩痛的起因？

子宫的收缩、子宫下段的伸展、宫颈的扩张、胎头对宫颈、膀胱和内脏的压迫、产道和阴道的伸展可引起分娩痛。在进入产程前，宫缩强度比较低，疼痛不明显。在第一产程，宫颈机械性扩张是疼痛主要来源，同样的子宫收缩是疼痛的另一来源。早期 T_{11} 和 T_{12} 所支配的区域感受到钝痛。随着宫口开大，疼痛加剧，表现为 T_{10} 和 L_1 支配的腹部、腰部下区和骶骨上区的钝痛。在第二产程，主要表现为对神经根、子宫韧带、直肠、膀胱、尿道和骨盆底筋膜的压迫或牵拉。阴道和会阴的伸展，来自 $S_2 \sim S_4$ 前支的阴部神经传至脊髓。

7. 椎管内分娩镇痛使用局麻药有毒性反应吗？

局麻药对中枢神经系统的危害程度与其血药浓度成正比。早期中枢神经毒性的表现为头晕目眩，舌头发麻，视力模糊和耳鸣，随着血药浓度升高可出现面部和远端肌肉颤搐，甚至惊厥。麻醉医师实施分娩镇痛前，一定确保局麻药中毒后抢救设备和药品。

8. 为什么要加强对分娩镇痛椎管内阻滞神经学监测？

椎管内阻滞镇痛广泛应用于分娩镇痛，除了异常广泛高位神经阻滞、低血压或局麻药中毒之外，严重的神经损伤如椎管内血肿、感染和蛛网膜下腔炎很少见。常规的椎管内阻滞后出现的延迟恢复阻碍了严重神经损伤的早期发现，早期发现是避免永久性损害的关键。

9. 如何对接受分娩镇痛产妇定期进行感觉和运动阻滞评估？

分娩镇痛使用低浓度局麻药和阿片类镇痛药混合液可以出现明显的运动阻

滞,运动阻滞 Bromage 量表作为详细评估运动阻滞的标准化方法,并强调正确理解和使用量表。监测感觉和运动阻滞程度,建议每小时进行一次。同时建议采用直腿抬高试验作为筛查试验。如果产妇不能直腿抬高,麻醉医师应该提高警惕,分娩过程中出现阻滞范围过大应该停止硬膜外输注。分娩后 4 个小时不能直腿抬高,应考虑紧急的脊柱核磁共振成像(MRI)。

10. 什么是神经轴麻醉所致运动阻滞 Bromage 量表?

　　0 级—无运动神经阻滞

　　1 级—不能抬腿

　　2 级—不能弯曲膝部

　　3 级—不能弯曲踝关节

11. 分娩镇痛的实施时机?

　　不以产妇宫口大小作为分娩镇痛的开始时机。经产科医生评估,产妇进入产程后,产妇提出分娩镇痛需求,经评估无分娩镇痛禁忌证,在产程任何节段均可实施椎管内分娩镇痛。特别需要注意的是经产妇在出现规律宫缩后,尽早提前预置管非常必要。

12. 分娩镇痛的技术有哪些?

　　椎管内分娩镇痛主要包括硬膜外镇痛、腰-硬联合镇痛和单次蛛网膜下腔镇痛技术。麻醉医师可根据操作实施经验、机构规范和临床情况选择适合的镇痛技术。当产妇存在椎管内分娩镇痛禁忌证时,静脉镇痛可作为椎管内镇痛替代方法,但必须根据人员和设备条件谨慎实施,镇痛期间严密监测母体生命体征和胎心变化,防范母体呼吸抑制及胎儿宫内窘迫。

13. 椎管内镇痛如何选择穿刺部位?

　　椎管内分娩镇痛首选 $L_3 \sim L_4$,因为马尾神经终止位置存在差异,建议宁低勿高。

14. 试产期间出现爆发痛该如何处理?

　　首先应该评估疼痛性质、程度和部位,产程进展情况,排除产科因素如子宫破裂、前不均倾、胎方位不正及膀胱过度充盈等因素。测试椎管内镇痛阻滞平面,检查硬膜外导管位置及深度,排除镇痛泵故障。产程宫口加快,可以及时追加硬膜外镇痛剂量,例如采用追加局麻药到 0.125% 罗哌卡因 10~15 mL 可以提供满意的镇痛效果。

15. 椎管内分娩镇痛适应证?

① 产妇自愿;② 经产科医生评估,具备经阴道分娩试产条件。

16. 椎管内分娩镇痛禁忌证?

① 产妇拒绝签署分娩镇痛同意书;② 产妇无法配合体位进行椎管内穿刺;③ 凝血功能障碍、穿刺部位感染、颅内压增高、严重脊柱畸形等;④ 对局麻药或者阿片类药物过敏;⑤ 神经系统疾病或者神经病变并非椎管内镇痛绝对禁忌证。很多产妇保胎接受抗凝治疗,增加硬膜外或者蛛网膜下腔出血风险,依据产妇病史、临床凝血功能检查,产妇应用小剂量低分子肝素 12 小时或者阿司匹林 24 小时,凝血功能正常并非椎管内镇痛禁忌证。

17. 椎管内分娩镇痛会不会增加剖宫产率?

椎管内分娩镇痛技术不会增加剖宫产率,为了能够给予产妇适宜的镇痛,提供个体化分娩镇痛是未来的趋势。

18. 分娩镇痛术前知情告知谈话有多重要?

实际临床工作中,产妇更愿意听取产科医生意见,事实上最有价值的信息来自实施分娩镇痛的麻醉医师,麻醉医师在产程分娩过程中与产妇的交流必不可少。

19. 产后出血的风险因素有哪些? 与分娩镇痛是否相关?

产后出血是孕产妇死亡首要原因。产后出血的原因主要和风险因素主要有① 子宫收缩异常,包括产妇精神高度紧张,多经阴道分娩信心缺乏。产程过长,子宫收缩乏力。贫血、宫腔感染、盆腔炎等引起子宫肌层水肿导致宫缩乏力。另外多胎妊娠、有羊水过多、巨大胎儿等因素引起产后宫缩乏力。② 妊娠相关残留,胎盘置入,胎盘胎膜残留。③ 产道损伤,见于器械助产。④ 凝血功能障碍,产科并发症如胎盘早剥、重度肝炎、宫内死胎滞留时间过长、羊水栓塞、严重的先兆子痫等均可以引起弥散性血管内凝血(DIC)。低浓度椎管内分娩镇痛并不引起宫缩乏力的产后出血,在发生产后出血后,可以提供更好地硬膜外麻醉,提供良好的止血手术条件。

20. 硬脊膜意外穿破是否继续实施分娩镇痛并继续经阴道分娩?

硬膜外穿刺针导致硬脊膜意外穿破可以依法硬脊膜穿破后低颅内压头痛,但是这并不是剖宫产的指征。经评估后可以继续实施椎管内分娩镇痛,通常在原穿刺点或者上一个间隙重新置入硬膜外导管。值得注意的是镇痛药物应先小剂量分次给予,根据产妇反应调节镇痛剂量。分娩后及时给予硬膜外填充治疗,并定期随访。

21. 产妇发热与分娩镇痛相关吗?

椎管内镇痛后产妇发热机制可能与非感染性炎症反应有关,初产妇、胎膜早破、产程过长、羊绒毛膜炎、GBS 阳性、局麻药致炎作用等均是引起发热的危险因素。目前尚无有效预防措施,治疗应依据母婴监测及检查结果对症处理,如物理降温、适量补液、抗感染、药物降温等。无胎心率及产妇异常情况下可以继续镇痛并经阴道分娩。

22. 分娩镇痛后皮肤瘙痒怎么办?

皮肤瘙痒是鞘内使用阿片类镇痛药物引起的常见症状,其严重程度和阿片类药物使用剂量呈相关性,大多情况下不需要治疗,瘙痒具有自限性。

23. 尿潴留与分娩镇痛相关吗?

待产期间产妇一过性尿潴留或者排尿困难,首先考虑胎头下降过程中对膀胱的挤压,膀胱括约肌痉挛所致,可以通过临时导尿得以解决。分娩镇痛药物影响轻微,停止镇痛后即可自行恢复。产后鼓励产妇早期下床和自主排尿,可以减少产后尿潴留的发生。

24. 产后背痛与分娩镇痛相关吗?

产后急性期背痛与穿刺点软组织损伤有关,应尽量避免反复穿刺,建议穿刺前局麻药加入佐剂如地塞米松可以降低穿刺引起的背痛发生率。产后背痛的主要危险因素为孕期脊柱稳定性差,孕期体重过大,分娩时过度用力有关。慢性产后背痛大多与椎管内分娩镇痛不相关。

25. 中转剖宫产手术需要重新实施麻醉吗?

椎管内分娩镇痛留置硬膜外导管可用于剖宫产麻醉,建议使用抗压内置螺纹的硬膜外导管,可以避免硬膜外导管移位或者脱出。试产产妇往往处于饱胃状态,除非如脐带脱垂、胎盘早剥、子宫破裂等紧急状态,全身麻醉剖宫产手术增加困难气道和反流误吸风险。尽早与产科医生沟通,了解产程变化,一旦决定实施剖宫产手术,可立即给予试验剂量评估麻醉效果,可在转运前给予首次剂量并测试麻醉阻滞平面,以缩短麻醉时间,有助于提高分娩镇痛中转剖宫产麻醉成功率。如果硬膜外导管移位或者脱出,硬膜外麻醉效果欠佳,应根据剖宫产紧急程度选择重新穿刺或者全麻。

26. 分娩镇痛后出现局麻药全身毒性反应怎么办?

硬膜外注入局麻药后出现全身毒性反应,应采取如下措施: ① 立即呼叫求助; ② 吸入 100% 氧气,如无自主呼吸则面罩控制通气,严重者性气管插管;③ 咪达唑仑或丙泊酚镇静;④ 维持循环稳定,必要时进行心肺复苏;⑤ 20% 脂肪乳 1.5 mL/kg 静脉推注,持续泵注 0.25 mL/(kg·min),最大剂量 10 mL/kg。

27. 分娩镇痛可以掩盖子宫破裂征兆吗?

先兆子宫破裂主要表现为产妇烦躁不安、下腹胀痛难忍,并有排尿困难、血尿和阴道出血。子宫收缩频繁密集,分娩镇痛剂量不足以掩盖子宫破裂征兆。

28. 分娩镇痛期间产妇的饮食和体液管理?

对于分娩条件好的产妇可以摄入固体食物,对于分娩条件一般,可能中转剖宫产手术的产妇应该避免固体食物摄入,避免意外情况下误吸。分娩期间可适当摄入清饮料,包括水、功能性饮料。根据禁食水情况及是否合并妊娠期糖尿病决定输液的种类和速度,围产产妇生理需要,直至分娩结束。

29. 分娩镇痛后胎心率异常与分娩镇痛有关吗?

鞘内使用阿片类镇痛药引起的胎心减慢,大多经处理后可恢复正常。处理措施包括产妇左侧卧位,给予吸氧,连续胎心监护。同时应该协助产科医生排除产科因素,如缩宫素使用,胎方位原因,如果胎心监测出现与宫缩相关的早减或变异减,要随时做好紧急剖宫产手术麻醉准备,并做好胎儿宫内窘迫复苏准备。

30. 分娩镇痛延长产程吗?

椎管内分娩镇痛是影响产程的重要因素。硬膜外长时间泵注可能延长产程,依据产程进展，个体化、精准化的分娩镇痛不会延长产程。实施分娩镇痛的初产妇第二产程超过 4 小时，经产妇第二产程超过 3 小时应该考虑及时终止妊娠。

31. 瘢痕子宫试产可以实施分娩镇痛吗？

瘢痕子宫经阴道试产分娩镇痛前应充分评估产妇的风险，对于低风险的产妇应该在进入产程后，即使没有产痛，也应该放置硬膜外导管，尽早为其实施分娩镇痛。密切关注产程，观察产妇腹部形态及子宫下段有无压痛，一旦发现先兆子宫破裂或者胎儿宫内窘迫，立即做好中转剖宫产手术的应急准备。建议瘢痕子宫试产产妇在具备抢救和血源充足的上级医院分娩镇痛下试产。

32. 分娩镇痛影响哺乳吗？

母乳喂养是一种多因素复杂现象。椎管内镇痛是影响母乳喂养成功的因素之一。目前尚未前瞻性、随机的临床证据证明硬膜外镇痛降低了母乳喂养的成功率。回顾性研究证实硬膜外分娩镇痛与哺乳并未存在因果关系，对新生儿的影响微乎其微。

33. 哪些产妇可以考虑提前置入硬膜外导管？

对于疼痛敏感、肥胖、穿刺困难、实施催产的产妇可以在尊重产妇意愿的前提下，经产科医生评估即将进入产程，可以提前预置硬膜外导管，在进入产程后及时追加分娩镇痛剂量，提高产妇分娩镇痛满意度。

34. 肥胖产妇实施分娩镇痛应该注意哪些？

过度肥胖产妇会增加巨大儿和肩难产概率，肥胖产妇相对正常产妇对分娩镇痛需求更高，椎管内穿刺难度更大，建议进入产程尽早实施椎管内分娩镇痛。产妇坐位更有利于脊柱中线的判断，减少皮肤与硬膜外腔距离，提高椎管内穿刺成功率。硬膜外腔血管扩张和充盈使硬膜外腔变窄，硬膜外腔压力增大可压迫蛛网膜下腔导致脑脊液量减少。应避免大剂量局麻药导致的广泛阻滞。麻醉医师应该对肥胖产妇进行气道评估，做好困难气道插管困难的准备。

35. 脉冲式硬膜外镇痛一定具有优势吗？

脉冲式硬膜外给药，使局麻醉在硬膜外腔充分扩散，具有快速起效的优势，避免传统持续硬膜外给药容易引起药物蓄积作用。

36. 超声引导下椎管内穿刺是必须的吗?

超声引导下椎管内穿刺为临床麻醉医师提供一种"可视化"可能,但是这并不是真正的"可视化"。对于迫切需要分娩镇痛的产妇而言具有一定的吸引力,大量循证研究证实,超声引导下椎管内穿刺并不明显缩短穿刺时间,对穿刺成功率无显著性差异。

37. 即刻剖宫产和紧急剖宫产的区别?

即刻剖宫产是未来挽救生命一分钟都不能耽误,而紧急剖宫产是尽可能在最短时间内完成剖宫产手术。需即刻剖宫产手术的有: ① 脐带脱垂;② 严重胎儿宫内窘迫;③ 子宫破裂;④ 羊水栓塞;⑤ 胎盘早剥伴大出血。麻醉医师必须做好包括设备、急救物品药品、人员的一切准备。

38. 为什么要关心分娩镇痛麻醉医师的身心健康?

麻醉医师长时间超负荷工作导致睡眠被剥夺,疲劳是普遍存在的。睡眠剥夺和生物钟紊乱对麻醉医师心理和健康产生不良影响,导致注意力下降,决策能力受损,反应时间加长以及交流能力降低,动作协调性遭受破坏、行为准确性降低,极易发生医疗差错。关心麻醉医师的心理健康,保证足够的休息和睡眠,减轻工作强度和心理压力,在工作上给予肯定和支持非常必要。

39. 安全实施椎管内分娩镇痛的最低血小板计数是多少?

血小板最低计数最低限度为 $70 \times 10^9/\mathrm{L}$。

40. 对于子痫前期、重度子痫、HELLP 综合征的产妇,血小板计数多久查 1 次?

一般情况下,临近分娩两周以内的血小板计数检查有效。

41. 为什么硬膜外血补丁在国内没有成为治疗硬脊膜穿破后低颅内压头痛的普遍应用?

虽然血补丁是一种有效的治疗手段,但是它属于侵袭性的治疗方法,可能会导致永久性的神经系统后遗症。如背部剧烈疼痛、神经根病、脊髓硬膜下血肿、鞘内血肿、蛛网膜炎和感染。另外,血补丁形成硬膜外瘢痕影响再次接受硬膜外麻醉药物的扩散,出现单侧阻滞等。

（韩东吉）

参考文献

［1］　Michael A. Gropper 著.邓小明,黄宇光,李文志译.米勒麻醉(第9版)［M］.北京：北京大学医学出版社,2021.

［2］　邓小明,姚尚龙,于布为,等.现代麻醉学(第5版)［M］.北京：人民卫生出版社,2021.

［3］　Fun-Sun F. Yao，Vinod Malhotra，Jill Fong，Nilolaos J. Skubas.姚氏麻醉学：问题为中心的病例讨论(第8版)［M］.北京：北京大学医学出版社,2018.

［4］　中华医学会麻醉学分会.中国麻醉学指南与专家共识(2017版)［M］.北京：人民卫生出版社,2017.

第六章

剖宫产麻醉与蛛网膜下腔阻滞

1. 剖宫产术的常见指征有哪些?

常见的剖宫产指征有既往剖宫产史、助产失败、难产、脐带脱垂、产程停滞、先露异常、引产失败、胎儿窘迫、脐带脱垂、产前出血、前置胎盘、重度妊高征、绒毛膜羊膜炎或生殖器疱疹等。

2. 紧急(即刻)剖宫产的指征有哪些?

在妊娠晚期或分娩期突发的可能危及母婴安全的并发症,需立即行剖宫产终止妊娠,包括孕产妇大出血、脐带脱垂、重度胎儿窘迫、子宫破裂等。

3. 剖宫产手术常用的麻醉方式有哪些?

剖宫产手术麻醉方式的选择主要取决于孕产妇状态、手术指征、紧急程度等。通常选择的麻醉方式为区域阻滞麻醉,其中蛛网膜下腔阻滞最为常用,其次为腰硬联合阻滞,硬膜外阻滞常用于分娩镇痛后转为剖宫产的麻醉方式。使用全身麻醉通常不是首选,但对于一些特殊产妇、紧急手术,合理把握适应证,使用全身麻醉也是安全的。

4. 孕妇椎管内麻醉存在哪些特殊性?

孕妇的肥胖率增加,可能造成穿刺困难,可采用坐位进行穿刺操作;药物敏感性增加,局麻药应减量;子痫前期孕妇凝血功能障碍风险增加,椎管内静脉丛充血,穿刺出血风险增加。

5. 选择腰硬联合阻滞有什么优势?

单纯蛛网膜下腔阻滞达到的平面可以满足绝大部分剖宫产手术需要,但也有少部分在术中出现阻滞平面不佳,或维持时间不足,使用腰硬联合阻滞方便经硬膜外导管追加麻醉药物;另外,腰硬联合阻滞通常使用更细的蛛网膜下腔穿刺针,可以减少术后头疼的发生。

6. 选择蛛网膜下腔阻滞有什么优势?

蛛网膜下腔阻滞是最常用的剖宫产麻醉方式,它具有操作简单、成功率高、麻醉起效快、麻醉平面确切,使用局麻药量少,药物相关不良反应更低,使用笔尖状穿刺针,术后头疼发生率较低。

7. 椎管内麻醉的禁忌证有哪些?

患者拒绝/不能配合,凝血功能障碍,穿刺部位感染,循环功能不稳定等。

8. 蛛网膜下腔阻滞麻醉平面如何调节?

目前剖宫产常用低位横切口,麻醉平面在 T_8 以上就可以进行手术,但子宫内脏神经支配平面较高,有学者建议剖宫产麻醉平面应达到 T_4 以上才能有效阻滞内脏牵拉刺激,但应注意避免平面过高引起呼吸抑制和循环波动。

9. 如何减少蛛网膜下腔阻滞后头疼的发生?

脊麻后头疼是椎管内麻醉并发症之一,使用小口径穿刺针,穿刺针斜面与硬脊膜纵行纤维平行穿刺,穿刺孔较小可以减少脊麻后头疼的发生。现在常用的铅笔尖式穿刺针,不会横断硬脊膜纤维,发生头疼概率较低。

10. 妊娠对局麻药物作用有何影响?

研究认为孕妇对局麻药的需要量较非孕妇低,蛛网膜下腔阻滞局麻药需要量可减少 $50\% \sim 70\%$,但相同剂量局麻药物的扩散速度无明显差异。

11. 蛛网膜下腔阻滞药物如何选择?

蛛网膜下腔阻滞局麻药可选择布比卡因、罗哌卡因、利多卡因、丁卡因等,需明确为可用于椎管内麻醉的剂型,目前后两种药物较少使用。

12. 蛛网膜下腔阻滞药物如何配置?

0.75% 布比卡因 $10 \sim 15$ mg 混合 10% 葡萄糖配制成重比重液,或与脑脊液混合配制成等比重液,也可与注射用水混合配制成轻比重液。也可以联合应用阿片类药物,如芬太尼 10~25 μg、舒芬太尼 5 μg、吗啡 0.1~0.25 μg 等,可延长阻滞及术后镇痛时间,注意阿片类药物鞘内给药需使用不含防腐剂的剂型。

13. 剖宫产常规麻醉前准备有哪些?

麻醉前应备好复苏设备及抢救药品,气道管理工具,通气道,气管插管等,吸引装置,供氧设备。产妇可采取侧卧位入手术室,避免仰卧位综合征;常规心电图、血压、氧饱和度监测以及吸氧、补液等。

14. 剖宫产的麻醉前用药有哪些?

① 抗焦虑药,通常并不常规应用,使用小剂量咪达唑仑(0.5~2 mg)可以协助局麻药获得满意的麻醉效果而对新生儿影响较小;② 抑酸剂,拟行全麻剖宫产的产妇反流误吸风险高可以提前应用抑酸剂降低风险;③ 补液,麻醉前给予 1 000~2 000 mL 平衡液,减少麻醉后低血压的发生概率。

15. 剖宫产术中低血压应如何防治?

麻醉后交感抑制,容量不足,子宫压迫腹腔大血管等因素导致产妇低血压发生率较高。麻醉前补充适量液体,麻醉后注意体位摆放或推举子宫减少压迫,预防性使用麻黄碱或血管加压素等可以减少低血压的发生。

16. 硬膜外麻醉药物如何配置?

硬膜外常用药物有 2% 利多卡因、0.5% 布比卡用、0.5%~0.75% 罗哌卡因等,可加用 1:200 000 的肾上腺素延长麻醉时间,也用于试验剂量判断是否入血。可加用阿片类药物,芬太尼 50~100 μg 或舒芬太尼 10~20 μg 或 3~5 mg 吗啡,加强麻醉和术后镇痛效果。

17. 如何预防硬膜外导管误入血管或蛛网膜下腔?

除操作时小心谨慎,最重要的是给药前和给药时反复回抽,以及使用试验剂量,再缓慢分次给予全量,即便如此依然可能发生相关并发症,因此要做好抢救准备。

18. 椎管内麻醉常见并发症有哪些?

低血压;高位脊麻、全脊髓麻醉或异常广泛阻滞;局麻药中毒;硬脊膜穿破后头痛;穿刺或置管导致的神经损伤,硬膜外血肿,椎管内感染等。

19. 如何预防和处理全脊麻?

硬膜外阻滞药物误入蛛网膜下腔,或局麻药物扩散较高位会导致高位脊麻或全脊麻,引起低血压、心动过缓、呼吸暂停、意识消失等。需立即建立气道给氧,血管活性药循环支持治疗。硬膜外给药前反复回抽,给予试验剂量能减少全脊麻的发生。

20. 局麻药中毒的治疗措施?

大剂量局麻药入血会引起中枢神经系统和心血管系统不良反应,如惊厥、意识丧失、心律失常、心力衰竭等。治疗主要是保持气道通畅、吸氧、循环支持,给予苯二氮䓬类药物,抗心律失常等。布比卡用有严重的心脏毒性,一旦发生入血中毒应使用特效药脂肪乳。

21. 麻醉效果不佳应如何处理?

若椎管内麻醉效果不佳,保留有硬膜外置管的可以经硬膜外追加局麻药或阿片类药物;可静脉给予氯胺酮 0.1~0.25 mg/kg 或吸入氧化亚氮;条件允许也可重新穿刺给药或改为全身麻醉。

22. 硬膜穿破后头痛(PDPH)如何处理?

有研究认为通过硬膜外导管给予无防腐剂生理盐水可降低头疼发生率;穿破硬膜后预防性卧床休息、增加液体摄入对术后头痛发生影响很小。硬膜外"血补丁"疗法对于严重的 PDPH 效果确切。

23. 硬膜外血补丁疗法如何施行?

对于严重 PDPH 的产妇使用血补丁治疗常可获得满意的效果。操作时应注意严格无菌,避免发生椎管内感染。取自体静脉血 15~20 mL,经原穿刺点或硬膜外置管快速注入硬膜外腔,短时间即可起效,必要时还可再次施行;目前不推荐对于穿破硬脊膜的产妇预防性使用。

24. 剖宫产后神经系统并发症与椎管内麻醉的关系是什么?

椎管内麻醉穿刺和置管操作不当,孕妇对局麻药敏感性增强,使用大量空气做阻力消失试验,凝血障碍导致的血肿压迫等会引起神经损伤发生。

25. 造成产后神经并发症的因素有哪些?

孕妇术后发生神经系统并发症原因较多,可单一也可同时存在,如胎头对骨盆内神经和脊髓供养动脉的压迫,先天脊柱异常,脊柱动静脉畸形,麻醉操作相关等因素。

26. 产后背痛是否与麻醉操作相关?

有研究发现,自然分娩与剖宫产术后(无论是椎管内麻醉还是全麻)背痛发生率无差异;而顺产失败而转为剖宫产的产妇术后背痛发生率会升高。

27. 术后中枢神经系统感染如何预防和处理?

椎管内麻醉应严格按照无菌原则操作,产房内陪产人员不带口罩也可能增加感染风险。若硬膜完整,发生硬膜外脓肿通常潜伏期较长(3～10 天),发热及精神症状常不显著,脓肿的进展可能导致局部压迫症状,必要时需进行椎板切开减压治疗。若穿破硬膜后发生感染,引起脑膜炎较早出现发热及精神症状,及时行脑脊液检查,避免延误治疗。

28. 如何防治椎管内麻醉术后硬膜外血肿?

孕妇椎管内静脉丛常有扩张,存在先兆子痫的孕妇常合并凝血障碍,麻醉穿刺和置管可能造成血管损伤持续出血。术前评估凝血功能,麻醉使用细针穿刺,置管轻柔,术后随访及时发现神经损伤症状,请专科协助治疗。

29. 产妇气道评估应注意哪些问题?

孕产妇气管插管常发生非预期的困难气道,与孕妇特殊的生理变化相关。孕晚期孕妇存在舌体牙龈肿胀、咽部水肿、悬雍垂肿大等问题可能造成喉镜置入困难;孕晚期氧耗量增加,对缺氧的耐受性更差,容易发生缺氧。

30. 全身麻醉的诱导流程是什么?

诱导前 1 小时可以给予抑酸剂,诱导时保持子宫左前倾位置,充分的预吸氧,手术开始前进行诱导,减少麻醉到胎儿取出时间,压迫环状软骨减少反流,给予镇静药和肌松药插管,吸入维持,待胎儿娩出后提高吸入药浓度或追加阿片类药物,也有研究认为诱导时给予短效阿片类药物如瑞芬太尼对新生儿影响不大,但是应密切监测血氧浓度。

31. 全麻剖宫产选择什么工具建立人工气道?

通常选择喉镜行气管插管,套囊充气后避免反流误吸的发生;对于预期困难插管的孕妇备好可视化气道工具,或行清醒气管插管。也有人选用双管喉罩同时进行通气和放置胃管引流。

32. 导致产妇误吸风险增加的因素有哪些?

妊娠期间胃肠蠕动减慢,胃内容量增加,胃排空延迟,胃酸 pH 降低,消化道括约肌松弛;分娩期间易发生恶心呕吐、进食增加等。

33. 剖宫产的禁食水要求是什么?

择期剖宫产按照常规禁食水要求准备,固体食物 6～8 小时,液体 2～4 小时;因分娩的特殊性及孕妇的生理特点,常有无法严格禁食水或胃潴留的孕妇行剖宫产手术,建议所有剖宫产均按照饱胃处理。

34. 全身麻醉剖宫产需要做哪些麻醉前准备?

除常规麻醉所需的设备,监护仪器,应做好困难气道的准备,预防反流误吸,预防仰卧位综合征,充分预充氧,缩短麻醉至胎儿娩出时间等。

35. 全身麻醉药物如何选择?

硫喷妥钠、氯胺酮、丙泊酚、常用肌松剂、吸入药均可用于全身麻醉剖宫产;阿片类药物易透过胎盘通常在胎儿娩出后使用。

36. 如何预防产妇误吸?

术前给予抑酸剂提高胃液 pH,快速诱导气管插管套囊充气,插管前避免正压通气,压迫环状软骨,完全清醒后再拔除气管导管。

37. 如何进行气道管理?

建议将剖宫产麻醉均作为困难气道管理,备好可视气管插管设备、喉罩、通气道等。快速建立气道,防止反流误吸;术后待完全清醒再拔除气管导管。

38. 全麻剖宫产药物剂量如何调整?

妊娠期麻醉药需要量减少,吸入药 MAC 可降低 25%～40%,应注意滴定给药,避免药物过量循环抑制。

39. 为什么产妇麻醉期间易发生低氧血症,如何预防?

妊娠引起呼吸道多种生理变化,气道毛细血管扩张、黏膜水肿,呼吸道腔隙变小;残气量、补呼气量、功能残气量减少,耗氧量增加 20% 以上。麻醉前应给予充分吸氧,快速诱导气管插管,减少无通气时间。

40. 全麻剖宫产术中如何通气?

孕妇过度通气会引起碱中毒,导致子宫动脉和脐动脉血流减少,血红蛋白氧亲和力下降,胎盘转运氧气能力下降,造成胎儿低氧和酸中毒。术中应维持 $PaCO_2$ 30～35 mmHg。

41. 选择全身麻醉的优势有哪些?

目前全麻不是剖宫产的首选麻醉方式,对于紧急剖宫产全麻诱导快,循环较易控制,人工建立气道能保持通畅及控制通气。

42. 产妇行全身麻醉有哪些额外风险?

气道管理的风险,产妇易发生困难气道,更容易出现低氧,反流误吸风险较高,麻醉药物可能透过胎盘影响胎儿等。

43. 全麻气管插管失败如何处理?

插管失败或通气困难是麻醉相关性孕产妇死亡的首要原因。发生困难插管及时呼叫帮助,面罩或声门上气道装置给氧,使用高频通气或建立外科气道,环甲膜穿刺置管等。

44. 丙泊酚对孕妇和胎儿有何影响?

丙泊酚诱导迅速,不良反应少。在产科应用对产妇影响小,对子宫血流没有影响,可透过胎盘,持续应用可引起新生儿 Apgar 评分降低、肌张力下降及短暂嗜睡。

45. 氯胺酮对孕妇和胎儿有何影响？

氯胺酮常用于低血容量孕妇，更易维持循环，但可引起孕妇谵妄和幻觉，可透过胎盘，大剂量可引起新生儿 Apgar 评分降低，肌张力增高等。

46. 阿片类药物对孕妇和胎儿有何影响？

阿片类药物会透过胎盘屏障，引起新生儿呼吸抑制等不良反应，通常在胎儿娩出后追加用于产妇的镇痛。

47. 肌松药对孕妇和胎儿有何影响？

去极化肌松剂和非去极化肌松剂常规剂量较少透过胎盘屏障，对胎儿影响小，均可用于全麻剖宫产。

48. 吸入麻醉药对孕妇和胎儿有何影响？

笑气常用于产科麻醉或镇痛，低浓度＋短时间应用对子宫及胎儿影响较小，配合低浓度卤化剂应用于剖宫产全身麻醉维持阶段。

49. 急诊剖宫产的麻醉如何选择？

紧急剖宫产通常选择全身麻醉，诱导迅速，麻醉效果完善，循环较易控制。若准备时间尚充分的急诊剖宫产也可选择椎管内麻醉进行手术。

50. 剖宫产术后镇痛如何选择？

目前硬膜外镇痛是剖宫产术后镇痛的首选方案，药物经乳汁分泌较少，对新生儿影响小，缺点是术后留置硬膜外导管增加发热和感染风险，需要专人去拔除回收。静脉镇痛泵使用简便，药物经乳汁分泌较多，可能对新生儿产生影响。也有报道使用腹横肌筋膜阻滞，椎旁阻滞等神经阻滞用于剖宫产术后镇痛，具备一定优势，尚未广泛应用。

（乔辉　刘文涛）

参考文献

［1］　Michael A. Gropper 著. 邓小明，黄宇光，李文志译. 米勒麻醉(第 9 版)［M］.北京：北京大

学医学出版社,2021.

［2］邓小明,姚尚龙,于布为,等.现代麻醉学(第5版)[M].北京:人民卫生出版社,2021.

［3］Fun-Sun F. Yao, Vinod Malhotra, Jill Fong, Nilolaos J. Skubas.姚氏麻醉学:问题为中心的病例讨论(第8版)[M].北京:北京大学医学出版社,2018.

［4］中华医学会麻醉学分会.中国麻醉学指南与专家共识(2017版)[M].北京:人民卫生出版社,2017.

第七章

剖宫产椎管内麻醉
其他并发症

1. 椎管内麻醉调节平面时头低足高的 Trendelenburg 体位引起的并发症有哪些？

Trendelenburg 体位可引起头颈部静脉淤血、静脉压增加、颅内压增加、视网膜出血、视网膜剥离、眼内压增加以及青光眼、肩部过度牵拉造成臂丛神经损伤等并发症。

2. 预计会出现术中大出血的剖宫产患者，进行椎管内麻醉的可能并发症？

该患者最少要进行全血细胞计数（包括血小板）、血型和交叉配血检查，以备输血之用。另外，还应进行凝血功能检查（PT 和 PTT）。若术中患者的血小板数目因大出血而减少，PT 或 PTT 因大出血升高，那么选择椎管内麻醉可能发生硬膜外血肿，或者硬膜外导管拔出困难的并发症。

3. 血栓弹力图（TEG）预测椎管内麻醉相关的硬膜外血肿风险的可靠性？

血栓弹力图（TEG）是一种简单的检查方法，可以快速检测出凝血因素和血小板之间的关系，以及血凝块的强度和稳定性。现在已经应用 TEG 对患血小板减少症的孕妇和使用低分子肝素（low molecular weight heparin，LMWH）的孕妇进行检查，以判断其凝血功能是否可以进行椎管内麻醉。但是 TEG 预测硬膜外血肿的可靠性还需要更进一步的研究。

4. 剖宫产患者术前用药的可能并发症？

对于误吸风险高的患者，应在全麻诱导前 30 分钟给予非微粒性状的口服抗酸药，如枸橼酸钠。此外，术前还需经静脉给予甲氧氯普胺，因为其可以提高食管下端括约肌的张力,并加快胃的排空。术前即刻禁忌应用镇静类药或阿片类药物,因为会对新生儿产生抑制作用。

5. 当胎儿和胎盘娩出后,给予合成缩宫素(催产素)的可能并发症?

　　缩宫素产生于垂体后叶,与抗利尿激素(ADH)结构上仅相差 2 个氨基酸。因此,缩宫素可能有轻度的抗利尿作用,但是临床应用通常无显著影响。但是当用量非常大时,患者可能发生体循环(或)肺循环高压以及水中毒。如果单次静注缩宫素可能因外周血管阻力降低而引起低血压,这时应该给予适当的血管收缩药物(肾上腺素或者去氧肾上腺素)。另外,患者还可出现心动过速和心律失常。当缩宫素与受体结合以后,子宫收缩的频率加快,持续时间变长其作用机制可能是使细胞内钙离子的水平增高。

6. 当胎儿和胎盘娩出后,给予麦角生物碱的可能并发症?

　　麦角生物碱(麦角新碱、甲麦角新碱)也可以用来治疗子宫收缩乏力。一般肌内注射药,2~5 分钟起效。该药物可引起子宫的强直收缩,作用位点可能是 α 肾上腺素能受体,麦角生物碱有很多潜在的不良反应,首先就是血管收缩引起的高血压。因此,这类药物禁用慢性高血压或者妊娠期高血压的患者。另外,还可能有其他的心血管方面的不良反应,如使冠状动脉痉挛进而引起心肌梗死、心律失常或者脑血管意外。肺部并发症可能有肺动脉血管收缩和肺动脉高压。其他不良反应还包括头痛、眩晕、恶心和呕吐。

7. 当胎儿和胎盘娩出后,给予 15-甲基前列腺素 F2-a(卡前列素、欣母沛)的可能并发症?

　　在分娩过程中,前列腺素水平持续升高,在胎盘娩出后达到高峰。前列腺素可以提高细胞内钙离子的水平,使肌球蛋白轻链激酶活性提高,促进子宫收缩。前列腺素的不良反应为恶心、呕吐、发热和腹泻。15-甲基前列腺素 F2-a(卡前列素、欣母沛)既可以肌内注射,也可以直接注入子宫肌层。前列腺素禁用于有气道高反应性疾病的患者,因为有可能引起气管痉挛。

8. 椎管内麻醉局麻药误入蛛网膜下腔的并发症?

　　椎管内神经阻滞时,将常规剂量的局麻药,误注入蛛网膜下腔,产生异常广泛的神经阻滞称为全脊麻,多见于硬膜外阻滞时,穿刺针或导管误入蛛网膜下腔而未被及时发现。其临床表现为脊神经分布区域痛觉完全消失;开始感到胸闷、紧迫感、惶恐不安,继之出现说话无力,逐渐不能发音;呼吸肌麻痹症状;先出现呼吸困难、后微弱直至呼吸停止;循环虚脱症状;出现循环抑制,血压下降,脉细弱无力,心率初增快后急剧减慢,心律紊乱,全身发绀,随之心搏骤停;大脑皮质麻痹症状;神志消失,瞳孔散大。

9. 椎管内麻醉局麻药误入血管的并发症?

肾上腺素 15 μg(1∶20 万)大约 1 滴加入 3 mL 局麻药中给试验剂量。如果,心率增加≥30 次/min,持续时间≥30 秒,提示局麻药入血;利多卡因 100 mg,非中毒症状与体征,即存在头晕,头痛,耳鸣,口周麻木等,而无抽搐症状;应用盲端多侧孔的硬膜外导管时,回抽的方法并不可靠(多数回抽不见血是因为血管壁盖住了侧孔);每次注入麻药前、中、后都要回抽。

10. 如何避免全麻剖宫产患者术中知晓的问题?

可静脉复合卤族麻醉药,另外,加用咪达唑仑来预防术中知晓,结合双频指数监测(bispectral index,BIS),可有效预防患者术中知晓。

11. 椎管内麻醉硬脊膜穿破后并发症?

头痛于硬脊膜穿破发生后 5 天内出现;头痛部位在前额和枕部;直立位 15 分钟内头痛出现或加重;卧位 15 分钟内头痛减轻或消失;1 周内自发缓解或经硬膜外自体血填充治疗后 48 小时内缓解;可伴有颈部僵硬、耳鸣、听觉减退、畏光、恶心等症状。大多情况下可自行缓解,通常不超过 2 周。

12. 椎管内麻醉后发热的可能原因?

硬膜外镇痛相关母体发热(核心温度≥38℃)的发病机制,可能与非感染性炎性反应有关。初产妇、胎膜早破、产程延长、妊娠期特殊的生理变化、局麻药致炎作用、硬膜外阻滞操作等,均是引起发热的危险因素。目前尚无有效预防措施,预防性使用对乙酰氨基酚和抗生素并不能预防发热。治疗应根据母婴监测及检查结果对症处理,如物理降温、适量补液、抗感染、药物降温等。在无胎心率及产妇其他异常情况下,可继续镇痛并经阴道分娩。

13. 椎管内麻醉后瘙痒的可能原因？

鞘内使用阿片类药物后常见。其严重程度和阿片类药物使用剂量呈相关性，大多情况不需要治疗，瘙痒有自限性。治疗药物包括 μ 受体拮抗剂（如纳洛酮、纳曲酮）、部分 μ 受体拮抗剂和 $5-HT_3$ 受体拮抗剂等。

14. 椎管内麻醉后恶心呕吐的可能原因？

恶心呕吐可能与椎管内阿片类药物使用有关，或继发于椎管内镇痛后低血压。妊娠、疼痛、胃排空延迟也可能导致产妇恶心呕吐。一旦发生严重的恶心呕吐，应立即测量血压，如出现低血压时应及时纠正，还可给予甲氧氯普胺及 $5-HT_3$ 受体拮抗剂等。

15. 椎管内麻醉后尿潴留的可能原因？

分娩期间产妇一过性尿潴留/排尿障碍，可通过留置导尿管或间断导尿得以解决，分娩镇痛停药后功能即可恢复。产后鼓励产妇早期下床和排尿，可以减少产后尿潴留的发生。

16. 椎管内麻醉后寒战的可能原因？

多与产妇紧张或体温调节反应改变有关，无须特殊处理。避免过度保温增加产程中发热的可能。胎儿娩出后静脉给予哌替啶、曲马多、布托啡诺等药物均具有缓解作用。

17. 椎管内麻醉后背痛与麻醉是否相关？

约有一半以上的产妇可发生孕期或产褥期背痛。产后背痛最主要的危险因素是产前背痛史、产后体重控制不佳；短期背痛与穿刺点软组织损伤有关，通常可自行缓解，无须处理；慢性产后背痛大多和椎管内镇痛不直接相关。

18. 为避免椎管内麻醉相关的硬膜外血肿并发症，术前应用 LMWH 预防血栓的患者停药时机？

对于多数病例，局部麻醉可能比全身麻醉更安全，即使患者的血小板计数小于 $100\times10^3/\mu L$。应用 LMWH 的患者，椎管内麻醉相关的硬膜外血肿风险很难评估。对于使用 LMH 的患者，抗凝血因子 Xa 的水平并不能预测椎管内麻醉后发生硬膜外血肿的风险。美国局部麻醉和疼痛医学会（the American Society of

Regional Anesthesia and Pain Medicine)认为：对于术前应用 LMWH 预防血栓形成的患者，至少要在末次给药 10～12 小时之后才能进行椎管内麻醉。而对于应用大剂量 LMWH 的患者，则至少要在末次给药 24 小时之后才能进行椎管内麻醉。

19. 对于产科患者，自体血回收的可能并发症有哪些？

理论上自体血回收过程中，羊水中的成分可能会被回输入患者血液，有发生羊水栓塞的风险。但是在患者是"耶和华见证会"成员的情况下，自体血回收会很有帮助。自体血回收可以降低输注异体血引起的血源性感染和异源性免疫反应的风险。

20. 子宫动脉球囊置入术或者子宫动脉栓塞在治疗中的可能并发症有哪些？

围产期患者如果预期发生或者已经发生产科出血，可以应用子宫动脉球囊置入或子宫动脉栓塞。但一些患者可能会出现急诊动脉栓塞术的并发症，如左腘动脉血栓形成、引道坏死和右腿感觉异常。需与椎管内麻醉后神经损伤相鉴别。

21. 困难气管插管(difficult intubation, DI)的定义是什么？

困难气管插管是无论存在或不存在气道病理改变，有经验的麻醉科医师气管插管均需要三次以上努力。

22. 什么是紧急气道和非紧急气道？

根据有无困难面罩通气将困难气道又分为非紧急气道和紧急气道：

(1)非紧急气道：仅有困难气管插管而无困难面罩通气。患者能够维持满意的通气和氧合，能够允许有充分的时间考虑其他建立气道的方法。

(2)紧急气道：只要存在困难面罩通气，无论是否合并困难气管插管，均属紧急气道。患者极易陷入缺氧状态，必须紧急建立气道。其中少数患者"既不能插管也不能氧合(Can't Intubation, Can't Oxygenation. CICO)"，可导致气管切开、脑损伤和死亡等严重后果。

23. 什么是已预料的困难气道？

已预料的困难气道：包括明确的困难气道和可疑的困难气道，前者包括明确困难气道史、严重烧伤瘢痕、重度阻塞性睡眠呼吸暂停综合征、严重先天发育不良等，后者为仅评估存在困难危险因素者。可疑困难气道可通过在手术室内麻醉诱导前行可视喉镜或可视插管软镜等工具检查,进一步明确是否为困难气道。对已预料的困难气道患者,最重要的是维持患者的自主呼吸(氧合),预防发生紧急气道。

24. 对已预料和未预料的困难气道处理方法是什么?

对于已预料的明确困难气道,处理方法包括:① 采用清醒镇静表面麻醉下实施气管插管,推荐使用可视插管软镜等(如纤维支气管镜和电子软镜)可视工具;② 改变麻醉方式,可采取椎管内麻醉、神经阻滞和局部浸润等局部麻醉方法完成手术;③ 建立外科气道。可由外科行择期气管切开术。

对于未预料的困难气道:评估未发现困难气道危险因素的患者,其中极少数于全麻诱导后有发生困难气道的可能,需常备应对措施。

25. 困难气道管理和设备的准备包括什么?

困难气道管理用具和设备的准备:每个麻醉科均应具有一系列的气道管理工具,包括:无创工具:直接喉镜(含不同尺寸和形状的喉镜片)、可视喉镜;经气管导管类:包括管芯类、光棒、可视管芯、纤维支气管镜或电子软镜;SAD(二代喉罩、插管喉罩、喉管等);有创工具:非紧急处理工具(逆行气管插管)和紧急气道处理工具(如环甲膜穿刺置管和经气管喷射通气 TTJV、经环甲膜穿刺通气 Quicktrach、颈前外科气道建立装置等)。

26. 如何建立紧急有创气道?

核心内容:无法进行通气与保证氧合时,建立紧急有创气道通气以确保氧合。当患者宣布 CICO 时,如不立即处理将会出现缺氧性脑损伤甚至死亡,应立刻建立紧急有创气道。这项技术的成功运用取决于决定的时间、计划、准备及技术的掌握。麻醉科医师必须定期反复培训紧急有创气道建立的技术。充足的肌松有助于该技术的顺利完成。紧急有创气道通气包括:环甲膜穿刺置管和经气管喷射通气(TTJV)、经环甲膜穿刺通气、经环甲膜切开通气。

27. 困难气道处理流程是什么?

困难气道处理流程强调麻醉前对患者进行充分的气道评估,从而判断气道类型;再依据气道类型选择麻醉诱导方式;在充分预充氧合的基础上,适当的麻醉深度、充分的肌肉松弛、首选可视喉镜或最熟悉的工具以保证首次插管成功率的最大化;如插管失败则立即行面罩通气,如面罩或 SAD 可以保证患者氧合则需仔细思考如何让患者安全的完成手术;如患者处于"既不能插管又不能氧合"时则需果断建立紧急有创气道通气,最终确保患者安全。

28. 术前气道评估体格检查具体内容有哪些?

术前气道评估体格检查具体内容(表1)。

表 1　术前气道评估体格检查具体内容

体格检查内容	提示困难气道表现
上门齿的长度	相对较长
自然状态下闭口时上下切牙的关系	上切牙在下切牙之前
下颌前伸时上下切牙的关系	不能使下切牙伸至上切牙之前
张口度	少于 3 cm
改良的 Mallampati 分级	>2 级
上腭的形状	高拱形或非常窄
下颌空间顺应性	僵硬,弹性小或有肿物占位
甲颏距离	小于三横指
颈长	短
颈围	粗
头颈活动度	下颌不能接触胸壁,或不能颈伸

29. 喉镜显露分级具体内容?

Cormack 和 Lehane 把喉镜显露声门的难易程度分为四级。Ⅰ级可见大部分声门;Ⅱ级可见声门的后缘;Ⅲ级只见会厌;Ⅳ级看不到会厌。

30. 改良的 Mallampati 具体内容?

Ⅰ级:可见软腭、咽腔、悬雍垂、咽腭弓;Ⅱ级:可见软腭、咽腔、悬雍垂;Ⅲ级:仅见软腭、悬雍垂基底部;Ⅳ级:看不见软腭。

31. 气管导管拔管后即可或延迟出现的并发症有哪些?

(1) 咽喉痛。咽喉痛是气管内插管最常见的并发症,一般无须特殊处理,在 72

小时内可以缓解。

（2）声带麻痹。插管后并发的声带麻痹,其单侧性麻痹表现为声嘶,双侧性麻痹表现为吸气性呼吸困难或阻塞。

（3）喉水肿、声门下水肿。主要导管过粗或插管动作粗暴引起;也可因头颈部手术中不断变换头位,使导管与气管及喉头不断摩擦产生。

（4）杓状软骨脱位:气管插管过程中,喉镜置入咽腔过深,并用力牵拉声带,或导管尖端过度推挤杓状软骨均可造成杓状软骨脱位。

32. 麻醉期间低血压及低血压的常见原因有哪些?

麻醉期间血压下降超过麻醉前血压 20% 称为低血压。常见原因包括:① 心肌收缩力下降;② 外周血管阻力下降;③ 静脉回流减少;④ 心律失常。

33. 麻醉期间低血压的处理包括哪些?

低血压以预防为主,一旦发生,应寻找低血压的直接原因及时处理。一旦怀疑心肌收缩力严重抑制,应尽早解除抑制心肌收缩力的因素,适当使用正性肌力药支持治疗。对心脏病患者使用麻醉药物应注意小剂量滴定使用,尽量避免严重的心肌抑制和外周血管阻力下降导致的血流动力学剧烈波动。对血管扩张引起的低血压,可适当使用血管加压力药。应尽早发现和解除机械性因素导致的静脉回流减少,对失血失液应结合检测指标的动态变化及时补充。

34. 低血压期间除液体治疗外,应选择什么血管活性药?

低血容量休克的患者一般不常规使用血管活性药,研究证实这些药物有进一步加重器官灌注不足和缺氧的风险。临床通常仅对于足够的液体复苏后仍存在低血压或者输液还未开始的严重低血压患者,才考虑应用血管活性药与正性肌力药。

35. 失血性休克术前如何救治?

对于休克患者术前救治应遵循"边抢救、边诊断、边救治"的原则,在抢救的同时进行补充检查,尽早安排手术止血,去除病因。同时做好抢救和麻醉前各项准备工作。失血性休克未控制出血时早期积极液体复苏可引起稀释性凝血功能障碍;血压升高后,血管内已形成的凝血块脱落,造成再出血;血液过度稀释,血红蛋白降低,减少组织氧供;并发症发生率和死亡率增加。对未控制出血的失血性休克,应进行控制性液体复苏。

36. 重度失血性休克患者麻醉方法和药物选择？

病情危重患者免用麻醉前用药，或仅用阿托品或东莨菪碱。首选气管内插管全身麻醉，全麻的优点是气管内插管后确保呼吸道通畅和充分给氧，也便于呼吸管理。选用对呼吸系统和循环系统影响较小的麻醉药物，同时可配合使用镇痛或镇静药物减少患者应激反应。应尽量避免椎管内麻醉，椎管内麻醉可减少静脉回流和降低外周血管阻力，降低前后负荷而导致低血压，原则上应禁用。

37. 重度失血性休克患者液体复苏的液体选择？

低血容量休克的抢救过程中，关于液体的使用一直存在争议。目前，尚无足够的证据表明晶体液与胶体液用于低血容量休克液体复苏的疗效与安全性方面存在明显差异。胶体液主要可以及时补充细胞外液和其中的电解质。胶体液的优点是维持血管内容量效率高、持续时间长、外周水肿轻。由于5%葡萄糖溶液很快分布到细胞内间隙，因此不推荐用于液体复苏治疗。对于血红蛋白<70 g/L的失血性休克患者，应考虑输血治疗。

38. 感染性休克的液体复苏？

液体复苏：给予充分的血容量支持，迅速恢复循环血容量，以增加心排量和运输氧的能力，保证脑组织及器官组织氧的供给，减少器官血流灌注不足的时间，防止发生多器官功能衰竭。近年来研究发现，以中心静脉血氧饱和度（$ScvO_2$）>70%或混合静脉血氧饱和度（SvO_2）>65%或乳酸清除率>10%作为扩容治疗的生理指标。

39. 感染性休克患者血管活性药物和正性肌力药物应用的时机及药物选择？

经充分液体复苏，如不能恢复动脉血压和组织灌注，应加用血管活性药物。在存在生命威胁的低血压时，即使低血容量状态尚未纠正，液体复苏的同时可暂时使用血管活性药物，维持重要器官的灌注。去甲肾上腺素是纠正感染性休克时低血压的首选升压药。

40. 围术期感染性休克激素使用的时机、剂量和持续时间？

重症患者体内激素含量降低，同时组织对激素的反应能力减低，这种状态称为重症性激素不足。如果脓毒症休克成年患者经充分液体复苏和升压药治疗能够恢复稳定的血流动力学，则不建议静脉应用氢化可的松；若不能达到血流动力学目标时建议单次给予静脉输注氢化可的松 200 mg,若无氢化可的松则用等效剂量的其他激素,不建议用地塞米松。当血流动力学达到目标时建议停用激素。

41. 过敏性休克的处理?

以低血压与气管痉挛为特征的危及生命的过敏性休克要积极处理。治疗的目标是纠正动脉低氧血症,抑制化学介质的继续释放和恢复血容量。具体措施是:① 立即停止应用可疑有过敏反应的药物;② 维持有效血容量,积极补充电解质溶液,稳定循环,肾上腺素是治疗本症首选药物;③ 保持呼吸道通畅,吸入纯氧,必要时气管插管,机械通气;④ 抗组胺治疗;⑤ 糖皮质激素加强治疗。

（陈新忠　唐李娟）

参考文献

［1］ Michael A. Gropper 著. 邓小明,黄宇光,李文志译. 米勒麻醉(第 9 版)［M］.北京：北京大学医学出版社,2021.
［2］ 邓小明,姚尚龙,于布为,等. 现代麻醉学(第 5 版)［M］.北京：人民卫生出版社,2021.
［3］ Fun-Sun F. Yao, Vinod Malhotra, Jill Fong, Nilolaos J. Skubas. 姚氏麻醉学：问题为中心的病例讨论(第 8 版)［M］.北京：北京大学医学出版社,2018.
［4］ 中华医学会麻醉学分会.中国麻醉学指南与专家共识(2017 版)［M］.北京：人民卫生出版社,2017.

前置胎盘和胎盘早剥的麻醉、妊娠期高血压综合征的麻醉

1. 产科出血的常见原因有哪些？

孕产妇出血是产科麻醉最常见的严重并发症之一。常见原因有子宫收缩乏力、胎盘早剥、前置胎盘和子宫破裂。

2. 产前出血麻醉前需要做哪些准备？

由于产前出血的孕产妇易发生失血性休克、DIC 等并发症，术前应重视血小板计数、纤维蛋白原定量、凝血酶原时间和活化部分凝血活酶时间，尽早完成交叉配血。重点应警惕 DIC 以及急性肾功能衰竭的发生。

3. 关于产前出血，麻醉方式如何选择？

麻醉选择应根据病情轻重和胎心情况进行综合考虑。母体有活动性出血、低血容量休克、DIC、凝血功能异常等，选择全身麻醉是明智的。母体和胎儿情况尚可者，选择椎管内麻醉也是可以接受的。

4. 关于产前出血，麻醉管理有哪些需要注意的？

（1）对于大出血者应行深静脉置管或者开放两条及以上较粗的静脉。

（2）采用快诱导全身麻醉，麻醉诱导选择对循环抑制较轻的药物，麻醉维持应注意术中知晓和吸入麻醉药物抑制宫缩的平衡。

（3）对于复杂手术，动脉监测和血气分析有利于麻醉管理。

（4）血栓弹力图（TEG）或旋转血栓弹力测定法（ROTEM）对诊断和治疗出血相关性凝血功能障碍有指导意义。

5. 产后早期出血的定义是什么？

产后早期出血是指分娩后 24 小时内的出血，尤其是产后 2 小时内。

6. 产后早期出血的病因是什么？

子宫收缩乏力、胎盘植入部位的出血和生殖道创伤引起的出血是产后早期出血的主要病因。

7. 如何诊断前置胎盘？

胎盘附着于子宫下段，位于胎先露的前方，胎盘下缘达到或覆盖了宫颈内口，则诊断为前置胎盘。妊娠妇女中的发生率约为 0.5%。

8. 前置胎盘的主要临床表现是什么？

通常表现为无痛性阴道出血，超声检查可确诊。

9. 前置胎盘可以经阴道分娩吗？

除非胎盘位置在分娩之前发生了明显远离宫颈内口的位置变化，否则一般需要进行剖宫产术。低置胎盘如果出血较少，在极少数情况下也可以允许阴道分娩。

10. 前置胎盘的危险因素有哪些？

包括高龄产妇、辅助生殖、多产、前置胎盘史、巨大胎盘、感染或手术史导致的瘢痕子宫。

11. 前置胎盘分为几型？

根据胎盘覆盖宫颈口的程度不同，可分为完全性前置胎盘、部分性前置胎盘和边缘性前置胎盘。

（1）完全性前置胎盘覆盖整个宫颈内口。

（2）部分性前置胎盘部分覆盖宫颈内口。

（3）边缘性前置胎盘位于宫颈内口边缘但没有覆盖宫颈内口。

12. 可疑前置胎盘患者判断胎盘位置的方法有哪些？

经阴道超声检查是目前首选的影像学检查方法。经腹部超声、经会阴超声以及磁共振成像亦可用于胎盘位置的判断。

13. 中期妊娠患者出现阴道出血能进行阴道检查吗?

中期妊娠患者出现阴道出血都应考虑前置胎盘以及胎盘早剥的可能。因为可能导致更严重的大出血,因此在排除前置胎盘之前,不能进行阴道检查。

14. 前置胎盘产科处理取决于什么?

出血程度、胎儿成熟度、产程是否启动。

15. 产科处理前置胎盘的目标是什么?

尽可能降低产前出血的可能和尽可能使胎儿更成熟。

16. 对于不同孕周,前置胎盘的处理有何不同?

孕周小于 37 周并且出血量为少量或者中等量时,通常采取卧床休息并观察;孕 37 周后通常选择剖宫产结束分娩。

17. 对于前置胎盘,麻醉术前评估应注意哪些?

主要注意评估循环功能状态和贫血程度。除检查血、尿常规、生化外,应重视血小板计数、纤维蛋白原定量、凝血功能检查等。警惕发生急性肾功能衰竭和 DIC。

18. 前置胎盘患者的麻醉方式如何选择?

应根据母体及胎儿情况综合考虑。如果情况稳定,大出血可能性小,可以考虑椎管内麻醉。若母体有活动性出血,血容量低,凝血功能异常或 DIC,则选择全身麻醉。或者虽然情况暂时稳定,但大出血的可能性较大,还是选择全身麻醉较为稳妥。

19. 何为前置血管?

由于胎盘形成异常,走行于羊膜和绒毛膜之间无脐带或胎盘组织保护的脐带血管,经过宫颈内口,位于胎先露前方时,称为前置血管。前置血管的发病率为 $0.02\% \sim 0.04\%$。

20. 未被及时诊断的前置血管,胎儿存活率有多少?

一项研究发现,产前未被及时诊断的前置血管孕产妇,胎儿的生存率仅为

44％,死亡率可能高达 60％。

21. 前置血管的危险因素有哪些?

低置胎盘、胎盘形态异常、脐带帆状附着、辅助生殖技术受孕妊娠、多胎妊娠等是前置血管的高危因素。胎儿畸形,如泌尿系异常,脊柱异常,单脐动脉等,亦被认为是前置血管发生的危险因素。

22. 前置血管分为哪几型?

Ⅰ型前置血管是指胎盘和脐带之间为帆状附着,胎儿血管在羊膜中穿行,跨过或接近宫颈内口。

Ⅱ型前置胎盘发生在胎盘有副叶胎盘或者为分叶胎盘(典型的如分两叶),连接两个胎盘叶之间的胎儿血管跨过或者接近宫颈。

23. 前置血管如何诊断?

在中孕期行超声检查时,需要对胎盘位置、胎盘与宫颈内口的关系进行评估。如果可疑前置血管,推荐行经阴道彩色超声和多普勒检查来辅助诊断。在宫颈处见到动脉且多普勒提示搏动与胎儿的心率一致就可以确诊前置血管。

24. 前置血管的临床意义是什么?

如果胎膜早破,前置血管就有可能破裂,从而导致胎儿出血甚至死亡。此外,如果跨过宫颈的血管受压,亦有可能发生胎儿窒息。因此早期诊断前置血管对胎儿生命安全具有重要意义。

25. 前置血管胎儿分娩的最佳孕周是什么时候?

目前还不能确定前置血管胎儿的最佳分娩孕周,终极目的是在胎膜破裂前终止妊娠而尽量减少医源性早产的影响。如果在产前诊断出前置血管,需要在分娩自发开始前择期行剖宫产术。有学者建议在 34～35 周分娩,以达到围生期发病率与死亡率之间的最佳平衡。也有人建议在孕 28～32 周住院治疗以防早产,并用类固醇药物促进胎儿肺成熟,在妊娠 36 周左右进行剖宫产。

26. 合并前置血管产妇手术需要注意什么?

合并前置血管的产妇进行剖宫产终止妊娠需要在有能力进行新生儿输血、抢救的医院进行。子宫切开前应充分考虑胎盘和异常血管位置。如果不小心撕裂了胎儿的血管,推荐立刻钳夹脐带以避免新生儿失血,不推荐延迟钳夹脐带。

27. 什么是胎盘植入?

胎盘植入是指胎盘绒毛异常侵入部分或全部子宫肌层的一组疾病。是产科严重的并发症之一,可导致产妇大出血、休克、子宫穿孔、继发感染,甚至死亡。

28. 胎盘植入如何诊断?

胎盘植入在产前缺乏典型的临床表现、体征及实验室指标。胎儿娩出后的临床表现为:胎盘娩出不完整、母体面粗糙,或胎儿娩出后超过 30 分钟,胎盘不能自行从子宫壁分离娩出,需用手剥离,部分徒手剥离困难或发现胎盘与子宫肌层粘连紧密无间隙。

29. 胎盘植入的诊断主要依靠什么?

经腹超声和经阴道超声都是评估胎盘位置和植入情况的常用方法。胎盘和膀胱之间低回声边界消失、胎盘和膀胱壁回声连续、胎盘内存在无回声区、静脉湖或者附着在子宫壁上的胎盘陷窝都高度提示胎盘植入。彩色多普勒超声和 MRI 可以用来作为辅助诊断的工具。

30. 胎盘植入的危险因素有哪些?

人工流产史、引产史、剖宫产史、产褥感染、子宫切开史、盆腔放疗史、前置胎盘、高龄被认为是导致胎盘植入的高危因素。对有高危因素的产妇,产前彩超筛查胎盘植入是必要的。

31. 胎盘植入的分型有哪些?

根据侵入肌层的程度,胎盘植入分为 3 种类型:胎盘粘连(侵入子宫浅肌层,缺乏分隔的蜕膜线)、胎盘植入(侵入子宫深肌层)和穿透性胎盘植入(穿透子宫肌层,并附着于子宫周围的组织,可能为膀胱、小肠、卵巢或其他周围的器官)。

32. 什么时候诊断出胎盘植入较为理想?

如果患者有前置胎盘或子宫手术史,那么就是胎盘植入的高危患者,必须在孕20~24 周仔细观察是否有胎盘植入的迹象。在产前就诊断出胎盘植入可以为治疗留出充足的时间，降低孕产妇死亡率。

33. 胎盘植入的严重程度与什么有关？

胎盘植入的严重程度与植入的位置、穿透的深度和受累的胎盘叶的数量有关。

34. 对于胎盘植入，产科一般如何处理？

除了局部植入的不需特别处理之外，其他类型的胎盘植入手术的难度可能很大，应采取个体化、多学科的治疗方案来制定分娩计划。一般采取择期剖宫产＋子宫全切术，术中不要试图去剥离胎盘。

35. 胎盘植入理想的终止妊娠的时机？

理想的终止妊娠的时机目前尚有争论，一般建议在孕 34～35 周左右行择期剖宫产＋子宫全切术。

36. 关于胎盘植入患者的麻醉该如何选择？

胎盘植入剖宫产术宜首选全身麻醉方案。

37. 胎盘早剥的定义？

胎盘早剥是指妊娠 20 周后至分娩前，胎盘组织部分或完全与子宫壁分离，发生率约 1%。

38. 胎盘早剥的危险因素有哪些？

孕妇的年龄、绒毛膜羊膜炎、酗酒、吸烟和创伤、高血压、胎盘早剥史、胎膜早破、使用可卡因等，都是胎盘早剥的危险因素。

39. 胎盘早剥的主要临床表现是什么？

胎盘早剥的主要表现为阴道出血、子宫压痛。

40. 胎盘早剥的主要风险是什么？

胎盘早剥的主要风险在于大量的出血可能积蓄在胎盘后方而无法经阴道流出，继而并发凝血功能障碍，危及产妇及胎儿生命安全。与没有胎盘早剥的产妇相比，孕产妇发生凝血功能障碍的可能性高 54 倍，胎儿死亡的可能性高 11 倍。

41. 胎盘早剥的麻醉如何选择？

选择区域麻醉或者全身麻醉取决于分娩的紧急程度、产妇血流动力学稳定性和凝血功能等。紧急手术、血流动力学不稳定者、凝血功能异常者宜首选全身麻醉。

42. 胎盘早剥的麻醉诱导药物如何选择？

麻醉诱导药物选择主要考虑减少对胎儿的影响。可以考虑选用丙泊酚、瑞芬太尼、七氟醚、罗库溴铵、顺阿曲库铵。

43. 胎盘早剥的麻醉管理要点有哪些？

全麻诱导与维持基本与普通剖宫产相同。重点关注血容量、血流动力学状态。及时补充血容量、预防急性肾功能衰竭、DIC 等。

44. 对于有 DIC 倾向的产妇，有哪些需要注意的？

对于有 DIC 倾向的产妇，在完善相关检查的同时，可谨慎预防性给予小剂量肝素，并补充凝血因子和血小板。

45. 妊娠期高血压疾病的分类？

妊娠期高血压疾病严重威胁母儿健康和安全，是产科常见的并发症，也是孕产妇死亡的重要原因之一，尤其子痫前期-子痫是导致孕产妇及围生儿病死率升高的主要原因之一。目前，将妊娠相关高血压疾病概括为 4 类，包括妊娠期高血压、子痫前期-子痫、妊娠合并慢性高血压、慢性高血压伴发子痫前期。

46. 妊娠期高血压疾病的病理生理改变有哪些？

妊娠期高血压疾病的病理生理改变包括，慢性子宫胎盘缺血、免疫不耐受、脂蛋白毒性、遗传印记、滋养细胞凋亡和坏死增多及孕妇过度耐受滋养细胞炎性反应等。

47. 妊娠期高血压的定义？

妊娠 20 周后首次出现高血压，收缩压 ≥140 mmHg 和（或）舒张压 ≥90 mmHg；尿蛋白检测阴性。收缩压 ≥160 mmHg 和（或）舒张压 ≥110 mmHg 为重度妊娠期高血压。

48. 妊娠期高血压一般什么时候恢复正常？

　　一般于产后 12 周内恢复正常。

49. 子痫前期的诊断标准是什么？

　　子痫前期：妊娠 20 周后孕妇出现收缩压≥140 mmHg 和（或）舒张压≥90 mmHg，伴有下列任意一项：尿蛋白定量≥0.3 g/24 小时，或尿蛋白/肌酐比值≥0.3，或随机尿蛋白≥（＋）（无条件进行蛋白定量时的检查方法）；无蛋白尿但伴有以下任何一种器官或系统受累：心、肺、肝、肾等重要器官，或血液系统、消化系统、神经系统的异常改变，胎盘-胎儿受到累及等。子痫前期也可发生在产后。

50. 如何诊断重度子痫前期？

　　子痫前期孕妇出现下述任一表现为重度子痫前期：

　　（1）血压持续升高不可控制。

　　（2）持续性头痛、视觉障碍或其他中枢神经系统异常表现。

　　（3）持续性上腹部疼痛及肝包膜下血肿或肝破裂表现。

　　（4）转氨酶水平异常。

　　（5）肾功能受损：尿蛋白定量＞2.0 g/24 小时；少尿或血肌酐水平＞106 μmol/L。

　　（6）低蛋白血症伴腹水、胸水或心包积液。

　　（7）血液系统异常：血小板计数呈持续性下降并低于 100×10^9/L；微血管内溶血。

　　（8）心功能衰竭。

　　（9）肺水肿。

　　（10）胎儿生长受限或羊水过少、胎死宫内、胎盘早剥等。

51. 什么是子痫？

　　子痫是在妊娠期或产后新发的惊厥抽搐或不能用其他原因解释的昏迷，伴有子痫前期的症状或体征。大多发生在产时或产后 24 小时内，也可以发生在无临床子痫前期表现时。

52. 妊娠合并慢性高血压有哪几种情况？

　　孕妇既往存在高血压或在妊娠 20 周前发现收缩压≥140 mmHg 和（或）舒张

压≥90 mmHg;或妊娠 20 周后首次发现高血压但持续到产后 12 周以后。

53. 什么是慢性高血压伴发子痫前期？

慢性高血压孕妇有下列情况的,则称为慢性高血压伴发子痫前期。

(1) 妊娠 20 周前无蛋白尿,妊娠 20 周后出现尿蛋白定量≥0.3 g/24 小时或随机尿蛋白≥(+),清洁中段尿并排除尿少、尿比重增高时的混淆。

(2) 妊娠 20 周前有蛋白尿,妊娠 20 周后尿蛋白量明显增加。

(3) 出现血压进一步升高等重度子痫前期的任何 1 项表现。

54. 子痫前期孕妇的高度风险因素有哪些？

多数子痫前期并无无明显风险因素。孕妇存在的或潜在的基础内科疾病及病理状况,包括高血压病、肾脏疾病、糖尿病、自身免疫性疾病如系统性红斑狼疮、抗磷脂综合征等为高度风险因素,既往子痫前期史、多胎妊娠和肥胖也为高度风险因素。

55. 妊娠期各类高血压疾病的诊断之间有无关联？

妊娠期各类高血压疾病的诊断之间存在转换性和进展性:当高血压伴有子痫前期的其他临床表现时则诊断为子痫前期;妊娠 20 周后发生的高血压,可能是妊娠期高血压,但要注意也可以是子痫前期的首发症状之一。

56. 妊娠期高血压疾病的治疗目的是什么？

妊娠期高血压疾病的治疗目的是预防重度子痫前期和子痫的发生,降低母儿围产期并发症发生率和死亡率,改善围产结局。

57. 妊娠期高血压疾病治疗的基本原则是什么？

正确评估整体母儿情况;孕妇休息镇静,积极降压,预防抽搐及抽搐复发,有指征地利尿,有指征地纠正低蛋白血症;密切监测母儿情况以预防和及时治疗严重并发症,适时终止妊娠,治疗基础疾病,做好产后处置和管理。

58. 子痫前期的处理要点是什么？

有指征地降压、利尿和纠正低蛋白血症,预防抽搐,镇静,密切监测母儿情况,预防和治疗严重并发症的发生,适时终止妊娠。

59. 子痫的处理要点是什么？

治疗抽搐，预防抽搐复发和并发症，病情稳定后终止妊娠。

60. 妊娠期高血压疾病降压治疗的目的是什么？

主要目的是预防心脑血管意外和胎盘早剥等严重母儿并发症。收缩压≥160 mmHg 和（或）舒张压≥110 mmHg 的高血压孕妇应进行降压治疗；收缩压≥140 mmHg 和（或）舒张压≥90 mmHg 的高血压孕妇建议降压治疗。

61. 妊娠期高血压疾病降压治疗的目标血压是多少？

未并发器官功能损伤的孕妇，收缩压控制在 130～155 mmHg，舒张压控制在 80～105 mmHg；并发器官功能损伤者，则收缩压应控制在 130～139 mmHg，舒张压控制在 80～89 mmHg；血压不可低于 130/80 mmHg，以保证子宫胎盘血流灌注。

62. 妊娠期高血压疾病降压有哪些需要注意的事项？

妊娠期高血压的降压治疗过程力求平稳，应注重个体化降压，血压波动不可过大；出现严重高血压或发生器官损害如急性左心室功能衰竭时，需紧急降压到目标血压范围，降压幅度不能太大，以平均动脉压的 10%～25% 为宜，24～48 小时达到稳定。

63. 妊娠期高血压疾病常用的降压药物有哪些？

常用的降压药物有：肾上腺素能受体阻滞剂、钙离子通道阻滞剂及中枢性肾上腺素能神经阻滞剂等。常用的口服降压药物有拉贝洛尔、硝苯地平或硝苯地平缓释片等，降压不理想时可使用静脉药，常用的有：拉贝洛尔、酚妥拉明；妊娠期一般不使用利尿剂降压，以防血液浓缩、有效循环血量减少和高凝倾向。不推荐使用阿替洛尔和哌唑嗪。硫酸镁不作为降压药使用。妊娠期禁止使用血管紧张素转换酶抑制剂（ACEI）和血管紧张素Ⅱ受体拮抗剂（ARB）。

64. 重度高血压和急性重度高血压如何降压？

对于未使用过降压药物者，可以首选口服，每 10～20 分钟监测血压，血压仍高则重复给药，2～3 次后若效果不明显则立即改用静脉给药，如口服速效硝苯地平 10 mg，若血压仍＞160/110 mmHg，再口服 20 mg；20 分钟复测血压未下降，可再口服 20 mg;20 分钟复测血压仍未下降,则改用静脉降压药物。

若在使用口服降压药物过程中出现持续性重度高血压,应考虑使用静脉降压药。降压达标后,仍需严密监测血压变化。

65. 苯巴比妥和苯二氮䓬类药物能用于子痫的预防或治疗吗?

硫酸镁是治疗子痫和预防抽搐复发的一线药物,控制子痫再次发作的效果优于地西泮、苯巴比妥和冬眠合剂等镇静药物;除非存在硫酸镁应用禁忌证或治疗效果不佳,否则不推荐使用苯巴比妥和苯二氮䓬类药物用于子痫的预防或治疗。

66. 子痫抽搐时硫酸镁如何使用?

静脉用药硫酸镁负荷剂量为 4~6 g,溶于 10% 葡萄糖溶液 20 mL,静脉推注 15~20 分钟,或溶于 5% 葡萄糖溶液 100 mL 快速静脉滴注,继而以 1~2 g/小时静脉滴注维持。24 小时硫酸镁总量为 25~30 g。镁离子中毒时停用硫酸镁并缓慢(5~10 分钟)静脉推注 10% 葡萄糖酸钙 10 mL。

67. 硫酸镁中毒如何治疗?

硫酸镁中毒主要表现为膝跳反射减弱或消失,尿量减少,呼吸困难,全身肌张力明显减退,甚至心跳停止。怀疑硫酸镁中毒,必须立即停止输注硫酸镁,检查血镁浓度,确认硫酸镁中毒者静脉给予 10% 葡萄糖酸钙 10 mL 或氯化钙 300 mg,必要时行气管插管、机械通气。

68. 硫酸镁是否会对胎儿产生不良影响?

硫酸镁可通过胎盘,使胎心率出现变异性减低,胎儿可能出现呼吸抑制、反射减弱。

69. 子痫前期患者什么情况下要行中心静脉置管?

持续少尿、肺水肿、产前或产后液体管理需要者应行中心静脉置管监测。

70. 子痫前期孕妇液体治疗有何需要注意的地方?

子痫前期孕妇需要限制补液量以避免肺水肿,除非有严重的液体丢失,通常不推荐扩容治疗。扩容可增加血管外液体量,导致心功能衰竭、肺水肿的发生等。

71. 子痫前期的严重并发症有哪些?

子痫前期的严重并发症包括重度高血压不可控制、高血压脑病和脑血管意外、子痫、心功能衰竭、肺水肿、完全性和部分性 HELLP 综合征、DIC、胎盘早剥和胎死宫内。

72. 子痫前期孕妇可以使用利尿剂吗?

子痫前期孕妇不主张常规应用利尿剂,如无血肌酐水平升高不建议常规补液。当孕妇出现全身性水肿、肺水肿、脑水肿、肾功能不全、急性心功能衰竭时,可酌情使用呋塞米等快速利尿剂。持续性少尿不推荐应用多巴胺或呋塞米。甘露醇主要用于脑水肿,甘油果糖适用于肾功能有损害的孕妇。

73. 子痫前期患者能预防性应用血管活性药物来防治椎管内麻醉引起的低血压吗?

子痫前期患者不建议预防性应用血管活性药物来防治椎管内麻醉引起的低血压。

74. 子痫前期产妇行腰麻时发生低血压,术中使用血管活性药物有何注意事项?

子痫前期产妇腰麻时低血压发生率低于非子痫前期,术中血管活性药物剂量应适当减少。如术前应用过含利血平成分的降压药物,禁用麻黄碱或肾上腺素,建议应用 α_1 受体激动剂。

75. 子痫前期患者的镇痛或麻醉如何选择?

一般情况下子痫前期患者首选椎管内麻醉或镇痛。与正常产妇相比,子痫前期患者行剖宫产的风险增加,因此使用椎管内分娩镇痛有利于在急诊剖宫产时选择硬膜外麻醉。

76. 子痫前期患者局麻药中能否加入肾上腺素?

含有肾上腺素的局部麻醉药可安全应用于子痫前期患者的硬膜外腔。但应谨慎使用,因为血管内意外注射肾上腺素可引起严重的急性高血压。

77. 麦角新碱能否用于子痫前期患者?

麦角类生物碱可能会诱发高血压危象,在子痫前期患者使用中应列为相对禁忌。需要时可考虑选用欣母沛替代。

78. 子痫前期患者可以进行椎管内穿刺吗?

尽管椎管内麻醉可能引起低血压,但对于子痫前期患者仍是较安全的麻醉方法。一般情况下子痫前期孕妇呈高凝状态,经阴道分娩或者剖宫产不应禁止椎管内镇痛或麻醉。重度子痫前期孕妇,尤其是有 DIC 风险存在时,椎管内麻醉或者拔除硬膜外导管前必须做血小板检查和凝血功能检查。

79. 子痫前期患者剖宫产选择全身麻醉的指征有哪些?

全身麻醉剖宫产的指征包括严重出血、持续性胎心减速、严重血小板减少、HELLP 综合征以及其他凝血疾病等。

80. 子痫前期患者行剖宫产全身麻醉有哪些注意事项?

(1) 注意预防误吸,术前可静脉给予 10 mg 甲氧氯普胺或 H_2 受体阻滞剂,或口服 30 mL 抗酸剂。

(2) 适当延长面罩纯氧自主呼吸时间,控制呼吸时注意气道压力不要过高。

(3) 可选用 1.5 mg/kg 琥珀胆碱以创造满意的插管条件。

(4) 可选用 2 mg/kg 左右的丙泊酚进行麻醉诱导。

(5) 术中和术后继续给予硫酸镁。

(6) 选用气管插管者,应选择较细的气管导管。亦可选择喉罩,以减低置管时的刺激。

(7) 病情严重者建议行连续动脉压监测。

(8) 根据需要给予抗高血压药物。

81. 子痫前期患者行剖宫产全身麻醉诱导时可选用哪些药物来预防高血压?

诱导前可给予拉贝洛尔、硝酸甘油、硝普钠或瑞芬太尼来减轻气道置管引起的高血压。

82. 子痫前期-子痫的前驱症状有哪些?

子痫前期-子痫在临床上可以跳跃性发展,并非都是渐进性发展,78%～83%

的子痫孕妇会有不同的前驱症状,如持续性枕部或前额的疼痛、视物模糊、畏光、精神状态改变等。头痛可以反映颅内压升高、脑水肿和高血压脑病等。子痫还可发生在无任何前驱症状的孕妇。

83. 子痫前期的预警信息有哪些?

子痫前期的预警信息包括病理性水肿、体重过度增加、血压处于正常高限、血压波动、胎儿生长受限趋势、血小板计数呈下降趋势及无原因的低蛋白血症等。

84. 重度子痫前期患者实施全身麻醉有哪些注意事项?

重度子痫前期患者实施全身麻醉需要考虑以下几个问题:

(1) 患者气道安全问题。

(2) 置入通气装置引起的高血压反应问题。

(3) 硫酸镁对神经肌肉传递和子宫张力的影响。

(4) 胎儿或新生儿安全问题。

85. 子痫典型的惊厥症状是什么样子的?

多数子痫典型的惊厥往往是突然发作,从面部抽动开始,接着是 15～20 秒的强直相,伴有持续约 1 分钟的呼吸停止的全身阵挛,之后进入伴有不同程度昏迷的发作后状态。

86. 子痫孕产妇死亡的最常见原因是什么?

脑血管意外是子痫孕产妇死亡的最常见原因。当持续收缩压≥160 mmHg、舒张压≥110 mmHg 时要积极降压以预防心脑血管并发症。

87. 子痫发作时的紧急处理包括哪些?

包括一般急诊处理、硫酸镁和降高血压药物的应用、预防抽搐复发、适时终止妊娠、预防并发症等。

88. 妊娠期高血压疾病终止妊娠的决定性因素是什么?

孕妇因素和胎盘-胎儿因素的整体评估是终止妊娠的决定性因素,需要个体化处置,既不失终止妊娠时机又要争取促胎肺成熟的时间。

89. 妊娠期高血压疾病的麻醉选择原则是什么？

主要是根据相关脏器受损情况，并综合考虑妊娠期高血压疾病的病理生理改变及母婴安全来选择。对于无凝血功能异常、无循环衰竭的产妇，建议首选椎管内麻醉；对于昏迷、休克、子痫、凝血功能异常者，建议选择全身麻醉。

90. 妊娠期高血压疾病麻醉期间的容量管理原则是什么？

不建议积极的容量扩充来改善血流动力学参数，除非有明确的容量不足的证据。

91. 对于妊娠期高血压疾病产妇，全麻诱导有哪些注意事项？

全麻诱导可伍用硫酸镁、右美托咪定或利多卡因等药物，以减轻气管插管的应激反应，避免血流动力学波动过剧，但同时应适当降低全麻诱导药物剂量，特别是麻醉前应用较大剂量硫酸镁的患者。亦可选用喉罩来替代气管内插管以减轻气管插管的应激反应。

92. 妊娠期高血压疾病孕妇如何选择终止妊娠的方式？

要注意个体化处理。如无剖宫产术指征，原则上考虑阴道试产；如果短时间内不能经阴道分娩，病情有可能加重者，可考虑放宽剖宫产术的指征；已存在严重并发症者，剖宫产术是迅速终止妊娠的手段。

93. HELLP 综合征有什么临床表现？

HELLP 综合征以溶血、转氨酶水平升高及低血小板计数为特点，是重度子痫前期的一种特殊情况，多数发生在产前也可以发生在产后。典型症状为全身不适、右上腹疼痛、体重骤增、脉压差增大。少数孕妇可有恶心、呕吐等消化系统表现，高血压、蛋白尿的表现可不典型。

94. HELLP 综合征的诊断标准是什么？

（1）微血管内溶血：LDH 水平升高；外周血涂片见破碎红细胞、球形红细胞；胆红素$\geq$20.5 μmol/L；血红蛋白轻度下降。

（2）转氨酶水平升高：ALT$\geq$40 U/L 或 AST$\geq$70 U/L。

（3）血小板计数减少：血小板计数$<$100$\times$10^9/L。

95. HELLP 综合征应与哪些疾病鉴别？

应注意与血栓性微血管疾病重叠的症状，注意与血小板减少性紫癜、溶血性尿毒症综合征、妊娠期急性脂肪肝、抗磷脂综合征、系统性红斑狼疮等鉴别。注意 HELLP 综合征伴有抗磷脂综合征时，易发展为灾难性的抗磷脂综合征。

96. 如何看待 LDH 在 HELLP 综合征中的作用？

LDH 水平升高是诊断 HELLP 综合征微血管内溶血的敏感指标，常在血清间接胆红素水平升高和血红蛋白降低前出现。

97. HELLP 综合征输注血小板和使用肾上腺皮质激素的注意事项有哪些？

（1）血小板计数 $>50\times10^9$/L 且不存在过度失血或血小板功能异常时，不建议预防性输注血小板或剖宫产术前输注血小板。

（2）血小板计数 $<50\times10^9$/L 可考虑肾上腺皮质激素治疗。

（3）血小板计数 $<50\times10^9$/L 且血小板计数迅速下降或者存在凝血功能障碍时考虑输注血小板。

（4）血小板计数 $<20\times10^9$/L 时阴道分娩前强烈建议输注血小板，剖宫产术前建议输注血小板。

98. HELLP 综合征终止妊娠的时机如何选择？

绝大多数 HELLP 综合征孕妇应在积极治疗后终止妊娠；目前不推荐期待治疗，可酌情放宽剖宫产术的指征。

99. HELLP 综合征的麻醉方式如何选择？

可根据病情、医疗设备和技术条件，由麻醉医师选择麻醉方式。血小板计数 $>75\times10^9$/L，无凝血功能障碍和进行性血小板计数下降，可以考虑区域麻醉。对于病情严重者，建议选择全身麻醉。

100. 高出血风险剖宫产手术术前需要做哪些准备？

高出血风险剖宫产手术需要产科、麻醉科、介入科和输血科等医师共同参与。术前超声和磁共振检查可以为前置胎盘或胎盘植入提供诊断依据，预防性使用动脉球囊阻断，及时有效的控制术中出血，球囊置入还可以用于术后持续出血的患者。应开放大静脉做好补液输血准备，建议进行有创血压监测，准备自体血回收装置,做好抢救和输血准备,同时做好新生儿抢救的准备工作。

（姚伟瑜）

参考文献

［1］ Michael A. Gropper 著.邓小明,黄宇光,李文志译.米勒麻醉(第9版)［M］.北京：北京大学医学出版社,2021.

［2］ 邓小明,姚尚龙,于布为,等.现代麻醉学(第5版)［M］.北京：人民卫生出版社,2021.

［3］ Fun-Sun F. Yao, Vinod Malhotra, Jill Fong, Nilolaos J. Skubas.姚氏麻醉学：问题为中心的病例讨论(第8版)［M］.北京：北京大学医学出版社,2018.

［4］ 中华医学会麻醉学分会.中国麻醉学指南与专家共识(2017版)［M］.北京：人民卫生出版社,2017.

第九章

妊娠合并糖尿病、高血压、
心脏病等麻醉问题、
胎位不正麻醉镇痛及
剖宫产术后镇痛问题

第一节　妊娠合并糖尿病

1. 妊娠期糖尿病的定义是什么?

　　妊娠期首次诊断糖尿病或糖耐量减低,称为妊娠糖尿病。妊娠糖尿病发病率有逐年上升趋势。糖尿病患者可能发生多种急慢性并发症,以下三种为主要的急性并发症：糖尿病酮症酸中毒、非酮症高血糖状态和低血糖。

2. 妊娠期血糖应该控制在什么水平?

　　糖尿病患者孕前及孕前期要严格控制血糖：妊娠前血糖应控制在餐前 3.33～5.3 mmol/L。妊娠期控制在：餐前 30 分钟 3.3～5.3 mmol/L,餐后 2 小时 4.4～6.7 mmol/L;夜间 4.4～6.7 mmol/L。饮食控制目标：既能保证和提供妊娠期热量和营养需要,又要避免餐后高血糖或饥饿性酮症出现,保证胎儿正常发育。

3. 妊娠期高血糖对母体和胎儿新生儿的影响?

　　妊娠前及妊娠期糖尿病,都与妊娠期高血压、羊水过多以及剖宫产的发生率相关,并且增加器械助产率。糖尿病孕妇早产发生率高于正常孕妇 2～3 倍。妊娠糖尿病孕妇巨大胎儿(≥4 000 g)发生率增高 2～3 倍。巨大胎儿增加剖宫产率、肩先露难产率和阴道分娩缠上风险。妊娠前糖尿病患者,妊娠胎儿畸形发生率是非糖尿病者的 5 倍。妊娠糖尿病患者新生儿发生新生儿呼吸窘迫综合征是非糖尿病者的 6～23 倍,发生新生儿低血糖高 6～16 倍,发生新生儿高胆红素血症高 2～5 倍。

4. 妊娠合并糖尿病分娩方式如何选择?

根据母体和胎儿的具体情况决定分娩时机,如果产前诊断显示胎儿情况稳定,一般选择在 38 周以后结束妊娠,如果产前检查胎儿有异常,并且胎儿肺已成熟,可立即分娩。分娩方式需要产科医师通过评估:胎儿体重、胎儿状态、宫颈管扩张和消失及分娩史来决定。对明确巨大胎儿诊断的糖尿病孕妇,一般选择剖宫产以避免肩难产发生。

5. 妊娠合并糖尿病经阴道分娩是否能做椎管内镇痛?

只要是经过产科医生评估可行阴道分娩或试产的孕妇,在没有椎管内麻醉禁忌证的情况下,均可行椎管内分娩镇痛。镇痛前需要对孕妇进行评估的项目:凝血功能、肝肾功能、血常规、体重指数、血压、胎心率,以及是否有糖尿病末梢神经并发症。

6. 糖尿病孕妇椎管内麻醉注意事项?

妊娠合并糖尿病孕妇剖宫产比率较高,剖宫产麻醉一般情况首选椎管内麻醉。糖尿病孕妇椎管内麻醉下剖宫产可能会有新生儿娩出后脐带血 pH 降低和低血糖的风险以及母体感染风险,为了避免这些风险至少要做到:① 围术期母体血糖控制满意;② 麻醉前用非葡萄糖平衡盐液;③ 及时、有效地纠正低血压;④ 椎管内麻醉严格无菌操作。

7. 糖尿病孕妇全身麻醉选择原则及注意事项?

对椎管内麻醉禁忌证的妊娠合并糖尿病孕妇剖宫产,需要选择全身麻醉。尚无文献支持糖尿病会影响全身麻醉药在孕妇体内的药代动力学和药效学。全身麻醉注意事项:① 术前评估:糖尿病病程、血糖控制情况、体重指数、颈部活动情况(注意糖尿病性关节强直综合征),糖尿病合并血管性、神经系统病变情况等;② 准备困难气道用具,首选视频喉镜插管,备用纤支镜、光棒等;③ 全麻用药及管理按剖宫产全身麻醉规范实施。

第二节　妊娠合并高血压

8. 妊娠期高血压疾病的定义是什么？

妊娠期高血压疾病是妊娠与血压升高并存的一组疾病，包括妊娠期高血压、子痫前期、子痫，以及慢性高血压并发子痫前期和慢性高血压合并妊娠。该组疾病严重影响母婴健康，是孕产妇和围产儿病死率升高的主要原因。

9. 妊娠期高血压有哪些危害？

妊娠期高血压的基本病理生理变化是孕妇全身小血管（主要是小动脉）痉挛、血管内皮损伤及局部缺血。全身各系统各脏器血液灌注减少，对母儿造成危害。① 脑：脑血管痉挛、通透性增加、脑水肿、血栓及出血等；② 肾脏：肾小球扩张、内皮细胞肿胀通透性改变造成蛋白漏出，继之肾功能损害；③ 肝脏：肝功能异常、肝包膜下血肿甚至肝破裂；④ 心血管：血管痉挛造成外周阻力增加心肌收缩力及后负荷增加使心输出量减少，加之血管内皮细胞受损是通透性增加，导致心肌缺血、间质水肿、心力衰竭；⑤ 血液容量：血管痉挛、通透性增加使血液浓缩；⑥ 凝血：一般为高凝状态，重症者可发生微血管病变性溶血，使血小板减少、肝酶升高、溶血；⑦ 内分泌：血浆胶体渗透压降低，细胞外液超过正常孕妇，电解质一般无明显异常，但子痫发作可引起缺氧酸中毒；⑧ 子宫胎盘血流灌注：胎盘灌注下降，胎盘功能下降，胎儿生长受限，并且易发生胎盘早剥。

10. 妊娠期抗高血压药物对胎儿有影响吗？

降压治疗目的：预防子痫、心脑血管意外及胎盘早剥。目标血压：收缩压应控制在130～155 mmHg，舒张压应控制在80～105 mmHg，降压要平稳，不能波动太大。常用降压药：口服拉贝洛尔、硝苯地平，或静脉尼卡地平。孕妇不建议使用利尿剂降压，禁止使用血管紧张素转换酶抑制剂和血管紧张素Ⅱ受体拮抗剂。推荐使用的降压药对胎儿新生儿无明显影响。

11. 麻醉前是否停用抗高血压药物？

目前妊娠期高血压治疗除了推荐的降压药物之外，产科医师可能同时使用阿司匹林，一般用量在100 mg/d以下。麻醉手术前不需要停用患者正在口服的降压药,阿司匹林在 100 mg/d 以下时,凝血功能正常情况下,也不需要停药,不影响椎管内麻醉。

12. 重度子痫前期终止妊娠的原则?

妊娠<26 周经治疗病情不稳定者建议终止妊娠;妊娠 26～28 周根据母胎情况及当地母儿诊疗能力决定是否继续妊娠;妊娠 28～34 周,如病情不稳定经积极治疗 24～48 小时病情仍加重,促胎肺成熟后终止妊娠;妊娠 37 周后的重度子痫前期应终止妊娠。

13. 重度子痫前期急诊剖宫产要注意的问题?

麻醉前评估注重:是否困难气道、母体血压、凝血功能及体液平衡。

急诊子痫前期患者血压往往控制不好,要注意患者神态,有无头痛、胸痛、腹痛。凝血功能及血小板检测结果尽量要当天的。急诊患者还要注意是否饱胃。

术中管理:除常规监测外行桡动脉置管连续监测血压、间断血气分析。据文献报道这类患者中心静脉置管不是必须。如需全身麻醉,注意术前使用硫酸镁的孕妇对肌松药敏感。

子痫发作管理:子痫发作时首先要保持呼吸道通畅、维持呼吸、循环功能稳定,避免声、光刺激,预防坠地、唇舌咬伤。静脉滴注硫酸镁,静脉注射地西泮控制抽搐,气管插管时可给予丙泊酚和肌肉松弛剂,气管插管时注意反流误吸。控制血压:收缩压≥160 mmHg,舒张压≥110 mmHg 时要积极降压,以防心脑血管意外。

14. 妊娠合并高血压孕妇剖宫产术中防治低血压措施?

有研究表明,与正常孕妇相比患有重度子痫前期的孕妇椎管内麻醉后更容易出现低血压,出现低血压时可使用血管收缩药治疗,但需要注意的是,要小剂量静脉缓慢注射(或滴管滴注):去氧肾上腺素 25～50 μg 或 5～10 μg 肾上腺素,或者 1 mg 甲氧明。妊娠高血压患者麻醉后的低血压不宜快速大量输液来升血压。

15. 妊娠合并高血压疾病孕妇分娩方式选择?

妊娠高血压患者如无剖宫产指征,原则上考虑阴道试产。但如果不能短时间内阴道分娩并且病情在加重,可考虑剖宫产。>34 周的重度子痫前期孕妇也可尝试阴道试产。有报道:对于子痫前期孕妇剖宫产,手术的应激更增加孕产妇风险。

16. 妊娠合并高血压疾病孕妇剖宫产麻醉方式选择？

大量研究表明，妊娠合并高血压、子痫前期孕妇椎管内麻醉有明显优势，应优先选择椎管内麻醉：腰硬联合或者硬膜外。明显凝血功能障碍或血小板降低明显的重度子痫前期患者、胎盘早剥或胎儿紧急情况者需要全身麻醉。

17. 妊娠合并高血压疾病孕妇经阴道分娩是否行椎管内镇痛？

妊娠合并高血压及子痫前期孕妇阴道试产时行椎管内分娩镇痛的优势：① 早期实施椎管内镇痛，留置硬膜外导管，可在紧急剖宫产时避免全身麻醉。② 有效的镇痛可抑制孕妇因疼痛引起的儿茶酚胺增高、血压升高。③ 椎管内分娩镇痛，抑制交感神经，增加胎盘血流，减少胎儿缺氧。需要注意的是：对子痫前期孕妇凝血功能和血小板要动态监测，把握椎管内麻醉禁忌证。

18. HELLP 综合征临床表现及诊断？

HELLP 综合征以溶血、肝酶升高及血小板减少为特点，常危及母儿生命。病理改变与妊娠期高血压相同，可并发肺水肿、胎盘早剥、体腔积液、产后出血、DIC、肾衰竭、肝破裂等，死亡率高。

临床表现：常见主诉右上腹或上腹部疼痛、恶心、呕吐，少数可有轻度黄疸、血尿、消化道出血。可发生于妊娠中期至产后数日，70％发生在产前。

诊断：诊断主要为实验室检查：因红细胞破裂，血清总胆红素≥20.5 $\mu mol/L$，血清结合珠蛋白＜250 mg/L。肝酶升高 ALT≥40 U/L 或 AST≥70 U/L，LDH 水平升高。血小板减少≤$100×10^9/L$。

19. HELLP 综合征剖宫产麻醉选择和管理要点？

如果血小板＞$75×10^9/L$（应为当天数值），凝血功能正常，可选择椎管内麻醉。因凝血功能异常一般选用全身麻醉，没有全身麻醉条件的医院也有用局部浸润麻醉下剖宫产，但麻醉不完善会增加孕妇应激反应而引起血压升高。HELLP 综合征剖宫产全身麻醉管理要点：① 血小板＜$20×10^9/L$ 时要输注血小板；② 困难气道预判：首选视频喉镜行气管插管，选小一号气管导管 ID 6.5～7.0[#] 尽量减少气道损伤；③ 用药重点关注母体安全，兼顾胎儿、新生儿；④ 注重团队合作，注重分娩后管理。

第九章

20. 妊娠合并高血压疾病孕妇剖宫产术后有哪些注意事项？

妊娠高血压患者产后发生子痫和 HELLP 综合征者有一定比率，而由于术中出血、输血输液而出现的容量问题，造成术后心力衰竭较为多见。

术后注意事项：① 继续连续监测血压、实验室检查、尿量监测；② 继续口服术前使用的降压药至少 6 天后根据情况逐渐停药；③ 重度子痫前期患者产后要继续使用硫酸镁至少 24~48 小时；④ 对剖宫产术后产妇要进行完善镇痛，减少疼痛引起的应激反应；⑤ 预防心脑血管意外及血栓发生。

第三节　妊娠合并心脏病

21. 妊娠合并心脏病有哪些常见类型？

由于妊娠期及围生期孕产妇循环生理改变，会加重或诱发原有的心脏疾病，妊娠合并心脏病孕产妇死亡率位居我国孕产妇死亡第一或第二位。常见妊娠合并心脏病类型：① 左向右分流型先天性心脏病：最常见房间隔缺损，风险与缺损大小有关，缺损面积<1 cm^2，一般无症状，可耐受分娩。缺损面积大，病史长，可能有明显的肺动脉高压，心力衰竭发生率高；室间隔缺损，缺损面积<1 cm^2，一般症状不明显，可顺利渡过妊娠分娩，缺损较大的症状出现早，一般在儿童期手术治疗。未经治疗的较大室间隔缺损合并妊娠，可能出现较重肺动脉高压，右向左分流或艾森曼格，死亡率较高。② 右向左分流型先天性心脏病：常见法洛四联症和艾森曼格综合征，此类患者对妊娠耐受极差，孕妇和胎儿死亡率可高达 50%，此类患者不宜妊娠，万一妊娠要尽早终止。③ 无分流型心脏病：肺动脉狭窄、主动脉狭窄，轻度可耐受妊娠分娩，中重度需先行手术矫正后再根据情况决定妊娠。如遇到将分娩的中重度肺动脉或主动脉狭窄孕妇，尽量在三甲综合医院分娩。④ 风湿性心脏病，病变累及瓣膜，以二尖瓣狭窄最多见，风险与瓣口狭窄程度相关，狭窄严重者易出现肺水肿和心力衰竭，分娩时和分娩后死亡率高。⑤ 心肌病，如围生期心肌病：指发生于妊娠晚期至产后 6 个月内的扩张型心肌病，其特征为既往无心血管疾病史孕妇出现心肌收缩功能障碍和充血性心力衰竭。主要临床表现：呼吸困难、心悸、咳嗽、咯血、胸痛、肝大等心力衰竭症状。超声心动图示心脏普遍增大，射血分数降低，围生期死亡率高，再次妊娠易复发。

22. 围生期心肌病孕妇剖宫产麻醉处理注意事项?

围生期心肌病分型:围生期心肌病(扩张型心肌病)、肥厚型心肌病、应激性心肌病等。

术前:多学科评估孕妇心肌病类型及心脏功能,尽量控制心力衰竭症状,使用正性肌力药或主动脉球囊反搏,根据心肌病分型、患者状况、医院整体水平及麻醉科医生知识水平和临床经验选择手术方式及麻醉方式。病情难以控制者准备联合手术:剖宫产+心脏移植。

术中:麻醉选择,对术前心力衰竭症状控制较好的孕妇,可行椎管内麻醉,局麻药不要加用肾上腺素,局麻药缓慢给药,逐渐达到麻醉效果,维持循环稳定。存在难以控制的心力衰竭症状孕妇可直接全身麻醉。采取尽量多的监测手段:连续动脉血压、中心静脉置管、经食管超声等。在术中无大出血的情况下可以限制性输液,以晶体液为主。

术后:剖宫产术后 72 小时内也是心力衰竭的高发期,注意事项:① 给产妇完善镇痛、保证充分休息;② 连续循环监测,尽快达到液体负平衡;③ 心功能Ⅲ级及以上者,不宜哺乳。

23. 妊娠期心脏血管影像学检查对胎儿的影响?

检查项目包括:心脏超声检查、心脏磁共振检查、心导管检查、CT 血管造影检查。原则上首选超声和磁共振检查;心导管检查时要严格遵守:使用达到诊断效果的最小辐射剂量原则;冠脉血管 CT 造影辐射量小于侵入性冠脉血管造影。遵循这些基本原则,将孕期影像学检查对胎儿的影响降到最小。在这些心脏检查中,胎儿并不是直接暴露于电辐射,所以胎儿的辐射剂量一般检测不到,不用过度担心。

24. 妊娠期心脏病药物治疗时药物选择及对胎儿影响?

考虑到药物对胎儿可能的影响,妊娠期心脏病药物治疗要谨慎选择。① β-受体阻滞剂(拉贝洛尔)、钙通道阻滞剂(硝苯地平、氨氯地平):无证据表明这两类药物对胎儿有致畸作用。② 硝酸盐类治疗孕期心肌病患者心绞痛,可以长期安全使用。③ 地高辛:治疗妊娠期心肌病和心律失常,无报道对胎儿的不利影响。

25. 妊娠期主动脉夹层发病原因?

主动脉夹层发生的主要原因:主动脉壁张力增加(高血压)和主动脉壁结构异

常(动脉粥样硬化、遗传性结缔组织病)。妊娠期主动脉夹层发病原因：① 妊娠期心血管变化可能导致动脉壁张力及内膜剪切力增加。② 雌激素介导的胶原沉积改变和弹性蛋白酶的作用使血管壁变薄。③ 妊娠期控制不好的高血压。④ 遗传因素：遗传性结缔组织病(马方综合征)。

26. 妊娠期主动脉夹层临床表现？

剧烈胸痛是主动脉夹层患者最为普遍的临床表现，其导致的疼痛常被描述为撕裂样或刀割样持续性难以忍受的锐痛。疼痛的部位和性质可提示主动脉夹层破口的部位及进展情况，一发作即达高峰的剧烈胸痛(撕裂样痛)，且随着夹层进一步发展，疼痛部位可发生相应变化。近端主动脉夹层疼痛部位常位于胸骨后，远端主动脉夹层部位常位于两肩胛骨之间。大多数患者合并高血压，且两上肢或上下肢血压相差较大，如果出现心脏压塞、血胸或冠状动脉血受阻而引起心肌梗死，则可能出现低血压夹层破裂，表现为严重的休克。

27. 妊娠期合并主动脉夹层病情处理？

鉴于主动脉夹层病情凶险，患有主动脉夹层的孕妇，应在具有能够进行主动脉手术修复的综合医疗机构分娩。所有马方综合征的孕妇，在整个孕期都应该接受β-受体阻滞剂治疗，以减少主动脉扩张的发生率，并且监测主动脉根部内经(1～2次/月超声监测)，主动脉根部<4.0 cm 发生主动脉严重并发症较少。如果早中孕期发生了 A 型主动脉夹层，行外科手术修复时低温和围术期刺激对胎儿有风险。如果发生在妊娠28周后可行联合手术。

28. 妊娠期合并主动脉夹层的麻醉管理？

在谨慎地控制血压达到稳定的情况下，在连续监测主动脉根部(<4.0 cm)没有任何增宽和发展，可进行椎管内麻醉或者全身麻醉下剖宫产术，注意马方综合征可能存在椎管异常，椎管内麻醉操作困难的情况。不管哪种麻醉方法，术中需要行有创动脉监测，或者更先进更多的循环监测手段。维持围术期血压稳定，在保证胎盘灌注的情况下尽量做降压治疗。术中注意子宫收缩剂谨慎使用。

29. 妊娠合并房间隔缺损分娩方式选择？

没有任何症状的妊娠合并房间隔缺损或经修复的房间隔缺损患者，只要能耐受至分娩期，可在分娩镇痛下经阴道分娩或试产。未经修复的房间隔缺损易并发子痫前期,根据情况可能需要提早终止妊娠,根据具体情况选择经阴道分娩或剖宫产。

30. 妊娠合并房间隔缺损麻醉方法?

对没有出现艾森曼格综合征的房间隔缺损孕妇剖宫产时,在没有椎管内麻醉禁忌证情况下首选择椎管内麻醉。未经修补的房间隔缺损患者易发生室上性和室性心律失常,血栓气栓栓塞风险也高。在行椎管内麻醉操作时要避免使用空气阻力消失试验,以防过多气体进入硬膜外(食管超声发现经硬膜外推注气体在 15 秒内即可在右心发现气泡)。全身麻醉也是房间隔缺损孕妇剖宫产手术安全的麻醉方法。不论哪种麻醉方法,注意维持术中循环稳定,尽量避免升高肺动脉压力的任何药物和操作。

31. 室间隔缺损患者能否妊娠?

修复后的室间隔缺损或者很小的缺损面积,并且无肺动脉高压者,可耐受妊娠。未经修复且伴有肺动脉高压,特别是出现了艾森曼格综合征的患者,不建议妊娠。如意外妊娠要尽早行治疗性人工流产。

32. 艾森曼格综合征与妊娠的关系?

妊娠可加重已存在的肺动脉高压,导致右心力衰竭;正常妊娠导致的体循环阻力下降可加重右向左分流;妊娠期对氧需求增加,但孕妇功能残气量减少,使艾森曼格综合征合并妊娠的孕妇更容易发生较为严重地低氧,导致胎儿生长受限或死亡;艾森曼格综合征孕妇死亡率可高达 30%～50%。

33. 妊娠合并肺动脉高压的原因和诊断?

妊娠合并肺动脉高压患者,约有 60% 孕前已有肺动脉高压存在,约 30% 孕期才发现。即使如目前的医疗水平,妊娠合并肺动脉高压患者死亡率仍在 30～50%。引起肺动脉高压原因:① 先天性心脏病;② 特发性肺动脉高压;③ 结缔组织疾病;④ 药毒物引起的;⑤ 门脉高压等。

肺动脉高压诊断标准:静息时平均肺动脉压力$\geqslant$20 mmHg,运动时平均肺动脉压力$\geqslant$25 mmHg。根据临床症状心肺功能级别分为四级:Ⅰ 级,一般活动不引起气喘、胸闷;Ⅱ 级,休息时无症状,活动时有呼吸困难、胸痛、乏力等;Ⅲ 级,体力活动明显受限,轻微活动既有呼吸困难症状;Ⅳ 级,休息状态下呼吸急促,右心力衰竭症状。

34. 妊娠合并肺动脉高压剖宫产的麻醉选择和管理要点？

术前进行多学科会诊,根据患者术前检查和症状评估选择分娩方式,对Ⅰ级患者经阴道分娩不是禁忌,可在椎管内分娩镇痛下阴道分娩或试产。Ⅱ级及以上的孕妇可选择择期剖宫产术。

（1）麻醉选择：Ⅰ级、Ⅱ级孕妇可考虑椎管内麻醉,优点是不增加肺血管阻力,缺点是交感神经阻滞引起血压下降,注意控制。Ⅲ级、Ⅳ级全身麻醉对术中术后可能出现的危重情况抢救更有利。

（2）麻醉管理要点：防治低血压发生,避免任何引起肺动脉压力升高的因素。防治血压下降,避免使用降压药,有可能需要多巴胺等维持心肌收缩力;术中继续使用降肺动脉压力药物;没大出血时限制性输液;完好的镇痛和麻醉深度维持;防治低氧血症和酸中毒;可备用 ECMO。

35. 妊娠合并二尖瓣狭窄剖宫产麻醉管理要点？

妊娠合并二尖瓣狭窄会加重加速肺水肿的发生,并且更容易发生房性快速心律失常(房颤、房扑),心律失常加之妊娠期高凝状态,更容易出现血栓栓塞风险。麻醉管理要点：有创连续血压监测、中心静脉压力监测、经食管超声监测等;维持较慢正常的心率和心律;避免子宫压迫下腔静脉;维持循环尽量稳定,让麻醉缓慢起效,减少血管活性药使用机会;限制术中术后液体输入,防治肺水肿发生;保证心肌氧供,减少氧耗。术后是心力衰竭肺水肿高发期,要继续严密监测,积极防治。

36. 妊娠合并主动脉瓣狭窄剖宫产麻醉管理要点？

妊娠合并主动脉瓣狭窄最常见的原因是先天性二叶型主动脉瓣,其次为风湿性心脏病。正常主动脉瓣环口面积为 $3.0\sim4.0\ cm^2$,当瓣环口面积 $<1.5\ cm^2$ 时,患者出现临床症状。有明显临床症状的重度狭窄孕妇剖宫产首选全身麻醉。麻醉管理目标：维持正常心率和足够的外周血管阻力;维持血管内容量及静脉回流,避免腔静脉受压;避免麻醉药对心肌的抑制;保证术中氧供,避免酸中毒;可用血管活性药纠治低血压,避免使用正性肌力药。

37. 妊娠期常见心律失常有哪些类型？

妊娠期心律失常发生率比正常人升高,常见的心律失常有：① 室上性心律失常,主要是房性期前收缩(房性早搏,较常见),心房颤动(房颤,较少见),预激综合征等。② 室性心律失常：室性心律失常与潜在的结构性心脏病有关,诊断时要排除心肌病。常见有偶发或频发室性早搏,特发性室性心动过速,可使用利多卡因治疗。③ 长 QT 综合征:心电图显示 QT 间期延长,有遗传因素、药物、电解质紊乱、心肌病等原因,首先治疗原发病,有症状者可置入起搏器。

38. 妊娠合并心律失常治疗原则?

妊娠合并心律失常如有明显症状的室上行和室性心律失常可使用 β-受体阻滞剂、胺碘酮治疗,危及生命或血流动力学不稳定的心律失常,如房性心动过速、房颤和有脉搏的室性心动过速都可以使用同步电复律,无脉性或多形性的室性心动过速可进行非同步电复律治疗。心脏电复律治疗可在整个孕期安全实施。在进行电复律治疗时要严密监测胎心。

39. 妊娠合并心律失常介入治疗麻醉注意事项?

妊娠期出现影响血流动力学稳定的心律失常时,可能需要介入治疗。在行心脏电复律或心脏射频消融时,一般需要麻醉,可选用镇静镇痛或全身麻醉。一般镇静镇痛首选,术前要注意禁食,术中预防反流误吸,子宫左倾位,监测胎心率,苯二氮䓬类、阿片镇痛药和丙泊酚可选用。

40. 妊娠合并心律失常剖宫产手术麻醉注意事项?

妊娠合并心律失常孕妇剖宫产时,血压正常者首选椎管内麻醉,术中注意严密监测心电图,最好进行连续有创血压监测,备用抗心律失常药物;合并血流动力学不稳定的心律失常时可选择全身麻醉,根据情况,合理使用抗心律失常药和血管活性药物维持血流动力学稳定,有条件时可在剖宫产手术同时行介入手术。

41. 孕期心律失常哪些情况需要放置起搏器?

有症状的心动过缓、间歇性心脏停搏超过 3 秒及房室结后节律逃逸伴随心率<40 次/min,可安装永久性或临时起搏器;妊娠合并心动过缓并且血流动力学不稳定的孕妇可考虑安装临时起搏器。

42. 妊娠合并心脏疾患哪些情况要谨慎使用缩宫素?

缩宫素主要作用于子宫平滑肌,引起子宫平滑肌收缩,常见不良反应:胃肠道平滑肌痉挛,恶心呕吐;支气管平滑肌痉挛,胸闷、血氧饱和度下降;过敏、过敏性休克;血压下降心律失常;或血压升高;妊娠合并心力衰竭、二尖瓣狭窄、主动脉瓣狭窄、肺动脉高压等患者,都需要谨慎使用缩宫素或者不用,使用时从小剂量开始,如5 μ/次。

43. 孕期心脏病药物使用禁忌?

在分娩前发生心梗的孕妇需慎重使用糖皮质激素,因糖皮质激素与心梗后左心室游离壁破裂密切相关。肥厚性梗阻性心肌病和瓣膜病变孕妇,分娩前后应慎用硫酸镁。产科医生应严密监察主动脉瓣狭窄产妇的产后回心血流速度,避免在产后立即使用缩宫素。治疗围产期心肌病时预防性或治疗性抗凝联用溴隐亭,能停止泌乳、促进左心室功能恢复。孕期禁用他汀类药物、噻嗪类利尿剂。

44. 妊娠合并肥厚型心肌病围术期应如何管理?

肥厚型心肌病主要特征之一是左心室流出道梗阻。妊娠合并肥厚型心肌病患者可能出现呼吸困难、心绞痛、心悸或晕厥。在整个孕期及产后,不管有无症状都需要维持β受体阻滞剂治疗。剖宫产时全身麻醉和椎管内麻醉都可以选择,但对于左心室流出道压力梯度超过 50 mmHg 或出现心力衰竭症状时,首选全身麻醉。术中要连续有创动脉血压监测,有条件时监测中心静脉压。术中可使用β受体阻滞剂减轻左室流出道梗阻,可使用甲氧明升血压。小量缓慢使用缩宫素。

45. 什么是妊娠期心肌梗死?

妊娠期心肌梗死的发生与产妇抽烟、脂代谢异常、心肌梗死家族史、高血压、糖尿病等有关。报道显示,只有 40% 心肌梗死的孕产妇有冠脉粥样硬化情况存在。值得注意的是,麦角新碱可引起正常孕妇冠脉痉挛,严重者可发生心肌梗死。缩宫素可引起缺血性 S-T 段压低改变。

46. 妊娠合并瓣膜置换术后剖宫产麻醉管理原则?

机械瓣膜置换术后孕妇主要问题是使用抗凝治疗。如存在凝血功能不正常,或抗凝药物联合应用时需急诊剖宫产,可直接选择全身麻醉。在选择椎管内麻醉时需要注意以下问题:留置硬膜外导管较单次阻滞或细针腰麻风险更高,同时要重视拔出硬膜外导管时可能出现血肿的风险。① 单独应用非甾体类抗炎药(阿司匹林≤100 mg/天)不增加椎管内血肿的风险;② 椎管内阻滞实施之前停用噻吩并吡啶治疗的时间间隔建议为:噻氯匹定 10 天,氯吡格雷 5~7 天,普拉格雷 7~10 天(1C 级);③ 术后 24 小时可以再次使用噻吩并吡啶治疗(1A 级);④ 停止肝素静脉输注 4～6 小时,并在实施椎管内阻滞前明确凝血功能正常(1A 级),再次开始肝素治疗至少应在椎管内穿刺后 1 小时进行(1A 级),在最后一次肝素给药(并评估患者的凝血功能)4～6 小时后拔出留置的硬膜外导管。拔出导管 1 小时后再次肝素化(1A 级)。

术后连续监测患者神经功能以便尽早发现潜在的感觉及运动障碍,如果同时进行经导管连续给药,应考虑使用最小浓度的局部麻醉药以便早期发现椎管内血肿。

47. 孕妇心肺复苏要点?

妊娠期心搏骤停的总体生存率低于其他临床情况的心搏骤停,主要原因包括:羊水栓塞、子痫、胎盘早剥及宫缩乏力等。孕妇心肺复苏要点:① 胸外按压部位比非孕妇稍高。② 要同时将子宫向左侧倾移 15～30°。③ 心跳停搏 4 分钟内自主循环没有恢复,应行剖宫产术(或剖宫取胎术)。④ 关注气道通畅和困难气道。⑤ 电除颤与非妊娠患者相同。

第四节　胎位不正麻醉镇痛

48. 常见异常胎方位有哪些?

正常胎位为头先露、枕前位。常见异常胎位:持续性枕后(横)位、高直前位、臀先露、肩先露、高直后位等。持续性枕后(横)位、高直前位导致活跃期和第二产程延长,但只要孕妇和胎儿状态好可以继续阴道试产;臀先露要根据骨盆、胎儿等具体情况决定分娩方式;肩先露和高直后位应行剖宫产。

49. 持续性枕后位和枕横位产程特点?

分娩过程中,一般情况下随着胎头下降,枕部向前旋转成枕前位,以最小径线通过自然产道。如果胎头在下降过程中枕骨持续不能转向前方,而一直位于母体骨盆后方或侧方就是持续枕后位或持续枕横位。原因有:骨盆异常、宫缩乏力、膀胱充盈、前壁胎盘等。对产程的影响:容易导致活跃期和第二产程延长,胎头下降停滞、增加器械助产率、增加母体和胎儿新生儿感染发生率。若骨盆无异常、胎儿体重正常,可继续试产,同时严密监测产程进展和胎儿情况,做好中转剖思想准备。

50. 持续性枕后位和枕横位疼痛的特点是什么?

由于产程较长,孕妇精神紧张而疲惫,对疼痛感知较为严重。胎儿头部对盆腔产道长时间压迫,疼痛性质常与一般正常胎位孕妇不同,子宫收缩的疼痛常常伴随腰痛。或者在正常椎管内分娩镇痛过程中发生了疼痛加剧,追加椎管内用药效果不明显。

51. 持续性枕后位和枕横位对母婴有何影响?

持续性枕后位和枕横位因第二产程延长,胎头对软产道长时间压迫,可发生软产道缺血坏死;由于器械助产率增加,可能会造成软产道损伤;由于第二产程延长,出现胎儿宫内窘迫、新生儿窒息发生率增高。

52. 对胎位异常孕妇如何采取镇痛措施?

胎位异常孕妇采用椎管内分娩镇痛的优点:① 减轻宫缩痛,减轻孕妇焦虑;② 有一个硬膜外导管,可以满足即刻剖宫产的需求。对胎位异常孕妇镇痛管理注意事项:① 椎管内镇痛局麻药以低浓度高容量为好;② 产程中出现爆发痛时一定要检查胎位;③ 在产科需要手法纠正胎位时,要给予合适强度的镇痛,以减轻孕妇疼痛。

第五节　剖宫产术后镇痛

53. 剖宫产术后疼痛特点和机制?

剖宫产手术术后疼痛来自组织的直接创伤和后续的炎症反应,剖宫产术后,伤口中炎性因子浓度与疼痛程度成正相关。剖宫产术后疼痛除了创伤疼痛,还有使用子宫收缩剂后出现的子宫收缩疼痛,也可称为内脏痛。

54. 剖宫产术后需要镇痛吗?

剖宫产术后疼痛可以说是躯体痛和内脏痛并存,组织损伤和炎性反应并存。急性疼痛治疗不完善会发生术后持续疼痛,有研究发现,剖宫产后 8 周存在持续性疼痛的发生率为 9.2%。剖宫产术后疼痛治疗不完善还会增加产后抑郁发生概率。完善的术后镇痛可以促进母乳喂养。所以剖宫产术后 2～3 天的完善镇痛非常必要。

55. 产妇用镇痛药对新生儿哺乳有影响吗？

对母乳喂养的产妇药物使用时已经考虑到对哺乳新生儿是否会有影响，选择影响最小的药物以及最低有效浓度。多模式镇痛用于剖宫产术后镇痛的优势：减少静脉镇痛药用量，使乳汁内药物有效成分尽量减少；使用对新生儿哺乳影响最小药物；更有效减轻或消除剖宫产术后疼痛，减少产妇术后并发症发生率。

56. 剖宫产术后镇痛有哪些方法？

连续硬膜外镇痛(低浓度局麻药＋芬太尼或舒芬太尼)、鞘内麻醉性镇痛药单次注射(如：吗啡 2 mg＋生理盐水至 10 mL，或氢吗啡酮 0.4 mg＋生理盐水至 10 mL，手术结束时经硬膜外导管注入硬膜外)、腹横肌平面阻滞、静脉自控镇痛(阿片类镇痛药：芬太尼、氢吗啡酮、羟考酮、布托啡诺，非甾体抗炎药：酮咯酸，右美托咪定，氯胺酮)、口服镇痛药(对乙酰氨基酚)、刀口局部局麻药浸润，针灸和按摩也可以减轻疼痛。

57. 什么是多模式镇痛？

联合使用作用机制不同的镇痛药物或镇痛方法，因作用机制不同而互补或协同，使镇痛作用相加，同时每种药物的剂量减少，不良反应减少。剖宫产术后多模式镇痛的目标是以最小的对产妇不良反应获得最佳的镇痛，并且减少药物在乳汁中出现的浓度，最大限度减少对新生儿哺乳的影响。

58. 剖宫产术后镇痛最佳镇痛方案？

① 连续硬膜外术后镇痛是最有效，并且对产妇和新生儿影响最小的镇痛方法，可使用低浓度局麻药联合小剂量阿片类药(0.08～0.1％罗哌卡因＋0.3～0.4 μg/mL 舒芬太尼)，留置硬膜外导管 2～3 天做术后镇痛。但由于硬膜外导管留置过程中会出现脱管、打折、移位等情况，使硬膜外术后镇痛使用比率下降。② 联合用药静脉自控镇痛(有效抑制内脏痛阿片类药＋酮咯酸＋右美托咪定)＋腹横肌平面阻滞。③ 刀口局部局麻药浸润＋联合用药静脉自控镇痛。

59. 剖宫产术后镇痛常见的并发症有哪些？

① 椎管内阿片类药物易引起瘙痒，纳美芬 20 μg 或纳布啡 5 mg 可以减轻瘙痒，并且不降低镇痛效果。② 恶心呕吐，术后恶心呕吐是多种因素的，止吐药联合应用可有效防治术后恶心呕吐，如地塞米松 5 mg＋戊乙奎醚 0.5 mg＋托烷司琼

5 mg。③ 呼吸抑制,单独使用阿片类镇痛药镇痛,并且非个体化用药,可能出现呼吸抑制严重并发症。④ 尿潴留,常见于连续硬膜外镇痛。⑤ 低体温和寒战,对剖宫产患者要做好围术期保暖。

60. 产科术后镇痛注意事项?

① 产科术后镇痛目标是对产妇和新生儿最小的影响,最有效的镇痛。② 采用多模式镇痛。③ 联合用药防治术后恶心呕吐。④ 个体化镇痛方案。⑤ 及时术后访视,及早发现处理并发症。

(姜丽华)

参考文献

［1］ Michael A. Gropper 著. 邓小明,黄宇光,李文志译. 米勒麻醉(第 9 版)［M］.北京：北京大学医学出版社,2021.

［2］ 邓小明,姚尚龙,于布为,等. 现代麻醉学(第 5 版)［M］.北京：人民卫生出版社,2021.

［3］ Fun-Sun F. Yao, Vinod Malhotra, Jill Fong, Nilolaos J. Skubas. 姚氏麻醉学：问题为中心的病例讨论(第 8 版)［M］.北京：北京大学医学出版社,2018.

［4］ 中华医学会麻醉学分会. 中国麻醉学指南与专家共识(2017 版)［M］.北京：人民卫生出版社,2017.

第十章

羊水栓塞与产科输血

第一节　羊水栓塞

1. 羊水栓塞(AFE)的流行病学特点?

　　全球范围内 AFE 的发生率和死亡率存在很大的差异,根据现有的文献,AFE 的发生率为(1.9～7.7)/10 万,死亡率为 19%～86%。近年来,由于各医学学科的发展及支持治疗能力的提高,AFE 孕产妇的死亡率已有明显的下降。

2. AFE 诊断有金标准吗?

　　无。羊水栓塞的诊断是临床诊断。符合 AFE 临床特点的孕产妇,可以做出 AFE 的诊断,母体血中找到胎儿或羊水成分不是诊断的必须依据。暂无国际统一诊断标准。

3. AFE 建议的诊断标准有哪些?

　　(1)以下 5 条全部符合:① 急性发生的低血压或心脏骤停;② 急性低氧血症;③ 凝血功能障碍;④ 以上症状发生在分娩、剖宫产术、刮宫术或者是产后短时间内(多数发生在胎盘娩出后 30 分钟内);⑤ 对于上述症状和体征不能用其他疾病来解释。

　　(2)当其他原因不能解释的急性孕产妇心、肺功能衰竭伴以下一种或几种情况:低血压、心律失常、呼吸短促、抽搐、急性胎儿窘迫、心脏骤停、凝血功能障碍、孕产妇出血、前驱症状(乏力、麻木、烦躁、针刺感)。

4. 羊水栓塞的鉴别诊断有哪些?

AFE 的诊断强调为细致且全面的排他性诊断。排除导致心力衰竭、呼吸衰竭、循环衰竭、凝血障碍的疾病,包括呼吸系统、心血管系统疾病、产科异常、麻醉并发症如局麻药中毒等,以及药物过敏反应、输血反应等。尤其注意与产后出血引起的凝血功能异常相鉴别。

5. 迟发性羊水栓塞的临床表现有哪些?

有少数患者(10%)在阴道分娩或者剖宫产后 1 小时,不经过心、肺功能衰竭及肺动脉高压阶段直接进入凝血功能障碍所致大量阴道出血或伤口渗血阶段,这种情况称为迟发性羊水栓塞。

6. 羊水进入母体的途径有哪些?

(1) 羊膜、胎盘或胎盘边缘破裂,羊膜与子宫壁分离。

(2) 分娩后子宫颈内膜静脉破裂。

(3) 子宫破裂、剖宫产、胎盘早剥或者前置胎盘时,羊水直接进入母体循环。

(4) 中期妊娠钳刮术与羊水穿刺,穿破羊膜囊后,子宫收缩,羊水被压入血管窦内。

(5) 生产过程中子宫收缩导致蜕膜与胎盘可能有生理性微观的错位分离,羊水经损伤的小血管进入。

7. 羊水进入母体循环的条件有哪些?

(1) 母体因素:高龄、子痫/子痫前期、胎盘异常(前置胎盘、胎盘早剥)。

(2) 胎儿因素:胎儿窘迫、胎死宫内、男性胎儿、多胎妊娠。

(3) 产程因素:产程中宫缩强烈、手术分娩、腹部外伤、子宫或宫颈撕裂。

(4) 其他因素:人工流产、环扎去除术、羊膜囊穿刺、羊膜腔灌洗和插入子宫腔内压力导管等损伤子宫操作。

8. 羊水进入母体循环后,主要表现为哪些异常的病理生理变化?

当羊水成分进入母体循环后,一方面引起机械性的梗阻,另一方面母体将对胎儿抗原和羊水成分发生免疫反应,当胎儿的异体抗原激活母体的炎症介质时,发生炎症、免疫等“瀑布样”级联反应,从而发生类似全身炎症反应综合征,引起肺动脉高压、肺水肿、严重低氧血症、呼吸衰竭、循环衰竭、心脏骤停及孕产妇严重出血、

DIC、多器官功能障碍等一系列病理生理改变。

9. 羊水栓塞的典型渐进三阶段分别有哪些表现？

典型的临床表现分为三个渐进阶段：心肺功能衰竭和休克；DIC 大出血；急性肾衰竭。典型表现可能会按顺序出现，但有不典型者可仅出现其中之一。

10. 羊水栓塞的典型突发临床症状有哪些？

在分娩过程中，产妇突然出现寒战、烦躁不安、呛咳气急等症状，随后出现发绀、呼吸困难等低氧血症和低血压。由于中枢神经系统缺氧可出现抽搐、昏迷。严重者发病急骤，仅惊叫一声或打 1 次哈欠后，血压骤降，于数分钟内死亡。

11. 羊水栓塞的致病机制学说有哪些？

机械栓塞学说、过敏反应学说、补体激活途径学说、炎症介导途径学说及组织因子途径引起的凝血活化学说等。

12. 什么是弥散性血管内凝血？

弥散性血管内凝血是在许多疾病基础上，致病因素损伤微血管体系，导致凝血活化，全身微血管血栓形成、凝血因子大量消耗并继发纤溶亢进，引起出血及微循环衰竭为特征的临床综合征。

13. 羊水栓塞多发生在什么时候？

通常情况下 AFE 发生在产程和分娩过程中或者发生在产后即刻。约 70% 病例发生在分娩前，剩余的可发生在产后 48 小时内。有部分 AFE 发生在人工流产、经腹羊水穿刺、腹部和外科创伤、环扎去除术中。

14. 羊水栓塞者 DIC 可能有哪些表现？

表现为大量阴道流血、血液不凝固、切口及针眼大量渗血，皮肤黏膜出血，血尿甚至消化道大出血。

15. AFE 的三联征是指什么？

AFE 三联征指的是低氧血症、低血压和凝血功能障碍。

16. 子宫收缩乏力在 AFE 诊断中的价值？

子宫收缩乏力在羊水栓塞患者中常见。有指征时应使用宫缩剂如催产素等。难治性病例可能需要宫腔纱布填塞或子宫球囊填塞，甚至需要双侧子宫动脉结扎术，B-Lynch 缝合，或子宫切除术。但如果做出羊水栓塞诊断完全基于持续宫缩乏力然后继发凝血功能障碍，是一种常见的诊断错误。此外，不应预防性子宫切除。

17. 羊水栓塞的早期临床表现有哪些？

早期临床表现主要集中在呼吸系统和心血管系统功能障碍，最常见的症状体征为呼吸系统的呼吸困难、呼吸急促、咳嗽、发绀和脉氧饱和度突然下降，在插管患者可以观察到呼气末二氧化碳下降和消失。心血管系统的心动过速、低血压、心搏骤停和肺水肿以及不稳定的胎儿状态。

18. 如果患者合并卵圆孔未闭、ASD 及 VSD 时，早期羊水栓塞会出现那些临床症状？

如果患者合并卵圆孔未闭、ASD、VSD 或者 PDA，则症状的起始阶段（肺动脉高压和一过性血管痉挛）可能会更加短暂或者缺失，代之以立即出现的、持续的严重的左心力衰竭和（或）DIC。

19. 羊水栓塞可能发生的临床场景有哪些？

胎儿死亡和孕中期流产（流产时孕周越大，母体死亡率越高）；催产；多胎妊娠；羊水胎粪污染；子痫前期、胎盘早剥和前置胎盘；胎膜早破；子宫破裂。

20. 羊水栓塞时肺部的症状有哪些？

AFE 造成的机械梗阻，使 V/Q 比率失调，最终导致严重肺动脉高压，一过性的肺动脉痉挛。出现呼吸衰竭，肺部表现为呼吸困难、呼吸急促、咳嗽、发绀、和脉搏血氧饱和度下降，插管患者可以观察到呼气末二氧化碳下降和消失。

21. 羊水中的哪些物质会导致肺血管的强烈收缩？

羊水中包含的强效血管活性成分如促凝血酶原激酶、纤溶酶激活物质、血管收缩内皮素、血小板激活因子和强力肺血管收缩物质前列腺素 F2α。

22. 肺动脉高压时可使用哪些药物？

　　使用前列环素、西地那非、一氧化氮及内皮素受体拮抗剂等特异性舒张肺血管平滑肌的药物。前列环素即依前列醇 10～50 ng/(kg·min)，吸入；或伊洛前列素每次 10～20 μg，吸入，每天 6～9 次；或曲前列尼尔 1～2 ng/(kg·min)，起始剂量，静脉泵入，逐步增加直至达到效果；西地那非每次 20 mg，口服，每天 3 次，或通过鼻饲和(或)胃管给药；一氧化氮 5～40 ppm，吸入。也可给予罂粟碱、阿托品、氨茶碱、酚妥拉明等药物。

23. 羊水栓塞时有哪些心脏症状？

　　AFE 的孕产妇可能会出现心动过速、低血压、心搏骤停、心律失常等。

24. 羊水栓塞患者神经系统可能有哪些表现？

　　躁动、不安、焦虑、耳鸣、濒死感、抽搐、昏迷。

25. 羊水栓塞时凝血系统的表现有哪些？

　　凝血障碍多发生在呼吸、循环障碍症状出现后的 10～30 分钟，也可延后若干小时出现，有时甚至是唯一症状，主要表现为手术创面异常渗血、产后出血、子宫弛缓和 DIC。

26. 羊水栓塞机械梗阻时循环系统的压力改变有哪些？

　　AFE 造成机械梗阻导致严重的肺动脉高压，左心充盈减少，随后低血压。这些导致肺动脉压力、肺毛细血管楔压和右心压力升高，中心静脉压升高。

27. 羊水栓塞如何影响母体循环导致妊娠类过敏反应综合征？

　　羊水中含母体及胎儿组织，另外还有胎儿抗原和强效血管活性成分。这种对羊水的免疫性免疫球蛋白 E 调节的过敏反应或者非免疫非 IgE 过敏反应都包含了肥大细胞和嗜碱性粒细胞的激活，导致内源性调节因子包括组胺、缓激肽、内皮素、白三烯和花生四烯酸代谢产物的大量产生，引起肺泡毛细血管渗漏和肺水肿。

28. 羊水栓塞时早期低血压的心肌功能障碍机制如何解释？

　　导致早期低血压的心肌功能障碍的机制是多因素的，可能的解释有心肌无法应对急性肺动脉高压做出反应，羊水中血管收缩介质直接抑制心肌，由于右心室扩张导致的室间隔偏移和低氧血症引起的缺血性心肌损伤。

29. 经食管超声在羊水栓塞时,可以评估那些关键要素?

　　超声心动图可有效评估心脏功能、血管容量状态,通过确定急性肺血管收缩、右心室舒张、左心室衰竭伴室间隔偏移来鉴别是否发生栓塞。使用超声心动图可以做到早期诊断、早期处理。

30. 羊水对产妇的凝血系统有哪些影响?

　　凝血障碍的病因学是多因素的。羊水具有促凝血功能障碍的作用,其中羊水胎粪污染能明显缩短凝血时间、增加血凝块形成速率,呈剂量相关。另外,羊水中组织因子是血栓形成的起始因素,进入母体的羊水物质导致补充激活凝血和凝血酶级联反应。

31. 如何诊断弥散性血管内凝血?

　　在 DIC 诊断中,基础疾病和临床表现是很重要的部分,不可或缺,同时还需要结合实验室指标来综合评估,任何单一的常规实验室诊断指标用于诊断 DIC 的价值是有限的。适宜应用中国弥散性血管内凝血诊断积分系统(CDSS)来综合的、实时进行评估、治疗。

32. ECMO 可以用于 AFE 患者救治吗?

　　有报道在羊水栓塞难治性病例中常规使用静脉-动脉体外膜肺(ECMO)复苏。然而在体外膜肺(ECMO)中的抗凝剂使用可加重伴有活动性出血凝血功能障碍患者的出血。由于这些担忧,以及缺少有利的证据,ECMO 是有争议的,羊水栓塞的处理上不常规推荐。

33. 在产妇心搏骤停实施心肺复苏时,应注意哪些要点?

　　(1) 保持子宫左倾,避免主动脉腔静脉压迫。

　　(2) 尽早气管插管,及时气道管理。

　　(3) 在左侧倾斜位行胸部按压效果最佳。

　　(4) 在横隔以上水平开放两路大孔径的静脉通路。

　　(5) 及早考虑濒死剖宫产。

34. 提升羊水栓塞产妇抢救成功率的关键点有哪些?

（1）早期诊断和积极治疗可以改善产妇和新生儿预后。

（2）当孕妇出现突然呼吸窘迫、心搏骤停、抽搐、不正常的出血和（或）难以解释的胎儿心动过缓合并类过敏型反应时,应怀疑 AFE。

（3）需要建立一个多学科团队来快速识别、高效沟通和复苏。

（4）快速围死亡期分娩非常重要,可改善母亲和胎儿预后和转归。

35. 羊水栓塞导致心搏骤停时可采取哪些生命支持措施?

（1）第一时间做出判断和实施 CPR,用手将子宫推向左侧实施按压。

（2）尽快建立有效的静脉通道,快速补充有效循环血容量。

（3）尽快建立有创动脉及深静脉置管。

（4）常用的 ACLS 药物应尽早、尽快使用。

（5）有条件者应在实施 CPR 前先给予一次体外除颤。

36. 羊水栓塞患者液体复苏应注意什么?

对于羊水栓塞患者的容量管理,应分阶段地进行液体复苏。① 肺动脉高压、右心力衰竭阶段：主要目标为通过减少充血和降低右心室负荷,使用升压药物和正性肌力药物,避免使用过多的液体;② 循环支持阶段的液体复苏：抢救阶段：逆转休克状态和改善器官灌注;优化治疗阶段：维持器官灌注、缓解器官功能障碍。

37. 羊水栓塞后何时发生凝血障碍?

83% 的 AFE 患者合并有凝血障碍。可以发生在 AFE 症状出现的 10～30 分钟到 AFE 症状发生后的 4 小时。

38. 羊水栓塞时处理凝血障碍需要注意什么?

凝血障碍是多因素的,与出现促凝和组织因子、激活外源性凝血途径、纤维蛋白溶解、低体温有关。① 处理 DIC 需要输入大量的新鲜冰冻血浆、浓缩红细胞、血小板、冷沉淀;② 防治低体温和相关凝血障碍、血小板减少、心律失常和外周组织缺血;③ 应及时纠正低血钙、高血钾和肺水肿。

39. 使用肝素治疗羊水栓塞的原则与使用条件是什么?

AFE 引起的 DIC 不推荐常规使用肝素治疗,除非有早期高凝状态的证据。使用条件：诊断明确；充足可靠的血源；能够实时监测凝血功能；备有足够拮抗的鱼精蛋白。在诊断明确,血源有保障的情况下,在 DIC 的高凝期可使用肝素来阻止 DIC 的进展。

40. 用输入血小板、新鲜冰冻血浆、冷沉淀等血制品纠正凝血的目标是什么？

目标为：维持血小板计数超过 $50\times10^9/L$,纤维蛋白原水平维持在 $2\sim4$ g/L,实验室检查中 APTT、INR 在接近正常的范围内。

41. 何时使用 rFVIIa 用于预防致命性出血？

在输注了足够的血液制品仍持续凝血障碍者可使用 rFVIIa,可有效终止产后出血和避免子宫切除。但 rFVIIa 的使用应当慎重,在使用 rFVIIa 后重要器官血栓形成可能是极严重的并发症。

42. AFE 患者使用 rFVIIa 后的并发症有哪些？

主要并发症多与重要脏器血栓形成有关,有昏迷卒中、记忆丧失、肺动脉高压、体循环高血压、死亡。

43. 如果放置硬膜外导管的患者发生了 AFE 应在何时拔除硬膜外导管？

应当在凝血障碍已纠正的情况下拔除,并对患者进行监护,密切评估神经功能,以便拔除硬膜外导管后发生蛛网膜下或硬膜外血肿能及时发现。

44. AFE 患者如何实施监测？

AFE 患者应立即进行严密的监护,全面的监测应贯穿于抢救过程的始终,包括血压、心率、呼吸、尿量、凝血功能、电解质、肝肾功能、血氧饱和度、心电图、动脉血气分析、中心静脉压、心输出量等。经孕产妇食管或胸超声心动图和肺动脉导管,可作为监测其血流动力学的有效手段。

45. 妊娠期急性肾损伤的处理策略的一般原则有哪些？

尽早去除病因,纠正可逆因素,包括输血、扩容、纠正血容量不足,处理休克和感染等。维持体液平衡,量入为出。纠正酸碱失衡及电解质紊乱。对于内科综合治疗无效的重症患者应及时予以血液净化治疗。根据病情变化及时把握分娩时机。

46. 在 AFE 患者中,何时进行气管插管?

孕产妇由于氧储备能力下降,代谢需求增加,故早期支持通气尤为重要。剖宫产多为椎管内麻醉,在发生 AFE 时,应第一时间迅速建立插管。

47. 母体心搏骤停后胎儿预后最好的分娩时间间隔是多少?

在孕妇停搏后 4 分钟内开始濒死剖宫产,要求 5 分钟内完成分娩。在 5 分钟内分娩出胎儿对于孕妇和胎儿的生存有利。

48. AFE 是否存在复发的可能性?

确实存在复发的可能性,因为 AFE 不可预防、不可预知。

49. 如何培训一个可以应对 AFE 的团队?

应对 AFE 应当有包括麻醉、呼吸治疗、重症治疗和母胎医学专家组成的多学科团队参与救治,并应当能持续治疗患者。团队的情景模拟训练有助于提升应对 AFE 的能力。

50. 哪些 AFE 情况下推荐分娩?

如果患者出现心脏骤停时还未分娩,一旦胎儿孕周≥23 周可能有存活力的,有指征迅速分娩。或孕产妇心肺复苏 4 分钟后仍无自主心率,可以考虑行紧急剖宫产。不仅可以抢救胎儿的生命,而且在理论上可以解除腔静脉的压迫帮助母亲复苏。

第二节　产科输血

51. 产科出血的定义是什么?

产科出血,即围生期出血,被定义为在孕期(产前)、分娩中(产中)或产褥期(产后出血)的出血。临床上,出血的时间界限并不像定义中这么分得清楚,出血可能贯穿整个过程结束于分娩后。围生期出血一词一般都指的是有异常出血或者超过1 000 mL 的出血。

52. 出血的产科有创处理措施有哪些?

(1) B-Lynch 技术。

(2) 子宫球囊填塞。

(3) 子宫血供阻断(① 子宫动脉结扎;② 卵巢动脉结扎)。

(4) 髂动脉球囊导管。

(5) 子宫和卵巢动脉介入栓塞术。

(6) 剖宫产或产后子宫切除。

53. 导致孕产妇生理性贫血的原因有哪些?

孕产妇在妊娠过程中血容量会逐渐增加,在妊娠第 30 周左右达到高峰,血浆增加 55%,红细胞含量增加 30%。血浆容量的增加超过了红细胞的增加而导致妊娠期生理性贫血。

54. 孕产妇的出血代偿机制有哪些?

(1) 血容量的增加。

(2) 血液高凝状态。

(3) 血小板生成速率增加。

(4) 纤维蛋白溶解作用降低。

(5) 抗凝系统作用减弱。

55. 大多情况下,妊娠期血浆容量增加可以代偿的出血量是多少?

大多数情况下,达到 1 000 mL 的出血是可以被妊娠期血容量的增加所代偿的。

56. 产科出血的分级及临床表现?

产科出血分为四级。第一级出血为 15% 的血容量丢失,导致轻度的生理反应如眩晕和心悸;第二级出血为 20%~25% 的血容量丢失,会产生心动过速、呼吸急促、出冷汗、直立性低血压和脉压变窄;第三级为 30%~35% 的血容量丢失,患者出现坐立不安、明显的低血压、苍白和四肢冰冷;第四级为 40% 以上的血容量丢失,出现末梢脉搏无法触及、呼吸窘迫、休克和少尿/无尿。

57. 早期产前出血的主要原因有哪些?

发生在孕 20 周以前的出血称为早期产前出血,主要原因是先兆流产和异位妊娠。

58. 晚期产前出血的原因有哪些？

发生在孕 20 周以后分娩前的出血称为晚期产前出血,主要原因是胎盘早剥和前置胎盘。

59. 胎盘早剥有哪几种分型？

依据胎盘与子宫内膜的分离程度分为边缘型、部分型和完全型胎盘早剥,由于胎盘能进行母-胎氧交换的表面积减小,可直接导致胎儿损害。

60. 胎盘早剥的危险因素有哪些？

包括受外力如创伤和胎膜破裂;暴露于安非他命、可卡因、美沙酮和烟草;其他合并症如高血压合并子痫前期、重度子痫前期、子宫平滑肌瘤、绒毛膜羊膜炎、急性/慢性呼吸疾病、高龄产妇、多次妊娠、多胎妊娠和既往胎盘早剥病史。子痫前期是胎盘早剥的最常见危险因素,发生率高达 50%。

61. 胎盘早剥的典型临床表现有哪些？

腹痛、阴道出血、子宫压痛、子宫刺激征、凝血病、早产和不确定的胎儿心率。无法解释的孕产妇低血压不伴随阴道流血是隐匿型胎盘早剥的主要特点。

62. 胎盘早剥的麻醉前准备要点有哪些？

建立大口径静脉通路;血型测定和交叉配血 4～6 U 浓缩红细胞;实验室全血计数检查(血小板计数)、凝血系统检查;动脉血气;TEG。

63. 重度胎盘早剥的并发症有哪些？

重度胎盘早剥的并发症包括失血性休克、弥散性血管内凝血、贫血、急性肾衰竭、子宫收缩无力、垂体坏死和胎儿窘迫/死亡。

64. 胎盘植入患者分娩前准备措施有哪些？

(1) 术前对已知胎盘植入的患者进行有关子宫切除的讨论。

(2) 做好输注血液/血液制品的准备。

(3) 优化分娩时机和地点,确保有合适的产科人员和设备。

(4) 术前麻醉会诊。

(5) 通知血库确保能得到足够的血液和血液产品。

第十章

（6）使用术中血液回收。

65. 存在大量失血风险的产科手术应选用何种麻醉方式？

　　对于存在大量失血风险的产科手术应首选全身麻醉。

66. 在没有血液配型的情况下紧急输注浓缩红细胞应如何选择血液制品？

　　有时必须在没有血液配型的情况下紧急术前输注浓缩红细胞,在这种情况下,应给予特定的血型血液如 O 型 Rh 阴性血。

67. 对于进行性出血患者应实施有创血流动力学监测,包括哪些？

　　包括可以连续记录每搏血压和间断采血的动脉内导管、可以评估血管容量的状态和补液的中心静脉导管。

68. 前置胎盘的典型临床特点是什么？

　　当胎盘种植在胎儿先露部之前时就表现为前置胎盘,典型的临床特点是无痛性阴道出血,可能是间断发生的非常少的出血,经常发生在第二或第三孕程中,初始的出血通常可以自发停止很少会导致母体或者胎儿并发症/死亡。

69. 在前置胎盘的患者中,如何选择分娩方式？

　　前置胎盘的分娩方式是基于阴道出血的量和胎肺成熟程度,如果阴道出血少、胎肺成熟度低或者患者没有进入活跃产程,则患者应当入院保胎治疗。如果是低置胎盘距离子宫颈近段 2 cm 以上,胎儿状态稳定,准备随时可行剖宫产,则可以选择阴道分娩。若为边缘型或者完全前置胎盘,则应行剖宫产。

70. 新生儿开始扩容治疗的条件有哪些？

　　尽管有各种潜在原因导致新生儿在分娩时失血,但很少需要扩容输血,很多情况下扩容反而有害。目前的 AHA 指南建议只有在强力复苏无效并有明确失血证据的情况下可扩容治疗。

71. 产后出血的并发症有哪些？

　　产后出血是孕产妇死亡的首要原因,除死亡外,产后出血还会引起低血容量性休克、弥散性血管内凝血、肝肾衰竭、急性呼吸窘迫综合征和神经损伤如席汉综合征。

72. 产后出血的最常见原因有哪些?

子宫弛缓;子宫内翻;侵入性胎盘/植入性胎盘/穿透性胎盘植入;胎盘滞留。

73. 产科最主要的出血原因是什么?

子宫弛缓是最主要的产科出血原因,通常对多种药物治疗都有效果,在对难治性子宫弛缓施行围生期子宫切除前,可进行性试验子宫加压缝合和子宫内球囊填塞。

74. 胎盘粘连、胎盘植入、穿透性胎盘植入如何区分?

(1) 胎盘粘连:是胎盘绒毛不正常地依附于子宫肌层,没有侵入。

(2) 胎盘植入:是胎盘绒毛不正常地附着于子宫肌层,有侵入。

(3) 穿透性胎盘植入:是胎盘绒毛不正常地附着于子宫肌层,并累及其他盆腔器官。

75. 胎盘植入患者术后转入重症监护室的原因有哪些?

主要原因是患者需要几个小时到几天的呼吸机治疗以达到血管内和间质液体平衡、便于气道水肿消散、镇静充分易于管理、方便连续评估实验室检查和胸部 X 线检查。

76. 子宫内翻的典型临床表现是什么?

临床表现是剧烈的出血性休克和神经源性休克,在 90% 患者出血都是严重的,大多数在子宫弛缓情况下通过胎盘分离部位出血,而神经源性休克主要是由于子宫韧带牵拉所致。

77. 子宫破裂出血的最常见原因是什么?

最常见原因是前次剖宫产子宫瘢痕的破裂。

78. 可以用于产科出血治疗的药物主要有哪些?

① 增加子宫收缩力的药物如缩宫素、麦角新碱和前列腺素;② 促凝药物如重组Ⅶa因子和抗纤维蛋白溶解药。

第十章

79. 输血相关微嵌合可能会导致什么？

输血相关微嵌合是从供体给受体输注细胞免疫成分。与未接受输血者相比，接受输血的年轻患者有发生血液播散肿瘤和自身免疫疾病的可能。

80. 异体输血并发症和死亡率的首要原因是什么？

TRALI 被认为是异体输血并发症和死亡率的首要原因。

81. 什么是 TRALI？

TRALI 是指输血相关性肺损伤。

82. TRALI 的临床表现有哪些？

TRALI 一般发生在输血后 1～2 小时，会导致严重的低氧血症、双侧肺水肿、低血压和发热，与 ARDS 症状难以区分。

83. 什么是 TRIM？

TRIM 是指异体输血后输血相关免疫抑制。

84. TRIM 可能会导致哪些问题？

TRIM 可能会导致术后感染和肿瘤再发的增加，异体输血患者感染概率增加 10 倍。

85. 库存红细胞中 2,3-二磷酸甘油酸的减少，会使血红蛋白的携氧能力如何变化？

2,3-二磷酸甘油酸的减少使氧合血红蛋白曲线左移，氧气与血红蛋白结合更加困难。输注库存血后恢复正常携氧水平需要长达 1 天的时间，2,3-二磷酸甘油酸的减少可能会导致组织氧供更差、预后更差。

86. 产科出血患者应何时进行红细胞的输注？

没有数据是专门关于围生期患者红细胞输注指征的，可以从其他患者人群研究推论得出围生期合适的输血指征。在重症患者中，血红蛋白<70 g/L 时应输注红细胞。但应当结合患者临床症状考虑。输注血液制品时应当考虑其近期与远期并发症。对于围生期出血、血液指标下降到接近输血指南水平的患者，应当考虑到

分娩后数天由于血浆容量减少导致的血液浓缩。血液浓缩可使产后贫血迅速改善而无须输血,对于这类交界性病例可考虑给予铁剂治疗。

87. 产科出血患者何时进行血浆制品的输注?

较合理的血浆输注指征是 INR 水平超过 1.6 且有临床出血证据。对于非妊娠患者来说,INR 水平超过 1.6 意味着凝血因子水平降至<30%,同时血浆输注有着极高的 TRALI 风险。

88. 产科出血患者何时进行血小板的输注?

ASA 指南推荐在有出血证据和血小板计数<50×10^9/L 时输注血小板。

89. 输注血小板时,输注速度该如何选择?

应以患者能耐受的最大输液速度进行,因为体外血小板的功能会随输注时间的延长而逐渐减弱,不宜久置体外。

90. 产科出血患者何时进行冷沉淀的输注?

当产科出血出现低纤维蛋白原血症时可以予以冷沉淀。低纤维蛋白血症指的是纤维蛋白原含量低于 1.5 g/L,TEG 此时可能出现 K 时间增加,α 角减小。

91. 每单位冷沉淀可以提升多少血浆纤维蛋白原?

每单位冷沉淀可以提升血浆纤维蛋白原 0.06～0.07 g/L,一般按 4～6 U 进行输注。

92. 产科出血患者何时使用 rFVIIa?

rFVIIa 用于产科出血的治疗均为超说明书用药,使用 rFVIIa 有可能增加患者死亡和永久残疾的风险,故 rFVIIa 应该只用于羊水栓塞后 DIC 出血最危急的病例。

93. 产科患者血液管理的策略有哪些?

包括有优化血细胞比容、分娩前自体血捐献、急性等容血液稀释、自体血液回收。

94. 分娩前自体血液捐献的缺点有哪些?

① 花费高昂;② 血液储存有实效性而分娩具有不确定性;③ 大部分血液中心

不允许血红蛋白<110 g/L 的患者献血,而这与孕妇血红蛋白正常水平接近,可行性低。

95. 急性等容血液稀释技术在产科应用的益处有哪些?

常见益处有减少异体血液输注要求,增加氧输送和组织灌注,可以输注有接近正常浓度红细胞、凝血因子、血小板、ATP、P50 和 2,3 - DPG 的新鲜全血,避免血液输注相关反应,阻止血液相关疾病传播,避免血液相容性问题。

96. 急性等容血液稀释技术的常见适应证有哪些?

常见适应证包括接受封闭急性等容性血液稀释的耶和华见证人、患者血液有特异性抗体、患者血型特殊、患者血细胞比容高于 0.35 且预计失血量>2 L,以及血资源不足的机构。

97. 产科血液回收的顾虑有哪些?

一方面担心混入来自术野中的羊水,回输这些含有羊水的血液会导致医院性羊水栓塞;另一方面,术中血液回收容易发生空气栓塞、肾衰竭、血液回收综合征。

98. 什么是血液回收综合征?

是指沉积于离心器表面的血小板-白细胞微聚体不易被生理盐水洗去,可产生多种凝血前质和炎性介质,回输给患者可引起 DIC/ARDS,引起广泛出血和肺功能衰竭。

99. 可以导致产妇出血死亡的常见失误有哪些?

常见的失误有低估出血量、延误输血、缺少工作设备、产科团队反应延迟和缺少有组织的标准团队管理。

100. 如何培训一个应对产时大量出血的快速反应团队?

① 加强模拟培训,包括临床技能及急救演练的培训;② 建立标准化沟通模式,完善设备和设施;③ 设置孕产妇生命体征及出血量的高危预警值,一旦达到触发标准值,立即采取行动。

(李权　路志红)

参考文献

［1］ Maya S. Sures，B. Scott Segal，Roanne L. Preston，等.施耐德产科麻醉学(第5版)[M].熊利泽，董海龙，路志红，主译.北京：科学出版社，2018.

［2］ David H. Chestnut，Cynthia A. Wong，Lawrence C. Tsen，等. Chestnut产科麻醉学理论与实践(第5版)[M].连庆泉，姚尚龙，主译.北京：人民卫生出版社，2017.

［3］ Curtis L. Baysinger，Brenda A. Bucklin，David R. Gambling.产科麻醉学(第2版)[M].陈新忠，黄绍强，主译.北京：中国科学技术出版社，2019.

［4］ Society for Maternal-Fetal Medicine(SMFM). Electronic address：pubs@smfm. org，Pacheco LD，Saade G，Hankins GD，Clark SL. Amniotic fluid embolism：diagnosis and management. Am J Obstet Gynecol，2016，215(2)：B16‐24.

［5］ 中华医学会妇产科学分会产科学组.羊水栓塞临床诊断与处理专家共识(2018)[J].中华妇产科杂志，2018，53(12)：831‐835.

［6］ Jain V，Bos H，Bujold E. Guideline No. 402：Diagnosis and Management of Placenta Previa. J Obstet Gynaecol Can，2020，42(7)：906‐917.

［7］ American College of Obstetricians and Gynecologists. Clinical management guidelines for obstetrician-gynecologists：postpartum hemorrhage. ACOG Practice bulletin no. 76. Obstet Gynecol，2006，108：1039‐1047.

第十一章

妊娠期非产科手术的麻醉

1. 妊娠期非产科手术的占比是多少?

　　妊娠各期均可因妇科或者外科疾病而进行手术治疗,据之前的统计约0.3%～2.2%的孕妇需要在孕期接受非孕期的手术治疗,近几年又有报道更是高达4.8%。在美国及欧盟的一些发达国家中每年分别有80 000和115 000多的孕妇可能需要接受非孕期的外科手术,而实际的人数可能会超过这些数据。因为有些手术是在不知道怀孕的状态下实施的。最近的研究指出0.3%～1.3%的成年患者在拟行手术之前并不知道自己怀孕了,而这一比例在青少年15～20岁的患者约占2.4%。

2. 妊娠期非产科手术的指征是什么?

　　孕期任何阶段都可能需要手术,手术指征与妊娠相关或可能无关。与妊娠相关的手术适应证包括宫颈功能不全,非妊娠相关的手术适应证主要与外科及妇科急腹症、创伤及恶性肿瘤等。另外,心脏外科及神经外科方面在外科疾病出现严重症状已经危及孕妇及胎儿的生命安全亦是手术治疗的指征,例如:神经外科的动脉瘤、动静脉畸形,心脏外科的Ⅰ型或Ⅱ型急性主动脉夹层瘤(ADAA)、还有一些瓣膜疾病经内科治疗不能控制者。

3. 妊娠期非产科手术的类型和种类有哪些?

　　妊娠各期均可因并发妇科或外科疾病而行手术治疗。Mazze统计720 000名妊娠孕妇,妊娠中期接受手术治疗的有5 405人,妊娠期腹部手术占24%,其次为妇科及泌尿科手术占19%。其中腹部手术以急腹症为主,包括阑尾炎、胆囊炎、急性肠梗阻、内脏损伤或出血的外伤、卵巢囊肿或肿瘤的扭转、破裂等。近年来越来越多类型的外科手术都有在孕期成功实施的报道,其中包括体外循环下开胸心脏手术,需要降压和低温的神经外科手术以及肝移植等复杂手术的成功实施。

4. 妊娠期胎儿手术有哪些种类?

随着医学技术的进步,尤其是产前诊断和影像技术水平的提高,微创技术和外科技术已经突破了先天性和发育异常胎儿的治疗界限,胎儿外科手术是一门迅速发展的手术类型,产前成像领域的进展和微创外科技术的不断改进改变了胎儿手术的方式。在妊娠期的不同阶段正在进行的大量不同类型的胎儿手术挽救了胎儿的生命,防止胎儿器官的不可逆损伤。目前国际上将胎儿手术分为 3 种类型:胎儿微创手术、孕中期开放式手术和产时宫外手术(ex-utero intrapartum treatment, EXIT)。

5. 妊娠期胎儿手术的适应证?

胎儿微创手术包括超声引导下针刺治疗和胎儿镜手术,前者包括经皮脐带血采样、射频消融等,后者包括双胎输血综合征激光凝结术、选择性脐带结扎、气管阻塞等。孕中期开放式手术多用于胎儿难以实施微创治疗的疾病,适应证有脊髓脊膜膨出、骶尾部巨大畸胎瘤、胸腔占位和下尿路梗阻等。EXIT 最常见的适应证是胎儿解剖结构存在缺陷出生后难以建立通畅的气道者。目前,EXIT 的适应证不断扩展,包括建立气道、肿物切除、ECMO 以及双胞胎分离等。

6. 妊娠期胎儿手术的麻醉方法有哪些?

胎儿手术麻醉方法选择是根据母体的身体状况、胎儿手术类型及对母体和胎儿的综合情况考量而制定。胎儿微创手术创伤小,通常是在超声引导下将较细的胎儿镜和内窥镜经皮插入子宫腔进行操作,可选择局部麻醉和椎管内麻醉,而对麻醉镇痛有要求的产妇以及对胎儿有创伤需要胎儿制动的手术,通常选择全身麻醉。孕中期开放式手术和 EXIT 手术则要求在母胎麻醉的同时,维持子宫松弛状态,保持子宫胎盘血流量首选全身麻醉。

7. 妊娠期胎儿手术肌松药的应用有哪些注意事项?

胎儿麻醉首选能通过胎盘的麻醉药,通过母体-胎盘转移来实现胎儿麻醉,然而需要母体实施较深麻醉才能满足胎儿麻醉的需要,临床上常选择直接给胎儿实施麻醉的方法。目前文献推荐"鸡尾酒"注射的方法:选用的药物为芬太尼 $10\sim20~\mu g/kg$,维库溴铵 $0.1\sim0.3~mg/kg$ 或罗库溴铵 $2~mg/kg$,肌内注射的部位多为胎儿肩部和臀部。芬太尼可引起胎儿心动过缓，尤其与维库溴铵合用时更易发生，通常与阿托品混合肌肉注射，混合阿托品的推荐剂量为 20 $\mu g/kg$。

8. 妊娠期胎儿手术中有哪些注意事项？

对仅需要镇静或胎儿制动的手术应尽量避免使用 FDA 警告中的麻醉药物如咪达唑仑，可选择瑞芬太尼。胎儿镜需要大量灌注液必要时给予利尿剂以防止母体类似 TURP 综合征的发生。孕中期开放式手术涉及的方面较多，可归纳为以下四个：① 术中要求维持子宫松弛和子宫胎盘的血流；② 涉及胎儿创伤和胎儿制动时应实施胎儿镇痛与麻醉；③ 对胎儿进行必要的监测以及紧急情况下的应对策略；④ 手术结束后把胎儿放回子宫内继续妊娠要避免胎盘剥离。

9. 妊娠期非产科手术的最佳时期？

孕期非产科情况外科手术分为三类：紧急手术、限期手术及择期手术。紧急手术如急腹症、外伤等其手术时机选择与非孕期手术相同。限期手术在妊娠<24周如外科手术情况对母体风险没有增加或风险较低时手术可推迟至孕中期进行，相反如母体风险增加应立即手术。孕晚期外科限期或者择期手术在母体情况无风险性或风险较低时尽量推迟至产后，而特定的腹部手术如卵巢肿瘤等需外科限期治疗的手术亦可以选择在孕晚期与剖宫产手术同时进行。

10. 妊娠期非产科手术的手术方式有哪些？

妊娠期非产科手术的手术方式选择受孕期、外科性质、诊断准确性和外科医生经验的影响。主要的手术方式归为两类：① 微创手术：包括腹腔镜手术，微创心脏手术，输尿管镜取石术等。腹腔镜手术需注意增大子宫所致的解剖学的改变，注意预防子宫穿孔、子宫壁损伤。② 开放式手术：包括经腹、经胸手术、颅脑手术及外伤骨折等创伤性手术。开放式手术时应考虑到增大子宫所导致的内脏移位，注意勿对邻近器官造成损伤。

11. 妊娠期非产科手术围术期需关注的问题有哪些？

母体的风险与孕期生理改变有关。母体气道和心血管问题是母体并发症和死亡的首要原因。胎儿最大风险是早产临产和早产。区域麻醉较全身麻醉对母胎更为安全。围术期要维持正常的宫内生理环境，避免宫内窒息。围术期进行 FHR 监测和子宫活动监测。

12. 开腹手术相比腹腔镜手术哪种手术方式对胎儿更安全？

① 腹腔镜手术一度被认为在孕期是绝对紧急的，但是现在都可以常规进行了。常见的腹腔镜手术包括阑尾切除术，胆囊切除术以及附件包块手术。② 腹腔镜手术麻醉应该特别注意二氧化碳正常，调整通气参数维持呼气末二氧化碳在$30\sim35$ mmHg 可以避免高碳酸血症和胎儿酸中毒。

13. 妊娠期非产科手术围术期循环系统的特点有哪些？

心排量在孕早期增加 $30\%\sim40\%$，足月时增加可达 50%。这主要是因为每搏量和心率的增加引起。这一改变会加速静脉麻醉的诱导速度。孕期血压一般下降，舒张压更甚，可下降 $10\%\sim20\%$。近足月时，$10\%\sim15\%$ 的产妇在仰卧位时，庞大子宫压迫下腔静脉和主动脉，血压大幅度下降，常伴有大汗、恶心、呕吐、面色苍白和神志改变等改变，即仰卧位低血压综合征。将子宫左倾或抬起可迅速解除压迫缓解这些症状。

14. 妊娠期非产科手术围术期呼吸系统的特点有哪些？

妊娠初期孕酮水平增加，分钟通气量增加约 50%，足月时肺泡通气量增加可达 70%。从孕 20 周开始，子宫增大导致膈肌上 FRC 减少 20% 左右，使孕妇氧的储存能力明显减少。潮气量增加 40%，分钟通气量增加 50%。通气量增多使孕妇动脉 $PaCO_2$ 减低 15% 左右，HCO_3^- 减少 15% 左右，动脉血氧分压（PaO_2）轻度增高，氧合血红蛋白离解曲线右移，这有利于氧在组织中的释放。孕妇氧耗增加 $20\%\sim50\%$。功能残气量的降低、心排量和代谢率及氧耗量增加，更容易发生缺氧。

15. 妊娠期非产科手术围术期血液系统的特点有哪些？

孕期血管内容量增加了 45%，血浆容量增加 50%，红细胞容量增加 30%，产妇常会发生贫血（血红蛋白 <110 g/L）。孕期大部分凝血因子增加。正常妊娠产妇血小板增加 20%。很少产妇会出现血小板减少情况。

16. 妊娠期非产科手术围术期消化系统的特点有哪些？

妊娠期，胃肠道受增大子宫的推挤，使盲肠、阑尾移向腹腔的外上方；妊娠后期子宫压迫直肠，可加重便秘，并可导致出现痔疮；妊娠晚期，胃向左上方膈肌顶部推移，并且右旋转，形成程度不等的水平位。这种改变，使急腹症的体征发生变异，易导致临床诊断上的困惑。胃的位置改变使得大多数孕妇的腹段食管移位至胸腔。这种改变和孕酮都会导致食管下段高压区（LEHPZ）压力降低和松弛。约 30%～50% 妊娠期间出现胃食管反流症状。

17. 妊娠期非产科手术围术期麻醉对肾脏的影响有哪些？

妊娠期肾小球滤过率和肾血流量均增加,血肌酐轻度降低,如果其水平升高到费妊娠期的正常值范围,常提示其肾功能已经有所损害。多种因素（例如：儿茶酚胺、ADH、类固醇、前列腺素等）的复合作用决定了肾功能的变化。麻醉时如伴有低血容量的患者则可导致低血压和肾血流灌注减少。

18. 妊娠期非产科手术孕妇围术期凝血特征有哪些？

妊娠期血小板的更新、聚集以及纤维蛋白溶解增强。因此,妊娠时血管内凝血加快,但属于代偿状态。妊娠期间大多数凝血因子浓度的升高、凝血酶原时间和部分凝血活酶时间的缩短、纤维蛋白肽 A 浓度的增加以及抗凝血酶 III 浓度的降低,均提示凝血系统的激活。血栓弹力图的改变也提示妊娠处于高凝状态。妊娠期血浆纤维蛋白原比非孕期增加约 50%～75%,妊娠期纤维蛋白溶酶增加。

19. 妊娠期非产科手术术前评估的内容有哪些？

① 尽可能避免在孕早期麻醉和手术；② 在给予任何麻醉药物前都应该咨询产科医生和记录 FHR 情况；③ 预防反流误吸；④ 对于孕 16 周以上者,应该将子宫左倾,进行 FHR 监测；⑤ 仔细评估气道情况,做好困难气道准备；⑥ 如果实施椎管内麻醉,需要核查血小板数量和凝血功能。

20. 妊娠期非产科手术常规术前用药有哪些？

孕 12 周者就应该注意预防误吸,可以使用清质非颗粒性口服抗酸药、H_2 受体阻断药（如雷尼替丁）和甲氧氯普胺,可以降低胃液 pH 和胃内容物。

21. 妊娠期非产科手术术前禁食水时间？

生理学上,胃排空不受妊娠影响。研究提示未临产进入产程的孕妇胃排空并没有延迟,因此标准的成人禁食指南也适用于妊娠患者的非产科手术。美国麻醉医师学会在 2017 年发布了针对健康患者择期手术术前禁食的新版实践指南,推荐患者在手术前禁食清亮液体 2 小时,母乳 4 小时,配方奶粉、牛奶等液体乳制品及固体食物至少 6 小时(油炸或多脂食物需禁食 8 小时)。该推荐意见可用于所有年龄的患者,包括孕妇,但不适用于已经进入产程的产妇。

22. 妊娠期非产科手术常用气道工具有哪些?

妊娠期非产科手术患者常用的气道工具同非妊娠期的普通手术患者,主要包括气管插管(endotracheal tube,ETT)和声门上气道(supraglottic airway,SGA)装置。妊娠期患者由于上呼吸道黏膜增厚,轻度充血、水肿,可能需要型号更小的气管插管。对于术前充分禁食的产妇视手术种类及时长亦可选用 SGA 装置。在妊娠晚期,鼻咽部充血可能增加器械性鼻出血的风险,所以一般应避免使用鼻咽气道装置,或与血管收缩剂一起谨慎使用。

23. 声门上气道装置在妊娠期非产科手术的应用现状?

声门上气道(supraglottic airway,SGA)装置可用于谨慎挑选的产妇在妊娠早期和中期进行的非产科手术。没有数据显示该患者群体的误吸风险增加。然而,对于怀孕患者的腹部和腹腔镜手术,目前倾向于使用气管插管。对于怀孕患者,我们建议在困难气道管理中进行抢救性通气时使用第二代 SGA(如 ProSeal、Supreme),而不是第一代 SGA。第二代 SGA 的设计在便于控制通气的同时具有更好的密封性,并包含引流通道,允许插入 14F 的胃管进行吸引或被动排出胃内容物。

24. 妊娠期创伤治疗的措施?

机动车事故和家庭暴力是造成大部分孕妇严重创伤的原因。孕妇严重创伤意味着母胎均可能面临危险。严重创伤时,即使可能对胎儿不利,也应采取可挽救母体生命的任何诊断性试验或治疗。创伤治疗的初期目标同非妊娠患者的创伤救治,保证通气和稳定循环,避开子宫压迫下腔静脉;其他治疗措施,如补充血容量、输血、监测胎心率、评估神经系统等。如果心跳呼吸停止,应立即开始心肺复苏,如果心肺复苏 4 分钟都未成功,应即刻行剖宫产手术。

25. 妊娠期神经外科手术的种类?

妊娠期不行择期手术是公认的原则。如果必须手术,手术时机的选择应在孕妇和胎儿风险与手术急迫性方面取得基本平衡。妊娠期有些神经外科手术是必需的,如动脉瘤、动静脉畸形、神经系统恶性肿瘤等。这些神经系统合并症潜在威胁妊娠患者生命安全,因此属于非择期手术。在进行妊娠期神经外科手术麻醉管理时必须权衡对母体手术和胎儿的影响,尽量取得平衡。

26. 妊娠期失血性休克的概念和处理原则有哪些?

妊娠期失血性休克是由孕期或分娩时大量失血($>1\ 000\ mL$)导致的休克。处理原则与非孕患者相似,包括: 止血、纠正出血的病因;液体和血液制品进行容量复苏,有条件情况下应监测血流动力学参数进行目标导向的容量复苏;适当采用血管活性药物;对症支持,保证氧供,稳定内环境,改善酸碱环境,保证重要脏器灌注和维护脏器功能。对于妊娠期患者,维持子宫胎盘灌注和胎儿健康,避免缺氧、低血压、酸中毒和低体温是重要的措施。

27. 妊娠期间非产科手术子宫内复苏的意义?

子宫内复苏通常用于改善胎儿宫内窘迫,目的是确保围术期胎儿的存活和内环境稳定,避免早产及对胎儿的发育造成缺血缺氧性损伤。在实施非产科手术时对胎儿最为重要的考虑是维持正常的子宫内环境和避免胎儿宫内窒息,即胎儿窘迫。胎儿氧合直接取决于母体动脉血氧分压、携氧能力、氧亲和力和子宫胎盘灌注。因此,维持母体正常的动脉血氧分压、动脉血二氧化碳分压和子宫血流量至关重要。同时,若可能,术中应监测胎儿心律和子宫紧张度。

28. 妊娠期间非产科手术子宫内复苏的方法有哪些?

子宫内复苏是产科管理的一部分,常用于挽救胎儿窘迫。宫内复苏包括应用特定措施,目的是增加胎盘和脐带血流的氧气输送,以逆转缺氧和酸中毒。这些措施包括: ① 在手术允许的情况下,改变患者体位,如左侧卧位,必要时右侧卧位或膝胸卧位;② 扩容,快速静脉输注 1 L 非葡萄糖晶体液;③ 保证母体氧供,如调高术中吸入氧浓度;④ 考虑通过皮下或静脉注射抑制子宫收缩药物,如特布他林250 微克;⑤ 羊膜腔内注入温热的晶体溶液等。

29. 超声技术在妊娠期非产科手术的应用有哪些?

超声技术在妊娠期非产科手术中的应用同非孕患者类似,并且由于超声检查广泛普及、较为轻便、无电离辐射,往往更容易被妊娠期患者接受。除可在围术期监测宫内胎儿、胎盘有无异常等情况,还可以用于观测: ① 心血管,如心包疾病、心力衰竭、心脏室壁运动障碍等;② 循环,如术前容量状态、对补液的反应等;③ 肺及气道,如胸膜炎、肺不张、胸腔积液等;④ 盆腹腔,如胃容量、腹腔积液等;⑤ 脊柱,如确定椎管内阻滞穿刺间隙等。

30. 妊娠期腹腔镜手术的优势有哪些?

妊娠女性应用腹腔镜手术的优点与非妊娠女性相同,包括:术后疼痛更少、术后肠梗阻更少、粘连形成减少、住院时间更短和日常活动恢复更快。妊娠期还可能有特定的获益,例如,腹腔镜手术较剖腹手术相比,术中通常更少进行子宫操作;此外,避免在子宫正增大的同时造成大的腹部瘢痕,可带来更好的美观效果和更少的术后不适。由于光学放大、照明及其他技术性因素,腹腔镜方法可能会比剖腹手术提供更好的暴露。

31. 妊娠期非产科手术孕妇体位的选择?

孕后期,巨大子宫压迫下腔静脉,致回心血量减少,孕妇的平均动脉压大幅下降,即仰卧位低血压综合征。虽然机体的代偿机制可代偿性增加交感神经活性以纠正血压下降,但当区域阻滞麻醉或全身麻醉减弱或阻断了正常的代偿机制时,体位性低血压将难以靠机体自身代偿纠正。因此,对于孕 20 周以上的孕妇行各类手术时,都应关注和避免因腔静脉受压所致的体位性低血压的发生。

32. 妊娠期腹腔镜手术气腹压对母婴的影响?

随着气腹压的升高,孕妇膈肌上抬使胸腔压力增大,心脏及肺脏受压致回心血量减少、肺血流交换减少;腹腔内压力增高使子宫体血流受限、致胎盘血供减少。此外,随着气腹压增高,腹膜对二氧化碳的吸收也随之增加,严重时导致高碳酸血症。为降低因手术操作造成孕早期流产的风险,妊娠期腹腔镜手术应尽可能推迟到孕中期进行,随着孕周增加,妊娠子宫体逐渐增大,腹腔内可操作扩展空间受限。

33. 妊娠期腹腔镜手术体位对母婴的影响?

孕后期,巨大子宫可压迫下腔静脉,故围术期应关注和避免因腔静脉受压所致的体位性低血压的发生。同时需要注意的是,孕妇仰卧位时,即使没有低血压症状,其子宫和胎盘的血供也可能存在供血不足,可导致胎儿进行性酸中毒。此外,妇科腹腔镜手术需要头低脚高位体位(Trendelenburg 体位),此体位导致膈肌上抬,患者潮气量减少,心脏舒张受限,静脉回流受阻,但是同时激活压力感受器,可以维持心率不发生改变,但增加孕妇胃内容物反流误吸的风险。

34. 妊娠期腹腔镜手术二氧化碳气腹对母婴有何影响?

大多数研究表明,腹腔镜手术和开腹手术对孕妇母体及胎儿的影响无明显差异。目前对于二氧化碳气腹对人类胎儿是否存在不利影响还缺乏足够的证据。但孕期腹腔镜手术的潜在风险不容忽视。SAGES 指定的指南推荐孕妇腹腔镜手术过程中常规监测孕妇呼气末二氧化碳或动脉血气,避免胎儿高碳酸血症和酸中毒。此外,术中麻醉医师还应依照监护数据随时与手术医生商榷,通过降低气腹压、缩短手术时间以减少二氧化碳的吸收,避免高碳酸血症的发生。

35. 妊娠期腹腔镜手术有哪些优势?

腹腔镜手术优点：缩短住院时间、术后疼痛较轻、麻醉性镇痛药物使用少、降低切口并发症、提早下地活动减少下肢血栓发生等。此外,腹腔镜下通过放大的视野可以全方位观察盆腹腔,避免了开腹手术对子宫的直接刺激,使子宫更快的功能恢复正常,使胎儿宫内窘迫发生率降低。腹腔镜手术后抗生素、促胃肠蠕动药物及抑制子宫收缩药物用量少,降低了药物对胎儿的潜在风险。因术后恢复快和下地活动早,故胃肠功能恢复快,下肢血栓发生率低。

36. 妊娠期非产科手术常用麻醉方式有哪些?

麻醉方式应依照手术部位和手术种类及性质决定。没有研究证明哪种麻醉方式对胎儿预后更有利。椎管内麻醉时药物透过胎盘屏障微乎其微,极大提高母体和胎儿围术期安全性。而椎管内麻醉可造成交感神经阻滞而发生低血压,从而降低子宫血流和胎儿灌注。在最新版 2020 版中国产科麻醉专家共识中明确指出,建议优先选择气管插管,但对于禁食充分、反流风险低以及气管插管失败的产妇,声门上人工气道装置(喉罩)已不再列为禁忌。

37. 妊娠期非产科手术常用麻醉药物有哪些?

妊娠期非产科手术常用局麻药物以酰胺类为主,包括罗哌卡因(对子宫胎盘血流影响小)、利多卡因(扩散穿透能力均强);常用静脉麻醉药物有丙泊酚、依托咪酯、氯胺酮(艾司氯胺酮);吸入麻醉药有：七氟醚、地氟醚(对子宫收缩的抑制作用与剂量相关);阿片类药物有：芬太尼、瑞芬太尼、舒芬太尼、羟考酮、地佐辛(可透过胎盘,注意应用的剂量);肌肉松弛剂有：罗库溴铵、顺式阿曲库铵(分子量均较大,极少透过胎盘进入胎儿体内)。

38. 围术期常用药物妊娠用药分级?

美国 FDA 对孕期用药种类及风险进行了评级,将药物安全性等级分为 5 级:A、B、C、D、X 级。

常用药物中,仅镇静剂为 D 类,单次剂量的镇静剂没有致畸作用,但规律服药与唇裂、腭裂的风险增加相关。常用药物中沙利度胺、维生素 A、甲氨蝶呤均属于 X 类。术后镇痛应避免常规或长期应用 NSAIDs 药物,因其存在潜在的胎儿动脉导管早闭或羊水过少的风险。目前在任何妊娠阶段使用标准剂量的所用麻醉药物时,均未显示对人类有任何致畸作用。

39. 妊娠期非产科手术使用全身麻醉时宜采用何种诱导方式?

选择全身麻醉时,宜采用快速顺序诱导。环状软骨压迫旨在通过封闭食管上括约肌而防止胃内容物反流和误吸,推荐应用。建议优先选择气管插管,但对于禁食充分、反流风险低以及气管插管失败的产妇,声门上人工气道装置(喉罩)已不再列为禁忌,注意胃管的放置以及深度。指南中还指出,因喉罩置入刺激较气管插管轻微,诱导时可避免使用阿片类镇痛药物,或者阿片类镇痛药物用量极低,可以最大限度减少胎儿呼吸抑制的发生。

40. 妊娠期非产科手术术前禁食水时间是多久?

妊娠期患者在接受全身麻醉或深度镇静时,保护性的呛咳及吞咽反射会减弱或消失,因此存在着反流和误吸的风险。为更好的预防误吸,在最新 2020 中国产科麻醉专家共识中明确指出,对于无合并症的孕妇,麻醉前禁饮清液体(包括但不限于水、不含果肉的果汁、碳酸饮料、清茶以及运动饮料)至少 2 小时,一般不会增加吸入性肺炎等并发症发生,而且有助于改善患者焦虑、口渴、饥饿等主观感受。禁食固体类食物 6～8 小时;术前可使用抗酸药和(或)静脉注射 H_2 受体拮抗剂(如雷米替丁 50 mg)和胃复安(10 mg)等。

41. 妊娠期非产科急诊手术的围术期反流误吸预防?

随着妊娠进展,胃肠道受增大子宫的推挤,使盲肠、阑尾移向腹腔的外上方;胃向左上方膈肌顶部推移,形成程度不等的水平位,胎盘分泌孕酮引起平滑肌松弛,胃排空时间及肠运输时间延长。麻醉中要切实重视预防反流、呕吐及误吸意外。可采用以下方式处理:① 胃肠减压,下胃管;② 应用 H_2 受体阻滞剂;③ 清醒表面麻醉诱导;避免琥珀胆碱的应用,肌松药采取预给法;④ 全麻诱导前先采取头高位,后头低位;⑤ 助手协助指压患者环状软骨;⑥ 术前备吸引器。

42. 妊娠期非产科手术患者合并哮喘的麻醉选择及应对策略?

　　术前评估的目的是制订麻醉计划以避免或减少呼出气流的梗阻。应特别重视心肺功能、胸部 X 线片、肺功能的检测结果(包括对支气管扩张剂的反应)以及基础血气分析;应仔细核实过敏史和心脏或呼吸衰竭的症状与体征。术前准备如下:抗生素根治急慢性感染,支气管扩张剂缓解支气管痉挛,利尿剂、地高辛逆转肺水肿;通过有效通气改善氧合、纠正酸血症、电解质失衡。

43. 妊娠期非产科手术患者合并抑郁症的围术期注意事项?

　　抑郁症通常使用使中枢神经系统去甲肾上腺素和 5 羟色胺浓度增加的药物,如三环类,单胺氧化酶抑制类。首先,选择性五羟色胺再摄取抑制剂(SSRI)与镇痛药合同可造成出血风险;其次,这些药物会增强镇静镇痛药物的药效;麻醉药物与三环类抗抑郁药物之间相互作用,可使患者对间接作用的血管加压药和交感神经刺激的反应过度。因此,围术期抗抑郁药,应避免使用间接作用的阿托品、麻黄碱、多巴胺等,可选择直接作用的去甲肾上腺素和去氧肾上腺素。

44. 妊娠期神经外科手术麻醉管理注意事项?

　　① 颅内压(ICP)急剧增高与脑疝危象,需采取紧急脱水治疗;② 对呼吸困难严重缺氧者,要辨清病因,尽快建立有效通气;③ 长期颅内高压、频繁呕吐、不能进食、有脱水及电解质紊乱者,术前应尽量纠正。神经外科手术患者使用术前药应慎重。麻醉期间除常规监测 BP、ECG、HR、SpO_2 外,条件允许时应作动脉插管持续监测直接动脉压,并施行血气分析,常规监测 $PetCO_2$、CVP 和尿量。

45. 体外胎头倒转术的适应证?

　　2020 年美国妇产科医师协会(ACOG)颁布了外倒转指南,原则上若无阴道分娩禁忌证均可行外倒转术。一般临床上手术禁忌证除了阴道分娩的禁忌证外还包括:羊水过少或过多、产前出血、胎盘早剥、胎膜早破、胎儿畸形、子宫畸形、多妊娠、胎心监测异常。若怀孕周期未到,羊水量相对多,手术操作也相对容易,但复转率和早产率增加;而孕周大,胎儿体重增加,羊水量相对减少,子宫更敏感,手术难度增大。

46. 体外胎头倒转术的麻醉方法和注意事项有哪些？

提高外倒转术成功率的辅助措施除了目前研究最充分的宫缩抑制剂外，还包括椎管内麻醉、镇痛等。臀位外倒转术开始前常先进行椎管内麻醉，最常用的是腰硬联合麻醉。该措施可消除术中因转动胎儿操作带来的母体不适感，使术者更容易对胎儿进行操作，从而提高手术成功率。椎管内麻醉与静脉麻醉或无麻醉镇痛相比，可使外倒转成功率增加 44%，阴道分娩率增加 21%。

47. 体外胎头倒转术硬膜外导管留置和拔除的时机？

有效的椎管内麻醉技术能提高臀位外倒转术的接受率，降低产妇的痛苦，为产科医生提供满意的手术条件。若外倒转术失败，可直接经硬膜外导管给局麻药，行硬膜外麻醉下剖宫产术，术后继续应用镇痛泵。若外倒转术成功，如果近期催产，建议妥善固定导管，留置硬膜外导管 48～72 小时，当产妇进入产程时，可通过导管施行硬膜外分娩镇痛，若产妇超过 72 小时仍未进入产程，会出现感染的担忧，建议拔除硬膜外导管，待产妇进入产程后，择机行分娩镇痛。

48. 妊娠期非产科手术困难气道的处理原则有哪些？

① 麻醉前对患者进行详尽的评估与充分的准备，对可疑困难气道患者建议使用辅助工具检查，目的是最大限度地减少紧急气道，特别是"既不能插管又不能氧合"的发生；② 处理困难气道前的准备：气道管理工具；③ 预充氧合以及整个气道管理过程中通气的重要性，以维持氧合为第一要务；④ 每次操作前均应保证充分的肌松和麻醉深度；⑤ 严格控制操作次数。

49. 妊娠期非产科手术的局部麻醉药选择？

影响局麻药进入胎盘的速度因素有：① 局麻药的蛋白结合度与母体血浆蛋白的结合度；② 局麻药的分子量；③ 局麻药的脂质溶解度；④ 局麻药在胎盘中的分解代谢。酰胺类局麻药的不良反应较酯类者多，但因作用可靠，渗透性强，作用时间较长，不良反应少，故仍被普遍用于产科。罗哌卡因强度大于布比卡因，对运动神经阻滞弱于布比卡因，蛋白结合率 95%，心脏毒性小，0.125% 以下的浓度可产生感觉阻滞而不产生运动神经阻滞，是分娩镇痛较理想的局部麻醉药。

50. 妊娠期非产科手术常用肌松药有哪些？能用舒更葡糖吗？

产科使用的理想肌肉松弛药应具有：起效快，持续时间短，很少通过胎盘屏障,新生儿排除该药迅速等。阿曲库铵是大分子量的季胺离子,脂溶性低,50％与蛋白结合,所以通透胎盘屏障受限。由于镁盐可增强神经肌肉阻滞,因此,对接受镁盐治疗妊毒症的产妇进行残余肌松的拮抗时可能是作用不满意或受到抑制。所以这些患者的罗库溴铵用量应减少。在妊娠妇女没有舒更葡糖使用数据告知任何药物关联风险,因此在非必要情况下不建议应用舒更葡糖。

51. 妊娠期非产科全身麻醉呼吸参数的设置有哪些特点?

妊娠期间的正常呼吸道改变会引起代偿性呼吸性碱中毒,具有较高的血氧分压和较低的二氧化碳分压。妊娠期间二氧化碳分压($PaCO_2$)与呼气末二氧化碳分压($PetCO_2$)的差值缩小;二氧化碳相对容易穿过胎盘,因此母体二氧化碳水平较高可导致胎儿酸中毒和心肌抑制;由母体过度换气引起的母体二氧化碳水平极低和重度呼吸性碱中毒($PaCO_2 < 23$ mmHg 且 pH> 7.5)可影响子宫血流和胎儿氧合。因此建议调整机械通气,保持呼气末二氧化碳分压在 30～35 mmHg。

52. 妊娠期非产科手术可以应用哪些液体?

目前妊娠期非产科手术常用的液体有晶体液,如乳酸钠林格液,醋酸钠林格液;胶体液如羟乙基淀粉和琥珀酰明胶。乳酸的代谢依赖肝脏功能,大量输注对于合并有高乳酸血症及肝肾功能不全者不宜选用。醋酸可代谢为碳酸氢根,然后转化为二氧化碳和水,可有效防止高氯性酸中毒和高乳酸血症。羟乙基淀粉和琥珀酰明胶主要用于扩充围术期及创伤患者的有效血容量,应根据失血量、失血速度、血流动力学状态,以及血液稀释度决定输注剂量和速度。

53. 妊娠期非产科手术围术期液体管理有哪些要点?

预防低血压,措施包括:在麻醉诱导期/椎管置管时同时快速静脉输注晶体液,并在必要时给予血管活性药。应使用无葡萄糖溶液,以免胎儿发生低血糖。若输注葡萄糖溶液,因胰岛素不能透过胎盘,过多葡萄糖胎盘转移可引起胎儿胰岛素代偿性释放(胎儿高胰岛素血症)和新生儿低血糖。避免向患者给予大量生理盐水,这可导致高氯性酸中毒。对于选择晶体液还是胶体液,晶体液比胶体液更常用于剖宫产,因为晶体液更便宜,且更普及。

54. 妊娠期非产科手术输血指征和非妊娠患者有无区别?

输血和妊娠均可刺激机体发生免疫反应,产生新的针对红细胞表面抗原的抗体,这些抗体可以导致胎儿或者新生儿溶血。目前由于研究证据相对缺乏,我国没有妊娠期非产科手术输血的固定标准,宜根据孕妇的血红蛋白水平,评估临床状况,出血风险做出输血决定。《临床输血技术规范》推荐:血红蛋白<70 g/L 时应考虑输血,血红蛋白>100 g/L 则不必输血,血红蛋白在 70～100 g/L 时应根据患者心肺功能及是否有继续出血可能决定是否输血。

55. 妊娠期非产科手术输血管理要点有哪些?

输血前获得输血知情同意。孕妇宜在妊娠首次和妊娠 28 周产前检查时做血型鉴定和抗体筛查试验。做血型鉴定和抗体筛检宜使用采集后<3 天的标本。对很可能紧急输血的孕妇,如不存在有临床意义的同种抗体,血型鉴定和抗体筛检标本宜送检 1 次/周,以确定是否产生新的抗体,一旦需要就有血液可输注。推荐宜输注 ABO、RhD 和 Kell 相容的血液。如果存在有临床意义的抗体,在输血前做交叉配血,与输血实验室协调,以避免延误出血孕妇的输血。

56. 妊娠期非产科手术大出血围术期可使用术中自体血回输技术吗?

术中自体血回输技术可减少异体输血,不良事件发生率低,建议在高失血风险手术时采用此技术。但是由于在制备过程中丢失大量的凝血因子和血小板,加之回收时应用肝素,理论上对机体凝血功能有一定影响。此外,理论上讲回输的自体血中含有组织碎屑和破坏的细胞成分,回输给患者,可能加重患者的全身炎症反应。建议结合患者的临床状况,联合使用血栓弹力图,监测凝血功能,平衡利弊,选择自体血回输技术。

57. 妊娠期非产科手术围术期监护有哪些?

妊娠期非产科手术时应监测胎儿心率和子宫紧张度,用于评估胎儿宫内一般状况。对于妊娠期非产科手术孕妇的术中监测的基础监测有心电图、无创血压、脉搏血氧饱和度、呼气末二氧化碳分压、尿量。全麻期间镇静深度监测可预防术中知晓的发生,如脑电双频谱指数。如果产妇体温可能出现有临床意义的改变,还应监测体温。部分特殊病例需监测有创血压、中心静脉压、血气分析、经食管超声心动图、每搏量变异度、脉压变异度和脉搏变异指数。

58. 妊娠期非产科手术围术期监护关注点及特征?

在实施非产科手术时对胎儿最为重要的是维持正常的子宫内环境和避免胎儿

宫内窒息,维持孕妇正常的氧分压、二氧化碳分压和子宫血流量对保证胎儿氧和至关重要。常规胎儿监护大多数情况下在妊娠 18～20 周后。胎儿低氧血症、酸中毒、体温过低、母体呼吸酸中毒或严重碱中毒,药物或麻醉剂都可能导致胎儿心率减慢。早发现胎儿心率减慢可通过液体治疗、血管活性药、过度通气或孕妇体位调整等及时有效的治疗,以保证胎儿氧和。

59. 妊娠期阑尾切除麻醉管理有啥注意事项?

　　妊娠期阑尾切除可考虑开放性和腹腔镜阑尾切除术。妊娠患者非产科手术中的椎管内麻醉管理与其用于剖宫产时相同,要避免低血压。腹腔镜手术采用全麻,避免母体低血压、低氧血症、高碳酸血症或低碳酸血症,尽量不影响胎儿稳态。虽然腹腔镜技术已被证明可安全应用于孕期非产科手术,但仍需尽量降低因高气腹压或长时间气腹压力对孕妇及胎儿的影响,保持气腹压介于 8～12 mmHg,不能超过 15 mmHg,以避免高气腹压影响子宫血流灌注。

60. 妊娠期非产科手术的全麻诱导时注意的要点有哪些?

　　麻醉诱导期避免母体低血压、低氧血症、高碳酸血症或低碳酸血症,保证母胎氧合和子宫灌注。充分预吸氧:与非妊娠女性相比,妊娠女性呼吸暂停更易导致氧饱和度明显下降。孕妇体位:妊娠 18～20 周以上的患者应向左侧倾斜,手术期间尽可能保持子宫左倾。气管插管:多种妊娠相关因素可增加气管插管失败风险,如肥胖、需紧急手术。尽管常规对妊娠患者实施快速诱导插管,但若患者存在困难气道的标志,不宜选择快速诱导插管。

61. 妊娠期非产科手术在预防术中低体温上有哪些措施?

　　体温恒定是保证机体新陈代谢和正常生命活动的必要条件,体温异常可引起代谢功能紊乱、心血管事件、术后感染、输血风险增加甚至危及生命。妊娠期非产科手术尤其是实施麻醉后的手术在很大程度上会发生孕妇低体温。妊娠期非产科手术建议采用非药物保温措施,包括被动保温、主动保温和增加环境温度。其中被动保温应贯穿于整个围术期,包括棉毯、手术单等常规护理和反光毯等隔热措施;主动保温包括体表加温、加温输液、加温冲洗液等。

62. 妊娠期间非产科手术全麻 $PetCO_2$ 监测的意义?

　　妊娠期间行非产科全麻手术建议常规行呼气末二氧化碳分压($PetCO_2$)监测,

其可作为气管插管成功的标志,是反映肺通气功能的重要指标,全身麻醉时可根据 $PetCO_2$ 数值调整呼吸参数,维持其正常。$PaCO_2$ 的变化可引起母体血流动力学变化和胎儿内环境变化。$PaCO_2$ 增加可引起胎儿酸血症,进而导致胎儿心肌抑制和低血压。而 $PaCO_2$ 降低会引起脐动脉收缩和孕妇氧解离曲线左移,同时降低子宫胎盘血流导致胎儿缺血缺氧。故妊娠期间非产科手术全麻 $PetCO_2$ 监测的意义更为重要。

63. 妊娠期非产科手术围术期子宫胎盘灌注的影响因素?

子宫胎盘灌注主要取决于子宫血流量,子宫血流量等于(子宫动脉压－静脉压)/子宫血管阻力。子宫动脉压主要由母体心输出量和母体血压决定,子宫收缩和母体疼痛应激等因素会增加子宫血管阻力。因此任何可以影响母体血压以及子宫收缩和舒张的因素均会导致子宫血流量变化,从而影响子宫胎盘灌注。妊娠期非产科手术围术期子宫胎盘灌注直接影响胎儿的生长发育,故围术期应避免母体低血压、缺氧、低碳酸血症、酸中毒以及使用缩宫类药物。

64. 妊娠期非产科手术术中低血压推荐的常用血管活性药物有哪些?

妊娠期非产科手术术中低血压推荐的常用血管活性药物包括 α_1 受体激动剂如去氧肾上腺素、甲氧明等仅激动外周血管 α_1 受体,升压同时又能减慢心率,降低心肌氧耗,并且对胎儿的酸碱平衡影响小,需要注意反应性高血压及反射性心动过缓。去甲肾上腺素具有强效的 α_1 受体兴奋作用,又有微弱的 β 受体作用,提升血压效果好,没有明显的反射性心动过缓的不良反应。若低血压合并心动过缓可选用多巴胺、麻黄碱或肾上腺素,必要时加用阿托品。

65. 妊娠中晚期非产科手术预防低血压的措施有哪些?

妊娠中晚期行非产科手术预防低血压措施主要包括(但不限于):① 子宫左移位,妊娠 $18\sim20$ 周后的孕妇应尽可能采用左侧子宫移位进行手术,以解除子宫对下腔静脉和腹主动脉的压迫;② 进行液体预扩容或同步扩容,现在更倾向于同步扩容,即在麻醉开始时进行液体的扩容,以预防麻醉期间低血压,如明确血容量不足,建议快速扩容;③ 应用血管活性药物,必要时应用增强心肌收缩力药物。腰麻时优先推荐预防性输注血管活性药物以降低低血压发生率。

66. 妊娠期非产科手术抑制宫缩的药物有哪些？

妊娠期非产科手术抑制子宫收缩的药物，主要包括以下几种：① 硫酸镁注射液是最常用的一种抑制子宫收缩的药物，可以抑制自然发生的宫缩，以及由于各种原因诱发的宫缩；② β₂ 受体激动剂，如利托君和沙丁胺醇可以激活腺苷酸环化酶，促进 ATP 转换为 cAMP，降低肌浆蛋白轻链激酶活性，从而抑制宫缩；③ 钙通道阻滞剂，常用的有硝苯地平、尼卡地平，通过抑制子宫肌层细胞膜上电压依从性钙离子通道，从而抑制钙离子的摄取，导致血管和平滑肌松弛达到抑制宫缩的效果。

67. 妊娠期非产科手术围术期抑制宫缩的药物使用时机？

2017 年美国胃肠内镜外科医师协会(SAGES)发布的最新《妊娠期腹腔镜使用指南》和 2019 年英国妇科内镜学会/英国皇家妇产科医师学会《妊娠期腹腔镜手术指南》均不推荐妊娠期腹腔镜或经腹手术常规使用宫缩抑制剂，其不改善妊娠结局，目前暂无文献支持预防性使用宫缩抑制剂。但对于有早产征象者应考虑在围手术期使用(＋＋＋;强)，产前建议使用硫酸镁保护胎儿脑神经(截止至 33＋6 周)(证据等级 A)，宫缩抑制剂的具体用药及指针需因人而异，并参考产科医生的建议。

68. 妊娠期非产科手术采用静脉麻醉还是吸入麻醉更优？

妊娠期非产科手术如果采用全身麻醉，目前尚未看到静脉麻醉和吸入麻醉对胎儿影响的研究。妊娠期非产科手术中的胎儿麻醉风险大致可分为两类：① 麻醉药物有关的风险和致畸风险，在使用临床治疗剂量的情况下，尚无任何麻醉剂被证明有致畸作用。② 子宫-胎盘血流灌注减少有关的风险。所以如果采用全身麻醉，无论采用静脉麻醉还是吸入麻醉我们更应该关注第二类风险，关注平均动脉压的改变、PaCO₂ 的改变和主动脉-腔静脉的压迫，保证子宫-胎盘血流灌注对胎儿的供氧至关重要。

69. 同时合并宫内、宫外妊娠急诊手术的麻醉管理？

宫内妊娠合并宫外妊娠还是很少见的，一旦发现疑似宫内合并宫外妊娠，应该住院观察。宫外妊娠自行萎缩消失最好，在两种情况下必须紧急手术：① 宫外妊娠发生腹腔内出血，出现急腹症必须紧急手术，同时要维持孕妇的生命体征，术中切除宫外妊娠组织并止血，保护宫内胎儿安全。② 如果超声检查发现附件部位有典型的孕囊和胎心搏动，应尽早在宫外妊娠破裂出血前紧急手术，防止内出血造成的失血性休克。手术前后注意维持黄体功能,尽可能减少子宫的刺激和激惹。

70. 妊娠合并慢性高血压患者非产科手术围术期需关注的问题有哪些?

妊娠合并慢性高血压孕产妇行非产科手术围术期由于麻醉和手术应激,血流动力学变化较明显,可导致孕产妇、胎儿和新生儿发病率和死亡率显著增加。围术期应保证合适的麻醉深度,维持血流动力学平稳,尽量避免手术对子宫的刺激,同时尽量避免妊娠早期服用一些药物特别是血管紧张素转化酶抑制剂和血管紧张素受体阻滞剂,因为早孕期服用这类药物可能有胎儿结构异常(如肾和脑发育不全)和胎儿生长受限的风险。

71. 妊娠期糖尿病患者行非产科手术围术期需关注哪些问题?

① 妊娠期糖尿病患者尽量缩短术前禁食时间;② 近年来加速康复外科(enhanced recovery after surgery,ERAS)理念在外科手术中得到推广;③ 与区域麻醉相比,全身麻醉药物刺激血糖升高的作用更显著;④ 推荐围术期提供完善的多模式镇痛和止吐治疗,术后尽早恢复正常饮食。妊娠期糖尿病患者行非产科手术围术期血糖管理的基本原则是避免低血糖、预防酮症酸中毒、维持水电解质平衡、避免严重高血糖。

72. 妊娠合并重度肥胖的患者行非产科手术围术期的麻醉策略?

(1) 区域阻滞:如条件允许,区域阻滞优于全身麻醉,可作为首选。

(2) 全麻:① 麻醉诱导:推荐采用头高位,同时备有紧急气道处理工具。② 麻醉维持:优选静脉全麻药物,慎用吸入麻醉,提倡多模式镇痛。③ 通气管理:主要关注肺氧合功能和气道压力。常规动脉血气监测。④ 麻醉监测:常规监测(包含呼气末二氧化碳),采用 BIS 监测麻醉深度。建议监测肌松。⑤ 在清醒下半卧位拔管。⑥ 术后镇痛:采用神经阻滞镇痛、硬膜外镇痛。

73. 妊娠期非产科手术患者术中遭遇心搏骤停的应对策略?

妊娠期非产科手术患者如在术中遭遇心搏骤停,立即启动抢救:① 连续胸外按压:深度>5 cm、频率>100 次/min;抢救人员每 2 分钟交换 1 次。② 心脏除颤:除颤对胎儿是安全的,期间胎儿监测不是必需的。③ 气道管理和通气:未插管患者的胸外按压,AHA 指南强调 2 次人工呼吸与 30 次按压交替进行;及时行气管插管,快速建立供氧通道。④ 复苏和其他药物:复苏药物的使用应该依照 AHA

指南,心脏停搏期间常用的复苏药物不是禁忌的。

74. 妊娠期非产科手术患者术中突发异常广泛阻滞的原因分析及应对策略?

硬膜外麻醉后异常广泛脊神经阻滞是椎管内麻醉严重并发症之一。主要原因有:① 患者因素:妊娠患者硬膜外间隙静脉丛怒张,硬膜外腔隙容积变小;② 操作欠规范:如硬膜外穿刺过深、多次反复穿刺、导管偏硬等,穿刺针或硬膜外导管误入硬膜下间隙或蛛网膜下隙;③ 用药剂量过大。应对策略:首先保证充足的呼吸通气和氧供,并给予适度镇静,根据血压水平调控血流动力学状态,等待局麻药作用消退后各项生理功能即可恢复正常。

75. 妊娠期非产科手术患者术中突发局麻药中毒应对策略?

局麻药中毒的临床表现:中枢神经系统兴奋症状(躁动、耳鸣、金属味等),随后是惊厥发作;也可表现为中枢神经系统抑郁症状,甚至出现心脏中毒症状。处理:① 立即停止注射局麻药;② 有效的气道管理,充分给氧或建立人工气道,必要时行气管插管;③ 脂质乳剂疗法:尽早应用脂质乳剂[患者体重超过 70 kg,输注速度为 1 mL/kg;患者体重低于 70 kg,输注速度则为 0.25 mL/(kg·min)],如果出现惊厥发作,立即使用苯二氮䓬类药物,也可应用小剂量肌松剂控制症状。

76. 妊娠期非产科手术胎儿的监测方法有哪些?

对于所有妊娠期行非产科手术的患者,应常规在手术前及术后记录胎心率(FHR),甚至在麻醉恢复室也应持续监测 FHR。如有条件,还可加用胎儿头皮电极(FSE)实时监测胎儿心率。也可由超声科医生在围术期进行脐血流检查,这是一种监测胎盘循环的无创性检查,脐血流检查作为术中监测的一种辅助手段,通常被用来了解围术期胎儿宫内生存情况。

77. 如何预防妊娠期非产科手术后流产或早产?

完善的术后镇痛是预防和(或)减少妊娠期非产科手术后流产或早产的必备条件。原则上首选区域阻滞,全身应用阿片类药物也是适用的,慎用非甾体抗炎药,此类药物中对乙酰氨基酚是相对安全的。此外,妊娠期患者术后镇痛可以考虑辅用硫酸镁。硫酸镁可以降低子宫张力,降低流产和早产风险;另一方面,它可以增强阿片类药物镇痛作用,相应地减少阿片类镇痛药的用量。硫酸镁的推荐用法为:术后两天 10~15 g/d,滴注速度 1~2 g/h。

78. 妊娠期非产科手术可以用术后镇痛泵吗？

妊娠期患者行非产科手术，建议术后优先考虑使用硬膜外自控镇痛泵（PCEA）或区域神经阻滞镇痛技术，如腹横筋膜平面（TAP）阻滞，可根据术野镇痛需求行单/双侧单次注射，也可留置导管连接镇痛装置；如只能使用静脉自控镇痛（PCIA），则尽量使用最低有效剂量；总之，妊娠期患者行非产科手术的术后镇痛原则是采用低阿片/无阿片、多模式、个体化镇痛方案，以实现最好的镇痛效果，最小的不良反应，同时给妊娠期患者提供最好的生活质量。

79. 妊娠期非产科手术术后镇痛方式有哪些？

为考虑胎儿耐受情况，建议妊娠期非产科手术患者行术后镇痛优先考虑使用非阿片药物和区域神经阻滞镇痛技术，可采用硬膜外自控镇痛、静脉自控镇痛和（或）区域阻滞镇痛技术；实施内脏手术患者，可以使用 κ 受体激动剂替代 μ 受体激动剂，总之，妊娠期患者行非产科手术的术后镇痛原则是积极采用低阿片/无阿片、多模式、个体化镇痛方案，以实现最好的镇痛效果，最小的不良反应，同时给患者提供最好的生活质量并获得患者最好的满意度。

80. 妊娠期非产科手术的围术期阿片类药物选择？

阿片类药物的主要作用是镇痛镇静、中枢性镇咳、缩瞳、止吐、扩张血管、收缩平滑肌、抑制呼吸等。累积使用剂量以及手术持续时间对妊娠期患者的胎儿先天性畸形的发展起着重要作用。常用的快速短效的芬太尼、瑞芬太尼等芬太尼家族的阿片类药物均可选用，慎用长效阿片类药物。阿片类药物可通过胎盘，在妊娠期患者行非产科手术期间如需紧急剖宫产术，新生儿可能需要通气支持直至术中使用的阿片类药物的呼吸抑制作用消退才能保证安全。

81. 妊娠期非产科手术术后硫酸镁应用的注意事项有哪些？

硫酸镁（$MgSO_4$）用于治疗子痫解痉效果确切，是首选的镇静止痉药物。给予 $MgSO_4$ 后，其中 2/3 以游离态存在，1/3 与血浆蛋白结合。Mg^{2+} 有效治疗浓度与中毒浓度接近，使用不当易造成镁中毒。妊娠期非产科手术术后硫酸镁多在子痫患者应用。用药期间应监测肌力变化或血浆 Mg^{2+} 浓度。肌内注射、静脉给药 Mg^{2+} 均可迅速通过胎盘，与胎儿血浆浓度平衡，羊水中 Mg^{2+} 浓度并不高。另有报道静脉大剂量使用 $MgSO_4$ 可造成胎心基线变异降低，但对胎儿生物物理活动无影响。

82. 妊娠期非产科手术患者围术期抗凝药物的使用和停药策略？

妊娠期需要抗凝治疗：① 预防血栓的发生；② 预防疾病的发生，如预防子痫前期发生；③ 预防不良妊娠结局发生，如在复发性自然流产。妊娠期间抗凝药物的启用取决于危险因素的程度和发生时间。需要停用抗凝药物：出现抗凝药物相关副反应（出血、血小板减少、肝功能异常、过敏反应等）；出现临产征兆；计划分娩：在计划分娩前至少停用 LMWH 12～24 小时。预防剂量，需要停药 12 小时；治疗剂量，原则上需要停药 24 小时。

83. 常用药物对胎儿发育是否有影响？

母体用药可通过胎盘转运直接或通过影响胎盘和子宫功能间接影响胎儿。多种药物可引起胎儿生长受限，如乙醇、麻醉剂、苯巴比妥、叶酸拮抗剂、泼尼松等。甲氨蝶呤、6-巯基嘌呤、环磷酰胺等抗肿瘤药物可引起多种畸形。四环素可引起胎儿牙釉质发育不全。妊娠早期，较长时间地应用性激素，可干扰胚胎生殖系统正常分化。孕期大剂量、长期注射链霉素，可干扰胚胎听觉器官发育或出现先天性耳聋。早孕时大量饮酒，可致胎儿发育不良或畸形。

84. 药物对胎儿发育的危险分级？

A 级：经临床对照研究，无法证实药物对胎儿危害作用，对胚胎、胎儿伤害可能性最小。B 级：经动物实验研究，未见对胚胎、胎儿有危害。C 级：动物实验表明对胚胎、胎儿有不良影响。只能在充分权衡药物对孕妇的益处、胚胎、胎儿潜在利益和对胚胎、胎儿危害情况下，谨慎使用。D 级：有足够证据证明对胚胎、胎儿有危害性。X 级：各种实验证实会导致胚胎、胎儿异常。在妊娠期间禁止使用。妊娠前 12 周，以不用 C、D、X 级药物为好。

85. 药物对胎儿是否有致畸作用？

必须在发育的某个关键点给予足够的致畸物才会造成致畸。有五种药物是明确致畸的，沙利度胺、异维 A 酸、香豆素（华法林）、丙戊酸和叶酸拮抗药。大部分麻醉药物，静脉诱导药物、局部麻醉药物、阿片类和神经肌肉阻断药分级都为 B 或 C。其中只有苯二氮䓬的分级为 D。可卡因分级为 X，即禁用。吸入麻醉药氧化亚氮已知对哺乳动物致畸；七氟烷和地氟烷列为 B；依托咪酯及右美托咪定及阿片类药物为 C。神经肌肉阻断药大部分为 A 或 B。

86. 药物的致畸作用与哪些因素有关?

药物的致畸作用受暴露时机的影响,普遍认为受孕最初两周受致畸物的影响会导致"全或无"的现象。药物的剂量也很重要。一般摄入小剂量的药物没有影响,中等剂量可致畸,更高剂量则可致死。用药的途径和用药的时期都可影响结局。和单一用药相比,复合用药可导致不同程度的畸形和生长受限。另外,男性也可能服用致畸药物,避免使用沙利度胺、利巴韦林及异维A酸等药物。

87. 妊娠期间非产科手术的术后并发症有哪些?

首先依照实施手术类型,有其各自的并发症。其次妊娠期间手术对母体和胎儿是否有影响,是否导致流产、早产、死胎或致畸。流产或早产,可发生在手术后一周内。妊娠期非产科手术流产率 5.8%,孕早期为 10.5%,早产率 3.5%。循环系统在孕期改变最大,如心输出量和血容量增加、稀释性贫血、血黏度下降、全身血管阻力下降、心律失常等。呼吸系统改变如氧储备下降、不耐受缺氧及困难气道风险增加。血栓栓塞的风险、误吸虽很少见,但后果很严重。

88. 妊娠期间非产科手术围术期血栓的形成及预防?

妊娠期静脉血栓栓塞(venous thromboembolism,VTE)指的是孕妇深静脉血栓形成(deep venous thrombosis,DVT)和肺栓塞的形成。预防 VTE 的药物有普通肝素(UFH)、低分子肝素(LMWH)、华法林。华法林可透过胎盘屏障,孕期禁止使用,限于心脏机械瓣膜置换术后孕产妇。UFH 和 LMWH 均不透过胎盘屏障,UFH 半衰期短,出血风险高。LMWH 主要通过抗凝血活性因子 Ⅹa(FⅩa)的作用来抑制血栓形成,有效抗凝,安全性更高,因此,推荐 LMWH 作为预防妊娠期及产褥期 VTE 的首选抗凝药物。

89. 宫颈机能不全的诊断和手术时机?

有多次中期妊娠自然流产史;无痛性宫颈扩张,羊膜囊突出;探查宫颈,8号扩宫棒无阻力通过宫颈内口;非孕期宫颈管宽度>0.6 cm、长度<2.5 cm,妊娠期宫颈内口呈漏斗状扩张。方法分经阴宫颈环扎术、经腹宫颈环扎术、子宫托治疗。预防性宫颈环扎术和治疗性宫颈环扎术,治疗性宫颈环扎术包括紧急环扎术。根据时机不同,分为选择性宫颈环扎(elective cerclage)、应急宫颈环扎(urgent cerclage)和紧急宫颈环扎(emergent cerclage)。手术时机一般在 14~28 周。

第十一章

90. 宫颈环扎术麻醉方法有哪些？

可以选择全身麻醉、连续硬膜外麻醉、单次腰麻、腰-硬联合阻滞、局麻。宫颈环扎方法：① 经阴宫颈环扎术；② 经腹宫颈环扎术；罕有使用，一般用于先天性宫颈发育不良、宫颈严重裂伤或瘢痕、前次经阴环扎失败，可在腹腔镜下完成；③ 子宫托治疗宫颈机能不全。目前临床多采用经阴宫颈环扎术，大多数选择单次腰麻。经腹宫颈环扎术若环扎在腹腔镜下完成，需实施全身麻醉为宜。子宫托治疗宫颈机能不全一般不需要实施麻醉。

91. 宫颈环扎术麻醉管理有哪些注意事项？

宫颈环扎术是孕期治疗宫颈机能不全的最常用的方法。对于手术时机的研究有很多，有资料显示手术时间为孕 13～29 周。麻醉一般选择椎管内麻醉（硬膜外、腰麻均可）。笔者单位选用 25G 腰麻针穿刺给予小剂量、低浓度罗哌卡因单次腰麻，取得了非常好的临床效果（可以避免较粗硬膜针穿刺导致的腰背部疼痛）。无论采用何种麻醉方式，主要是保证充分的镇痛、给术者提供满意的术野，术中维持母体的循环稳定，保证子宫胎盘的灌注。

92. 胎儿宫内手术麻醉禁忌证有哪些？

胎儿宫内手术的母体禁忌证有：① 麻醉前存在上呼吸道感染者；② 存在各器官系统严重的合并症，无法耐受麻醉者；③ 中枢神经系统病变；④ 穿刺部位具有感染；⑤ 脊柱外伤、手术病史以及脊髓压迫病史者；⑥ 凝血功能异常，存在出血者；⑦ 具有精神疾病不能合作者；⑧ 母体存在胎盘早剥等严重影响母胎安危的并发症者。目前胎儿麻醉无绝对禁忌证，一些相对禁忌证包括：胎儿染色体异常、胎儿存在不能否耐受麻醉、手术创伤的全身状况等。

93. 胎儿宫内手术的术前准备有哪些内容？

术前应举行多学科会诊，对产妇及其家属说明拟对胎儿干预的治疗措施，交代手术步骤和手术麻醉风险，对任何的疑虑均要给予详细的解释，并签署知情同意书。同时要根据胎儿的周数进行有关胎儿安全的术前讨论，制定预案，如发生胎儿窘迫，且宫内复苏无效，则应紧急实施分娩及新生儿复苏。术前，孕妇应禁食、禁饮 6 小时以上，做好实施紧急终止妊娠准备。

94. 胎儿宫内手术的术前评估有哪些内容？

胎儿镜手术前应对母体有无麻醉禁忌证以及母体的一般情况进行充分评估。应当注意孕妇及其家族中是否有麻醉药物变态反应史(例如局麻药物过敏史、恶性高热病史等)，有无胃、食道反流病史。是否存在慢性疾病(例如心脏病，呼吸系统、消化系统、神经系统疾病等)。评估孕妇的心肺功能，检查孕妇呼吸道(有无困难气道)，评估有无打鼾、低氧血症病史以及困难气道，同时要明确胎盘位置。超声科和产科评估胎儿心血管功能，了解羊水量。

95. 胎儿宫内镇痛药物的选择？

胎儿术中镇痛通常首选能通过胎盘的药物，通过母体-胎盘转移来实现给药，目前临床上常选用瑞芬太尼。瑞芬太尼可快速通过胎盘，既可提供可靠的胎儿镇痛作用，又可被胎儿非特异性酯酶快速代谢，避免吸入高浓度麻醉药的不良反应。然而，此种方法通常要对母体实施较深的麻醉才能满足胎儿麻醉的需要，这不仅会导致母体低血压，而且在需要胎儿绝对制动时，又显得麻醉深度不够。所以，临床上常复合丙泊酚或者直接胎儿肌肉注射给药。

96. 胎儿宫内手术术中胎心、血氧降低的处理方式有哪些？

维持较深的麻醉有利于子宫的松弛，但可降低母体体循环的压力，不利于子宫胎盘的灌注，术中除持续保持子宫左倾体位外，使用血管活性药物如去氧肾上腺素、麻黄碱以及合理的输液等措施维持血压在基础值的 20% 以内有着重要的作用。对于麻醉诱导后即出现心率较基础心率下降明显胎儿，阿托品可作为穿刺前预防措施以提升基础心率，有助于显著抵消刺激和缺氧引起的胎儿迷走神经反应，确保术中操作顺利进行。

97. 胎儿宫内手术产妇全身麻醉后围拔管期注意事项有哪些？

胎儿宫内手术产妇全身麻醉后气管拔管计划应该在麻醉诱导前制定，并于拔管前时刻保持关注。拔管期要维持血流动力学稳定及适当的有效循环血量，调节患者的体温、电解质、酸碱平衡及凝血功能至正常范围，提供良好的术后镇痛，防止气道不良反射的发生。拔管后的目标是保证患者维持有效的通气，避免气道刺激，避免过度呛咳、恶心呕吐、腹压增高等情况，防止子宫破裂。

第十一章

98. 胎儿手术麻醉药物的选择和使用方法有哪些?

目前临床上常选用瑞芬太尼和丙泊酚组合。根据手术的种类,如果需要胎儿绝对制动,这两种药物需要的剂量偏高,容易导致母体循环过度抑制。临床上有时候选择直接给胎儿实施麻醉的方法。大多数文献推荐"鸡尾酒"肌肉注射的方法:芬太尼 $10\sim20$ μg/kg、维库溴铵 $0.1\sim0.3$ mg/kg(罗库溴铵 2 mg/kg),肌肉注射的部位多为胎儿肩部和臀部。芬太尼可引起胎儿心动过缓,尤其在与维库溴铵合用时更易发生,通常与阿托品混合肌肉注射,混合阿托品的推荐剂量为 20 μg/kg。

99. 开放式胎儿手术中子宫松弛剂的选择和应用方法?

吸入麻醉药因有子宫松弛作用而被优先作为麻醉药物选择。有研究显示吸入 $2\sim3$MAC 的异氟醚、七氟醚或地氟醚均可产生良好的子宫松弛作用。产科常用的宫缩抑制剂有阿托西班(孕龄少于 24 周或超过 33 周者,孕龄超过 30 周胎膜早破者,宫内胎儿生长迟缓和胎儿心率异常者禁用)、硫酸镁、利托君(β_2 受体激动药)等。应用宫缩抑制剂避免术中以及术后可能出现的宫缩,同时可以相应减少麻醉药物的使用浓度及剂量。

100. 胎儿宫内手术术中液体管理的要点有哪些?

胎儿镜手术灌注生理盐水,可维持子宫膨胀,有助于手术显影,也可减少母体羊水栓塞发生率,但是大量灌注生理盐水,可能导致类似经尿道前列腺电切术综合征的不良反应,即子宫内液体通过输卵管进入腹腔被吸收,或通过组织静脉通道直接被吸收,进入外周血循环,从而导致孕妇体内液体超负荷,严重时可引起肺水肿。因此,胎儿镜手术应适当限制液体输入量,并监测灌注液的用量,在灌注液入量显著增多时,应给予呋塞米利尿处理。

(刘野　王一男　王琳　李秋红　张文钰　张青林
赵娜　车向明　韩斌　白云波)

参考文献

[1]　Hoagland MA, Chattergee D, Anesthesia for fetal surgery. Paediatr Anaesth, 2017, 27 (4): 346 - 357.

［2］ Ring LE，Ginosar Y. Anesthesia for fetal surgery and fetal procedures. Clin Perinatol，2019，46(4)：801－816.

［3］ 大卫·H. 切斯特纳特. Chestnut 产科麻醉学理论与实践(第 5 版)［M］.连庆泉,姚尚龙,译.北京：人民卫生出版社,2017：449.

［4］ 柯蒂斯·L. 贝辛格.产科麻醉学(第 2 版)［M］.陈新忠,黄绍强,译.北京：中国科学技术出版社,2020：229－248.

［5］ 玛雅·S. 苏雷什.施耐德产科麻醉学(第 5 版)［M］.熊利泽,董海龙,路志红,译.北京：科学出版社,2018：147.

［6］ 邓小明,姚尚龙,于不为,等.现代麻醉学(第 4 版)［M］.北京：人民卫生出版社,2019：1380.

［7］ Practice Guidelines for Preoperative Fasting and the Use of Pharmacologic Agents to Reduce the Risk of Pulmonary Aspiration：Application to Healthy Patients Undergoing Elective Procedures：An Updated Report by the American Society of Anesthesiologists Task Force on Preoperative Fasting and the Use of Pharmacologic Agents to Reduce the Risk of Pulmonary Aspiration. Anesthesiology, 2017 Mar, 126(3)：376－393.

［8］ Andreoli M，Servakov M，Meyers P，et al. Laparoscopic surgery during pregnancy. J Am Assoc Gynecol Laparosc，1999，6：229－233.

［9］ 胡义华.非产科手术麻醉对孕妇的影响［J］.临床合理用药杂志,2014,29(3)：104.

［10］ 朱鸣雷,黄宇光,刘晓红,等.老年患者围手术期管理北京协和医院专家共识［J］.协和医学杂志,2018,9(1)：36－41.

［11］ 郭永建.英国孕产妇出血管理系列指南主要推荐及其启示(一)——《产科输血指南》［J］.中国输血杂志,2016,01：113－121.

［12］ 韩传宝,吴霞,于力,等.胎儿手术麻醉的研究进展［J］.临床麻醉学杂志,2021,37(3)：3.28－331.

第
十
一
章

第十二章

新型冠状病毒感染产妇麻醉和传染性疾病产妇麻醉

1. 新型冠状病毒病原学特点是什么？

　　新型冠状病毒属于β属的冠状病毒，有包膜，颗粒呈圆形或椭圆形，常为多形性，直径 60～140 nm。其基因特征与 SARSr - coY 和 MERSr - CoV 有明显区别。目前研究显示与蝙蝠 SARS 样冠状病毒（bat - SL - CoVZC45）同源性达 85％以上。体外分离培养时，2019 - nCoV96 个小时左右即可在人呼吸道上皮细胞内发现，而在 Vero B6 和 luh - 7 细胞系中分离培养需约 6 天。

　　对冠状病毒理化特性的认识多来自对 SARSr - COoV 和 MERST CoV 的研究。病毒对紫外线和热敏感，56C 30 分钟、乙醚、75％乙醇、含氯消毒剂、过氧乙酸和氯仿等脂溶剂均可有效灭活病毒，氯己定不能有效灭活病毒。

2. 新型冠状病毒流行病学有什么特点？

　　① 传染源：目前所见传染源主要是新型冠状病毒感染的患者。无症状感染者也可能成为传染源；② 传播途径：经呼吸道飞沫和接触传播是主要的传播途径。气溶胶和消化道等传播途径尚待明确，完整皮肤不会传播；③ 易感人群：人群普遍易感。

3. 新型冠状病毒感染患者临床表现有哪些？

　　以发热、乏力、干咳为主要表现。少数患者伴有鼻塞、流涕、咽痛和腹泻等症状。重症患者多在发病一周后出现呼吸困难和（或）低氧血症，严重者快速进展为急性呼吸窘迫综合征、脓毒症休克、难以纠正的代谢性酸中毒和出凝血功能障碍等。值得注意的是重型、危重型患者病程中可为中低热，甚至无明显发热。轻型患者仅表现为低热、轻微乏力等，无肺炎表现。

从目前收治的病例情况看,多数患者预后良好,少数患者病情危重。老年人和有慢性基础疾病者预后较差。儿童病例症状相对较轻。

4. 实验室检查有何特点?

① 发病早期外周血白细胞总数正常或减少,淋巴细胞计数减少,部分患者可出现肝酶、乳酸脱氢酶(LDH)、肌酶和肌红蛋白增高;部分危重者可见肌钙蛋白增高;② 多数患者C反应蛋白(CRP)和血沉升高,降钙素原正常;③ 严重者D-二聚体升高、外周血淋巴细胞进行性减少;④ 在鼻咽拭子、痰、下呼吸道分泌物、血液、粪便等标本中可检测出新型冠状病毒核酸。

5. 胸部影像学有何特点?

早期呈现多发小斑片影及间质改变,以肺外带明显。进而发展为双肺多发磨玻璃影、浸润影,严重者可出现肺实变,胸腔积液少见。

6. 疑似病例诊断标准是什么?

(1) 流行病学史:① 发病前14天内有武汉市及周边地区,或其他有病例报告社区的旅行史或居住史;② 发病前14天内与新型冠状病毒感染者(核酸检测阳性者)有接触史;③ 发病前14天内曾接触过来自武汉市及周边地区,或来自有病例报告社区的发热或有呼吸道症状的患者;④ 聚集性发病。

(2) 临床表现:① 发热和(或)呼吸道症状;② 具有上述肺炎影像学特征;③ 发病早期白细胞总数正常或降低,或淋巴细胞计数减少。

有流行病学史中的任何1条,且符合临床表现中任意2条。无明确流行病学史的,符合临床表现中的3条。

7. 确诊病例诊断标准?

疑似病例,具备以下病原学证据之一者:① 呼吸道标本或血液标本实时荧光RT-PCR检测新型冠状病毒核酸阳性;② 呼吸道标本或血液标本病毒基因测序,与已知的新型冠状病毒高度同源。

8. 新型冠状病毒肺炎分型?

(1) 轻型:临床症状轻微,影像学未见肺炎表现。

(2) 普通型:具有发热、呼吸道等症状,影像学可见肺炎表现。

（3）重型：符合下列任何一条：A. 呼吸窘迫，RR＞30 次/min；B. 静息状态下，指氧饱和度≤93％；C. 动脉血氧分压（PaO₂）/吸氧浓度（FiO₂）＜300 mmHg（1 mmHg＝0.133 kPa）。

（4）危重型：符合以下情况之一者：① 出现呼吸衰竭，且需要机械通气；② 出现休克；③ 合并其他器官功能衰竭需 ICU 监护治疗。

9. 新型冠状病毒感染潜伏期是多久？

基于目前的流行病学调查，潜伏期 1～14 天，多为 3～7 天。

10. 解除隔离和出院标准是什么？

体温恢复正常 3 天以上、呼吸道症状明显好转，肺部影像学显示炎症明显吸收，连续两次呼吸道病原核酸检测阴性（采样时间间隔至少 1 天），可解除隔离出院或根据病情转至相应科室治疗其他疾病。

11. 会出现母婴垂直传播吗？

目前为止尚未发现新生儿感染病例，但新型冠状病毒是否通过胎盘垂直传播或者，出生后通过母乳喂养传播仍不清楚，所以对确诊新型冠状病毒感染母亲，出生后新生儿立即按病毒感染流程隔离观察两周，不喂母乳。

12. 接诊手术后麻醉准备流程？

（1）接到确诊或者疑似新型冠状病毒肺炎的患者需要手术的通知后，值班人员应向医院院感管理部门汇报并逐级上报。

（2）麻醉科医护人员应准备感染手术间，通知层流工程技术人员，及时检查，必要时更换负压手术间高效过滤器。感染手术间应为负压手术间，如果没有，建议关闭正压或空调。

（3）按照手术类型准备齐全麻醉、手术相应的药品及器械，应尽可能使用一次性耗材。

（4）还需准备好防护穿戴设备和消毒设施。

13. 麻醉前评估除常规评估外还需注意什么？

（1）肺部 CT：其特异性影像学诊断特征为早期呈现多发小斑片影及间质改变以肺外带明显，进展期表现为双肺多发磨玻璃影、浸润影，严重者可出现肺实变，胸腔积液少见。

（2）最新研究发现年龄＞50岁,中性粒细胞淋巴细胞比值（NLR）＞3.13进展为重症的可能性大,因此要注意患者年龄和血常规,如果倾向于重症,应进一步评估全身情况。

（3）重症患者要查看术前动脉血气或者肺功能检查结果,综合进行评估重症患者要注意评估患者是否并发休克严重电解质失调及酸碱平衡紊乱和出凝血功能异常,一旦上述并发,均视为危重症患者,要做好急救抢救的相关药物准备。

14. 防护时如何分级?

一级：急诊接诊时：穿工作服,戴工作帽和一次性口罩（或 N95 型口罩）,接触血液、体液、分泌物或排泄物时加戴乳胶手套。

二级：接诊疑似患者时或处理其分泌物、排泄物、使用过的物品时：穿戴一次性工作帽、一次性手套、防护服或工作服外套、一次性防护服、医用防护口罩（N95型及以上防护级别）、防护眼镜或防护面屏、工作鞋或防水鞋套等。

三级：接诊临床诊断和确诊患者,或采集血液、呼吸道等样本时,或转运患者时,尤其是实施气管插管气道护理和吸痰等以及实施紧急手术时：穿戴防护眼镜或防护面屏等二级防护用品基础上,进一步加强防护,包括在医用一次性防护服、乳胶手套外,加一次性手术衣和第二层乳胶手套,两层手套分别罩住防护服和手术衣衣袖;或改用全面型呼吸防护器。

15. 转运该类患者要求是什么?

给患者佩带医用防护口罩,有条件应采用一次性手术大单全身覆盖;在患者由病房转运至手术室过程中,应由专用电梯送至手术室,转运后电梯及通道应进行消毒;由专人提前疏通转运通道,减少无关人员暴露;参与转运的医护人员及相关人员应按前述要求做好个人防护。

① 术毕患者应在原手术间内进行麻醉复苏;② 患者转运应继续使用术前所用的转运车。在转运途中,根据病情患者应佩戴医用外科口罩;③ 根据患者病情,参加转运人员可以是参与手术的麻醉医师、手术医生、手术间外的巡回护士。

16. 参与人员要求及心理辅导有哪些?

① 科室应配备充足且经验丰富的麻醉与手术护理力量,尤其是有传染病手术经验的医护人员;② 已进入感染手术室的人员尽可能不外出,外边的人员与手术

室内的人员在缓冲间内进行内外物品的传递;③ 应对手术相关人员进行心理辅导,正确认识疾病,"只要防护到位,医护的感染率极低";④ 克服恐惧心理,并加倍重视自身防护,尤其避免锐器损伤。

17. 新型冠状病毒肺炎患者的筛查有哪些要点?

① 症状:发热,乏力,感冒样症状,腹泻,干咳,气促,呼吸困难,低氧血症,ARDS,脓毒血症,DIC,神经系统病变,肾功能受损;② 接触史;③ 核酸检测;④ 早期肺 CT 明显特征性改变(肺外周磨玻璃影,实变);⑤ 血液检查。

18. 孕妇伴发热患者就诊流程是怎样的?

① 绑定身份证办卡,挂发热门诊号;② 明确是否有新型冠状病毒感染;③ 非新型冠状病毒感染者常规孕妇流程就诊;新型冠状病毒感染者常规孕妇无手术指征者报院办常规住院,有手术指征者按紧急手术流程入院。

19. 疑似新型冠状病毒感染孕妇接诊流程是怎样的?

(1) 检测体温,了解有无咳嗽、胸闷症状,询问病史(有无 2 周内家庭内发热人员,有无明确疫源接触)。

(2) 疑似患者(发热≥37.3℃,呼吸道症状),立即启动常规防护,筛查(血呼吸道五项病原体肺炎支原体,肺炎衣原体,呼吸道合胞病毒,腺病毒,柯萨奇病毒 IgM,咽拭子呼吸道三项病毒核酸:呼吸道合胞病毒 RNA、甲型流感病毒 RNA、乙型流感病毒 RNA,血常规+CRP),如病毒结果为阴性,立即向医务处申请新型冠状病毒核酸检测,前往发热门诊。签字后行胸部 CT 检查了解肺部情况(告知患者进行胸部 CT 的必要性及进行必要的腹部防护)。

(3) 排查产科情况:发热门诊请产科医生会诊并进行产科检查,超过 28 周可行胎心监护、超声评估胎儿宫内安危。

20. 新型冠状病毒感染孕妇终止分娩指征及方式是什么?

(1) 病情轻,宫颈条件好,可选择阴道分娩。

(2) 手术终止妊娠指征:① 胎儿窘迫;② 病情控制不理想,呼吸困难(呼吸频率增快≥30 次/min),无给氧条件,氧饱和度<93%;CT 提示大面积病毒性肺炎或 48 小时内病灶进展>50%;不应因呼吸困难而耽误手术;③ 临产但短时间无法分娩;④ 其他符合剖宫产的适应证。

21. 新型冠状病毒感染孕妇剖宫产术中注意事项有哪些？

术中注意患者血氧饱和度，建议桡动脉穿刺置管进行监测；胎儿娩出后尽早使用缩宫素等促进子宫收缩药物，有心功能不全者慎用前列腺素制剂。注意患者出入量，以免增加患者心肺负担。是否需要立即断脐，无循证证据。

22. 新型冠状病毒感染孕妇剖宫产麻醉要点有哪些？

① 如果没有禁忌证首选椎管内麻醉＞产妇全程戴防护口罩（不带呼气阀）；② 鼻导管吸氧、面罩吸氧，加压给氧；③ 目前无腰麻导致中枢神经系统感染的证据＞必要时可以选择全麻，双管喉罩；④ 新生儿抢救准备；⑤ 产妇术后回发热病房，新生儿去新生儿病房。

23. 新型冠状病毒感染孕妇全麻气管插管应该怎样准备？

① 有工作经验的一名医生独立完成；② 三级防护，面屏，头套，手套（清洁＋清洁＋PE＋外科手套）；③ 麻醉前评估是否困难气道；④ 视频喉镜（房间专用），一次性插管包，光棒，备喉罩、呼吸过滤器，人工鼻，四扣带，高浓度氧气吸入增加氧储备；⑤ 吸引和抢救设备及药品；⑥ 根据需要监测，常规无创、有创监测。

24. 新型冠状病毒感染孕妇全麻诱导、气管插管实施有哪些注意事项？

① 快速诱导，足量肌松药，避免呛咳；② 药物：右美托咪定，丙泊酚，依托咪酯，罗库溴铵，阿片药物最后推注，避免呛咳；③ 给药 60～90 秒后确保患者自主呼吸完全消失，待患者胸廓起伏达到最低点时快速插管；④ 若插管困难，快速置入喉罩；⑤ 插管成功判断：无法听诊，直视导管通过声门，观测双侧胸廓起伏、呼吸气波形、呼吸气末二氧化碳等综合判断，超声，无线听诊器→吸痰（按需，不推荐常规气管内吸引）。

25. 新型冠状病毒感染孕妇全麻麻醉维持有哪些注意事项？

① 采用肺保护性通气策略，即小潮气量（4～8 mL/kg）和低吸气压力（平台压<30 cmH$_2$O）进行机械通气，以减少呼吸机相关肺损伤，间断膨肺；② 静吸复合麻醉维持→根据需要选择液体治疗；③ 术中血气分析；④ 预防性镇痛。

26. 新型冠状病毒感染孕妇全麻麻醉结束有哪些注意事项？

① 麻醉苏醒：自然苏醒，避免拮抗，酌情带管去 ICU；② 气管拔管：不推荐常

规气管内吸引,避免呛咳;③ 等患者完全清醒,把人工鼻留在气管导管上,屏住呼吸拔管;④ 用专用的医疗废物垃圾袋包住系紧,避免抛丢过程产生大量气溶胶;⑤ 手术室内观察恢复,不去 PACU;⑥ 患者转运:医生穿防护服用原转运推床按照专设通道、路线送回发热病房;⑦ 医生原路返回手术室污染区脱防护服,洗澡,更换清洁衣服。

27. 新型冠状病毒感染孕妇产科手术术中循环监测与支持有哪些特别注意的?

① 遵循组织灌注导向的血流动力学治疗原则,严密监测患者循环状态,出现血流动力学不稳定状态(休克、收缩血压 < 90 mmHg 或比基础血压降低 40 mmHg),或需要使用血管收缩药物,严重心律失常等时,应仔细鉴别原因,正确处理不同类型休克,改善组织灌注,并积极处理严重心律失常。② 应选择简便、易维护管理的血流动力学监测技术。不推荐床旁实施技术复杂的有创血流动力学监测。条件许可时,超声多普勒监测是无创、便捷的监测手段,应予以积极采用。③ 血流动力学不稳定状态出现时,在容量管理上,应当努力保持满足组织灌注的最低血容量,以避免容量过负荷、加重肺损伤。即给予恰当容量复苏,必要时,使用常见的血管活性药物如去甲肾上腺素。

28. 新型冠状病毒感染孕妇新生儿防护有哪些注意事项?

(1)新生儿建议隔离 10～14 天,产妇未愈前不母乳喂养。

(2)由于孕妇高热及低氧血症,胎儿发生宫内窘迫、早产风险增加,应严密监护新生儿,转诊新生儿需做好隔离防护。

29. 接诊医护准入要求是什么?

① 一线医护人员应当进行上岗前筛查和新型冠状病毒知识培训,并需要排除以下情况:包括孕妇、年龄超过 55 岁、慢性疾病史(慢性肝炎、慢性肾炎、糖尿病、自身免疫性疾病及肿瘤)、合并急性发热者;② 上岗前筛查血常规、尿常规、生化、肌酶及胸片。

30. 医护人员隔离和防护要求是什么?

(1)为患者实施气管插管、吸痰等可能产生气溶胶的操作医护人员:要求佩戴医用防护口罩、乳胶检查手套、护目镜、防护服、隔离服、鞋套等。有条件的医院建议戴正压头套,或全面性呼吸防护器(3 级防护)。

（2）其他手术间内医护人员：要求佩戴医用防护口罩、乳胶检查手套、护目镜或防护面罩/防护面屏、隔离服、鞋套等。

31. 隔离防护装备怎样处理？

① 禁止将医用防护口罩、乳胶检查手套、护目镜、防护面罩/防护面屏、隔离衣、防护服等防护装备带离污染区域；② 可重复使用的护目镜、隔离衣使用后按规定消毒后方可再用。

32. 密切接触后医护人员的隔离观察要求是什么？

① 密切接触的医护人员应当相对隔离，避免到处走动，避免广泛接触；② 出现发热、咳嗽、气短等症状时应当立即隔离，并进行相关检查；③ 结束工作时，应当进行咽拭子检查及血常规检查，有异常者应当接受严格隔离观察；无异常者普通隔离观察 1 周后上岗工作。

33. 设备、物品、药物的准备原则是什么？

① 标识明确，固定手术间使用；② 一次性使用优选；③ 一次性物品、药品做到单向流动，只进不出；④ 非一次性使用的设备、物品必须有明确的清洁消毒流程。

34. 新型冠状病毒感染患者手术后怎样进行相关物品的处理？

（1）术后物品的处理：为了减少器械回收、运送和清洗消毒过程中造成环境污染和人员感染的概率，特殊感染手术尽量选择使用一次性物品。

（2）一次性医疗废物处理：应及时分类处理，以确保人员安全，控制感染风险；医疗废物袋和锐器盒均应双层密闭封装；明确标识时间、类别及部门；离开污染区之前封口并用 1 000 mg/L 含氯消毒液均匀喷洒；按照规定由专人负责运送和焚烧处理。

（3）重复使用的医疗器械和物品处理：双层密闭封装，明确标识消毒供应中心单独回收处理；先消毒、后清洗再灭菌。

35. 新型冠状病毒感染患者手术后怎样进行医务人员防护用品处理？

在指定区域内脱掉一次性防护用品，扔进指定医疗废物袋内；同一次性医疗废物处理；重复使用的防护用品置入专用回收筐；1 000～2 000 mg/L 含氯消毒液浸泡、擦拭或喷洒;熟悉和演练规范步骤,每一步要高度重视手卫生。

36. 新型冠状病毒感染患者手术后手术间如何处理?

按照"特殊感染手术间处理"流程充分消毒;器械台、操作台及设备表面
1 000～2 000 mg/L 含氯消毒液保持 10～30 分钟后清水擦拭;血液、体液溢洒
2 000～5 000 mg/L 含氯消毒液保持 10～30 分钟后清水擦净关闭层流和新风系
统,使用过氧乙酸/过氧化氢喷雾密闭消毒 1～2 小时;由院内感染控制人员检查合
格方可继续使用。

37. 新型冠状病毒感染患者手术后怎样进行转运床处理?

确诊或疑似 NCP 患者手术之后,转运床应进行终末消毒;转运车表面 1 000～
2 000 mg/L 含氯消毒液保持 10～30 分钟后清水擦拭如果表面被血液、体液污染;
2 000～5 000 mg/L 含氯消毒液保持 10～30 分钟后清水擦净;置于手术间内一起
密闭消毒;尽量减少对周围环境污染;由院内感染控制人员检查合格方可继续
使用。

38. 新型冠状病毒感染患者手术后怎样进行相关医务人员的管理?

原则上医学观察 2 周;每日监测体温及呼吸情况;上报相关管理部门;观察期
间若出现异常须及时就医检查治疗应强调防护的意识和细节;避免发生暴露。

39. 新型冠状病毒感染患者手术后怎样进行麻醉机消毒?

麻醉机的台面和按键等物表的消毒应该同手术间其他物表一样进行终末消
毒。可使用 1 000～2 000 mg/L 含氯制剂擦拭,保持 10～30 分钟后再清水擦拭;如
被患者血液、体液等污染,使用 2 000～5 000 mg/L 含氯制剂擦拭至无污迹,30 分
钟后清水擦拭。

40. 新型冠状病毒感染患者手术后怎样进行麻醉机外回路等消毒?

麻醉机外呼吸回路及其涉及的一次性的喉镜片、气管导管、吸痰管、螺纹管、面
罩和气囊、呼气末二氧化碳采样管、储水槽、过滤器等,需使用一次性产品,用后丢
入医用垃圾袋妥善处理。

41. 新型冠状病毒感染患者手术后怎样进行麻醉内回路的消毒？

建议使用复合醇麻醉回路消毒机进行消毒。使用时将麻醉机内呼吸回路与消毒机回路通过螺纹管进行对接，将乙醇以气压式等离子雾化分布于麻醉机内呼吸回路，无须拆卸麻醉机，雾化消毒＋解析干燥 30 分钟，即可完成消毒。对于没有麻醉回路消毒机的机构，建议将麻醉机内呼吸回路拆卸，送消毒供应室消毒或灭菌。

42. 新型冠状病毒感染患者手术后怎样进行过滤器的消毒？

面对新冠肺炎疫情，建议联合使用麻醉内回路消毒机与在呼气端及吸气端同时使用呼吸通路过滤器。首选高效低容量的疏水性过滤器，以使细菌和病毒清除率＞99.999％，每 3～4 小时更换 1 次。

43. 新型冠状病毒感染患者手术后怎样进行手术器械的消毒？

手术器械：需按照流程送消毒供应室灭菌。

44. 孕妇可以做胸部 CT 进行新型冠状病毒感染的肺炎的筛查吗？

放射学检查是否导致胎儿发育异常，决定于当时的孕周以及放射学检查技术的胎儿辐射剂量。理论上，胸部 CT 的胎儿辐射剂量没有达到致畸阈值，比较安全。为了安全起见，建议孕妇在知情同意后做胸部 CT 检查，并采取腹部保护措施。

45. 孕妇可以服用抗病毒药洛匹那韦/利托那韦吗？

该药已列入 HIV 孕期首选用药方案。基于动物实验研究和有限的人类报告，该药似乎不会增加不良妊娠结局的风险。医务人员应向孕妇及家属充分告知使用该药的孕妇获益及胎儿的潜在风险，权衡利弊，当潜在益处大于胎儿的潜在风险时选择用药。

46. 疫情流行期间应常规进行产科检查吗？

孕妇是新型冠状病毒的易感人群。疫情流行期间应进行常规产前检查，并密切注意胎动变化，有妊娠期合并症或并发症者要适当增加产检次数。

47. 呼吸道病毒感染常规 8 项检测阳性，能排除新冠状病毒感染吗？

不能排除。根据现有临床案例，新冠状病毒感染的肺炎患者可合并甲流病毒、乙流病毒、肺炎支原体等病原体感染。

48. 人工鼻有哪些分类？他们有什么区别？

术中推荐使用人工鼻,有证据表明人工鼻的使用可以有效地预防麻醉机免受细菌和病毒的污染。

(1) 根据功能可以分为 HME(heat and moistureexchanger,湿热交换器)、单纯过滤器(Fliter)和复合式人工鼻(即 HME+Fliter,FHME)。

(2) 区别：在手术室中,患者使用呼吸机进行辅助呼吸时,持续干燥且温度较低的医学气体(medicalair)是不符合人体生理的。这个时候 HME 将呼出气体的温度、湿度保留,并加到吸入气体中,尽可能地为气道保存水分和温度,接近鼻子的功效。但这种 HME 没有过滤功能,是不能阻断新冠病毒的。

49. ECMO 支持的指征和时机

当保护性通气和俯卧位通气效果不佳,且符合以下条件,应尽早考虑评估实施ECMO:

在最优的通气条件下[$FiO_2>0.8$,潮气量为 6 mL/kg(理想体重),PEEP$\geqslant$0.98 kPa,且无禁忌证],并符合以下之一：A. $PaO_2/FiO_2<50$ mmHg 超过 3 小时；B. $PaO_2/FiO_2<80$ mmHg 超过 6 小时；C. $FiO_2 1.0$, $PaO_2/FiO_2<100$ mmHg；D. 动脉血 pH<7.25 且 $PaCO_2>60$ mmHg 超过 6 小时,且呼吸频率>35 次/min；E. 呼吸频率>35 次/min 时,动脉血 pH<7.2 且平台压>2.9 kPa；F. 合并心源性休克或者心脏骤停。

50. ECMO 禁忌证是什么？ECMO 治疗模式怎样选择？

ECMO 禁忌证：合并无法恢复的原发疾病；存在抗凝禁忌；在较高机械通气设置条件下($FiO_2>0.9$,平台压>2.9 kPa),机械通气超过 7 天；年龄>70 岁；免疫抑制；存在周围大血管解剖畸形或者血管病变等。

ECMO 治疗模式的选择：推荐选择 VV-ECMO 模式。当出现循环衰竭时应判断其原因,是否存在心源性休克,以决定是否需要 VA-ECMO 的模式。

51. 什么是传染病？

传染病(communicable diseases)是指由病原微生物,如朊粒(prion)、病毒(virus)、衣原体(chlamydia)、立克次体(rceltsia)、支原体(mycoplasma)、细菌

（bacteria）、真菌（fungus）、螺旋体（spiro-chete）和寄生虫（parasite），如原虫（protozoa）、蠕虫（helminth）、医学昆虫（medical insect）感染人体后产生的有传染性、在一定条件下可造成流行的疾病。

52. 传染病分为哪几类？

根据 2013 年版《中华人民共和国传染病防治法》（简称《新法》）规定管理的传染病分甲类、乙类、丙类三类，共 39 种。甲类传染病是指鼠疫、霍乱。《新法》规定，乙类传染病中的传染性非典型肺炎、人感染高致病性禽流感及甲型 H1N1，按甲类传染病处理。新型冠状病毒肺炎（COVID-19）属于乙类传染病，按照甲类传染病处理。

53. 对于进行传染病患者的手术，医护人员防护措施怎样的？

对于确诊高度传染性疾病的患者，我们的防护措施可以按照规定执行。因此防范的重点其实在于上呼吸道感染和不明原因发热患者的麻醉管理。

标准防护措施：适用于所有呼吸道病原体的标准预防措施包括手卫生、眼睛防护、使用手套和防护服以及呼吸防护工具。含有酒精的擦洗剂或肥皂水可用于手卫生，但如果手被明显弄脏，则后者是首选。已证明 95% 乙醇可有效消除大多数临床相关病毒。在进行可能会引起飞溅或喷溅的血液、分泌物或排泄物的操作过程中，应进行眼部防护，例如使用面屏或护目镜。对于气管插管和拔管等高风险操作，应鼓励使用更严格的保护措施。

54. 传染病患者手术麻醉管理难点是什么？

传染性疾病给医护人员，尤其是麻醉医师带来的某些潜在的职业风险，主要是经呼吸道及血液传播疾病。关于呼吸系统严重的病例中，口咽炎症会导致气道黏膜易碎，在气道操作过程中很容易导致水肿并出血。是否选择直接喉镜、视频喉镜还是纤支镜插管技术，都应以麻醉科医生的个人经验和可用的设备为指导进行选择。对于气管插管和拔管等高风险操作，减少患者呛咳，减少经飞沫及气溶胶途径的传播尤为重要。对于术中的麻醉管理，则需要平衡利弊，机械通气的需求通常与相关性肺炎和并发症导致的呼吸衰竭有关。

55. 对呼吸系统传染性疾病患者，在无肌松药效应监测的情况下，术毕拮抗肌松药的最佳时机是？

对于此类患者，在无肌松药效应监测情况下，术毕拮抗非去极化肌松药的最佳时机应在给予中效肌松药 30 分钟后或者长效肌松药 50 分钟后,患者开始自主呼吸时。同时需鉴别静脉麻醉药、吸入麻醉药及麻醉性镇痛药对自主呼吸恢复的影响。

56. 什么是艾滋病?

艾滋病是获得性免疫缺陷综合征(AIDS)的简称,系由人免疫缺陷病毒(HIV)引起的慢性传染病。本病主要经性接触、血液及母婴传播。HIV 主要侵犯、破坏 CD4 * T 淋巴细胞(CD4' Tlymphocytes),导致机体免疫细胞功能受损乃至缺陷,最终并发各种严重机会性感染和肿瘤。具有传播迅速、发病缓慢、病死率高的特点。

57. 艾滋病传播途径是什么?

主要是性传播、血液接触、母婴传播。

58. 艾滋病患者麻醉评估重点是什么?

评估各个器官功能情况是重点。心脏和肺部风险很重要,与未感染 HIV 的患者相比,感染 HIV 的患者患冠状动脉疾病的风险增加,因手术而出现肺部并发症的风险较高。术前评估肺对一氧化碳的弥散能力可能有助于选择患者。与未感染 HIV 的患者相比,感染 HIV 的患者中胰岛素抵抗、糖尿病和高胆固醇血症的患病率更高。以及评估肝肾功能、凝血功能营养状况等。

59. 人类免疫缺陷病毒(HIV)暴露后怎样治疗?

暴露后预防(PEP)应尽早开始。虽然确切的时间窗尚不明确,但 PEP 有效性被认为会随着时间推延而降低。HIV 暴露后预防措施应进行 28 天。如果病源状态不清,则应启动 PEP,然后重新评估。首选方案是雷特格韦(400 mg bid)＋替诺韦福(300 mg)和恩曲他滨(200 mg)(特鲁瓦达是固定剂量联合用药)。这样可以有很好的耐受性和最小的药物相互作用。也可以用于孕妇(数据有限)。如果病源证明是艾滋病毒阴性,就可以停止 PEP。如出现耐药,建议咨询专家,同时立即开始标准预防。

60. 甲型肝炎的传染源及传播途径?

(1) 传染源甲型肝炎无病毒携带状态传染源为急性期患者和隐性感染者,后者数量远较前者多。粪便排毒期在起病前 2 周至血清丙氨酸转氨酶(alanine

aminotransferase ALT)高峰期后 1 周,少数患者可延长至其病后 30 天。当血清抗- HAV 出现时,粪便排毒基本停止。某些动物如长臂猿、黑猩猩等曾分离到 HAV 但作为传染源意义不大。

(2)传播途径 HAV 主要由粪-口途径传播。

61. 乙肝的传染源及传播途径是什么?

(1)传染源主要是急慢性乙型肝炎患者和病毒携带者。急性患者在潜伏期末及急性期有传染性。慢性患者和病毒携带者作为传染源的最大意义其传染性与体液中 HBVDNA 含量成正比关系。

(2)传播途径人类因含 HBV 体液或血液进入机体而获得感染具体传播途径主要有下列几种:A. 母婴传播:包括宫内感染、围生期传播、分娩后传播。B. 血液、体液传播:血液中 HBV 含量很高微量的污染血进入人体即可造成感染。如输血及血制品、注射手术、针刺共用剃刀和牙刷血液透析、器官移植等均可传播。C. 性传播:与 HBV 阳性者发生无防护的性接触,特别是有多个性伴侣者,其感染 HBV 的危险性增高。

62. 乙肝职业暴露后怎样处理?

HBsAg 阳性暴露源:有明确记录证明已经完成乙肝疫苗全程、但没有接受接种后检测的人,应给予一剂量的疫苗增强剂。正在接种疫苗但尚未完成疫苗全程的人,应接种一剂量的乙型肝炎免疫球蛋白(HBIG),并必须完成疫苗程序。未接种的人应在暴露后尽快接种 HBIG 和乙肝疫苗(最好在 24 小时内)。乙型肝炎疫苗可与 HBIG 在不同注射部位同时接种。乙型肝炎疫苗程序应按照适合年龄的剂量和计划完成。

HBsAg 状态不明的暴露源:有明确记录证明的完成乙型肝炎疫苗全程的人在 HBV 相关暴露后不需要进一步治疗。未完成疫苗全程的人员应完成疫苗程序。未接种的人应尽快接种首剂乙肝疫苗,然后完成疫苗程序。

63. 炭疽是什么?

炭疽(anthrax)是由炭疽杆菌引起的动物源性传染病,属于自然疫源性疾病,为乙类传染病。主要发生于草食动物,特别是牛马和羊。人主要通过接触病畜及其排泄物或食用病畜的肉类而被感染临床上主要为皮肤炭疽,其次为肺炭疽和肠炭疽严重时可继发炭疽杆菌败血症和炭疽脑膜炎。

64. 炭疽的传染源是什么？

主要为患病的草食动物,如牛、羊、马和骆驼等,其次是猪和狗。动物的皮、毛、肉和骨粉均可携带细菌。炭疽患者的痰粪便及病灶渗出物中虽然可检出细菌,但人与人之间的传播极少见,因此,炭疽患者作为传染源意义不大。

65. 炭疽的传播途径是什么？

① 直接或间接接触传播直接或间接接触病畜或其排泄物和有菌的动物皮毛、肉、骨粉等均可引起皮肤炭疽。② 吸入传播吸入带芽孢的粉尘或气溶胶可引起肺炭疽。③ 消化道传播进食被炭疽杆菌污染的肉类和乳制品可引起肠炭疽。

66. 丙型肝炎暴露后怎样处理？

目前还没有丙肝病毒暴露后预防的推荐。在 HCV - Ab 血清转阳前 6 周对 HCV RNA 进行病毒检测,可早期发现感染并随后转诊进行早期评估和可能的 HCV 治疗。大约 25% 的健康人会自行清除丙肝病毒感染。早期诊断和治疗可将 HCV 清除率提高到 90% 或更高。丙型肝炎病毒抗体检测应在初次检测后 4～6 个月进行,以排除丙型肝炎病毒感染。

67. 禽流感怎样预防及暴露后怎样处理？

预防:禽流感常见于家禽,在大多数人类感染 H5N1 和 H7N9 流感的病例中,有家禽或家禽市场暴露史,防止其传播和大流行爆发的关键是及早识别人际接触并遵守严格的感染控制措施(接触/飞沫预防);

暴露后治疗:2013 年 11 月,FDA 批准了一种预防禽流感的 H_5N_1 禽流感单抗佐剂疫苗。目前尚无针对 H_7N_9 的疫苗。在病程早期给予奥司他韦,对 H_7N_9 病毒有一定疗效,可降低疾病严重性和死亡率。应监测暴露的医护人员,并在 7 天内(H_5N_1)或 10 天内(H_7N_9)停止工作。

68. 多重耐药结核病暴露后怎样处理？

多重耐药结核病(MDR - TB)对异烟肼和利福平具有耐药性,暴露后治疗:如果医护人员暴露于活动性结核病,即使他们已经接种过卡介苗,也应进行检验。应当在暴露时及暴露后 8～12 周进行结核菌素试验(已接种卡介苗则不需要)或干扰素 γ 释放试验(IGRA)。一些专家主张暴露时行胸部 X 线检查。如果结核菌素皮试时皮肤硬结≥5 mm 或 IGRA 呈阳性时,疾控中心建议每周一次的异烟肼和利福喷丁的短期联合治疗 12 周(3HP),以治疗隐性结核菌感染。

69. 梅毒职业暴露后怎样处理?

(1) 若暴露源(患者)RPR(或 VDRL)呈现阳性,应加做 TPHA 确认,若仍为阳性,被扎针者应尽早接受青霉素药物治疗,愈早治疗,感染梅毒的概率愈低。推荐长效青霉素 240 万单位,每周 1 次,每次每侧臀部注射 120 万单位,连续注射 2 周。对青霉素过敏者可选用红霉素等。停药后 1 个月、3 个月进行梅毒抗体检测。

(2) 若患者 TPHA 为阴性,被扎针者仍须定期追踪。

70. 传染病产妇麻醉前评估应注意什么?

(1) 病史采集:所患传染病对产妇及胎儿各器官功能的影响,既往病史(包括手术麻醉史)、孕期保健、相关产科病史及相关用药情况(重点关注产科合并症和并发症,如妊娠高血压疾病、心脏病、糖尿病、特发性血小板减少症等)。

(2) 体格检查:重点评估气道、心血管系统。如拟行椎管内麻醉应检查腰背部脊柱情况。

(3) 实验室检查:血常规、凝血功能、血型交叉检查及心电图检查等。

(4) 胎心率检查:建议在麻醉前后,由专业人员监测胎心率。

71. 产科麻醉中预防反流误吸的措施有哪些?

(1) 孕妇视为饱胃患者处理,对于无合并症的择期手术产妇,麻醉前禁饮清液体(包括但不限于水、不含果肉颗粒的果汁、碳酸饮料、清茶以及运动饮料等)至少 2 小时,禁食固体类食物 6~8 小时(具体视食物种类而定)。

(2) 对于急诊饱胃或拟行全身麻醉者,麻醉前 30 分钟可酌情口服非颗粒性抑酸药(0.3 M 枸橼酸钠 30 mL)、静脉注射 H_2 受体拮抗剂(如雷尼替丁 50 mg)和(或)胃复安(10 mg)等。

72. 麻醉物品和设备准备注意事项有哪些?

无论选择何种麻醉方式,必须准备并检查人工气道相关的设施设备(如面罩、喉罩、声门上通气装置以及呼吸机、吸引器等),保证设施设备处于可正常工作状态。麻醉科医师应熟练掌握应对各种困难气道的策略。同时还须准备与术中异常情况(如低血压、呼吸抑制、心搏骤停、局麻药中毒、恶心、呕吐等)处理相关的药品和新生儿抢救的设施设备。

73. 全身麻醉适应证是什么？

包括但不仅限于：

(1) 存在椎管内麻醉禁忌的情况，如凝血功能异常、严重脊柱畸形、脓毒症、精神异常难以配合椎管内穿刺操作等(详见椎管内麻醉禁忌证)。

(2) 存在产科危急重症如羊水栓塞、子宫破裂、胎盘早剥、严重产科大出血以及脐带脱垂、严重胎心异常需要紧急剖宫产者。

(3) 其他，如术中需抢救和气道管理的产妇。

74. 产妇行硬膜外麻醉时有何注意事项？

硬膜外麻醉具有麻醉效果良好，麻醉平面和血压较容易控制，对母婴安全可靠等优点。但存在麻醉起效时间较长，可能出现镇痛不全或牵拉反应等缺点。

禁忌证：

① 孕产妇拒绝；② 患有精神病、严重神经官能症、精神高度紧张等不能配合操作者；③ 严重脊柱畸形、外伤等可能影响穿刺者；④ 休克、低血容量等血流动力学不稳定者；⑤ 穿刺部位感染或菌血症可能导致硬膜外感染者；⑥ 低凝血功能状态者；⑦ 血小板数量$<50\times10^9$/L；⑧ 其他可能导致椎管内出血、感染者。

75. 硬膜外麻醉的局麻药利多卡因有何特点？

具有心脏毒性小，对母婴影响小的优点。1.5%～2%的盐酸利多卡因是剖宫产硬膜外麻醉时常用的局麻药，对母婴安全有效。碱化利多卡因可以缩短起效时间，临床上常选用1.7%碳酸利多卡因作为急诊剖宫产硬膜外麻醉的局麻药，特别适合硬膜外分娩镇痛产妇中转剖宫产时应用。

76. 硬膜外麻醉的局麻药罗哌卡因有何特点？

具有低心脏毒性和低神经毒性的优点，低浓度时运动-感觉神经阻滞分离的特点较其他局麻药明显，但起效较慢。临床上常用0.5%～0.75%罗哌卡因用于剖宫产硬膜外麻醉。

77. 硬膜外麻醉的局麻药氯普鲁卡因有何特点？

具有起效迅速，作用时间短暂，水解速度快，在体内迅速代谢的特点。临床上常选择 3‰氯普鲁卡因用于紧急剖宫产硬膜外麻醉,特别适合硬膜外分娩镇痛产妇中转剖宫产时应用。

78. 硬膜外麻醉的局麻药利多卡因有何特点?

左旋布比卡因:左旋布比卡因是布比卡因的 S 异构体(即左旋体),临床药效与布比卡因相似,但安全性高于布比卡因。临床上常用 0.5‰~0.75‰左旋布比卡因用于剖宫产硬膜外麻醉。

79. 硬膜外麻醉的建议阻滞平面是多少以及怎样预防局麻药中毒?

① 建议麻醉阻滞最高平面:T6~T4。② 硬膜外麻醉局部麻醉药用量较大,应警惕局部麻醉药中毒等不良反应。预防措施包括注药前回抽、给予试验剂量(1.5‰利多卡因 3~5 mL)以排除导管置入血管内;配伍 1∶400 000~1∶200 000肾上腺素(合并心脏病、子痫前期的产妇慎用)等。

80. 蛛网膜下腔阻滞麻醉(腰麻)的注意事项?

腰麻具有起效迅速、效果确切、肌松完善、局麻药用量少的优点,但存在低血压发生率高、硬脊膜穿破后头疼、麻醉时间有限(连续腰麻除外)等缺点。

禁忌证:

① 孕产妇拒绝。② 患有精神病、严重神经官能症、精神高度紧张等不能配合操作的孕产妇。③ 严重脊柱畸形、外伤等可能影响穿刺的孕产妇。④ 休克、低血容量等血流动力学不稳定的孕产妇。⑤ 穿刺部位感染或菌血症可导致椎管内感染的孕产妇。⑥ 低凝血功能状态的孕产妇。⑦ 血小板数量$<50\times10^9$/L。⑧ 中枢神经系统疾病,特别是脊髓或脊神经根病变的孕产妇。⑨ 其他可能导致椎管内出血、感染者。

81. 腰麻麻醉药物选择及建议阻滞平面是什么?

(1) 麻醉药物选择:临床常用局麻药为罗哌卡因和布比卡因。罗哌卡因常用剂量为 10~20 mg,布比卡因常用剂量为 5~15 mg。腰麻时可伍用鞘内阿片类药物以减少局麻药用量、降低低血压发生率和改善麻醉效果。鞘内常用阿片类药物为舒芬太尼 2.5~5 μg,芬太尼 10~25 μg。禁用利多卡因和氯普鲁卡因。可以通过混合葡萄糖将腰麻药液配置成重比重液,葡萄糖浓度不宜超过 8‰。相较于等比重或轻比重液,重比重腰麻可缩短起效时间,改善腰麻效果以及利于麻醉平面调整。

（2）建议麻醉阻滞最高平面：T6～T4。

82. 全身麻醉诱导要点是什么？

麻醉诱导建议选择快速顺序诱导。合并有严重心脏病、血流动力学不稳定者麻醉诱导时应避免注药速度过快，以减轻对血流动力学的影响。诱导前常规吸纯氧3～5分钟，或深吸气5～8次（氧气流量10 L/min）。麻醉诱导一般应在手术的各项准备措施（如消毒、铺巾等）完成后开始。

83. 静脉麻醉药选择？

① 硫喷妥钠：是经典的产科全身麻醉诱导药物。具有代谢快、对母体安全、新生儿呼吸抑制轻等优点。推荐剂量为：4～5 mg/kg。② 丙泊酚：是短效静脉麻醉药，起效快，维持时间短，苏醒迅速。术中知晓发生率较硫喷妥钠低，是剖宫产全身麻醉诱导的常用药物。大剂量时应注意其对产妇血压的影响。推荐剂量为1.5～2.5 mg/kg。③ 依托咪酯：对循环影响较小。起效快、维持时间短。但对新生儿皮质醇合成有一定的抑制作用，较少用于剖宫产全身麻醉。适用于血流动力学不稳定或对血流动力学波动耐受性差的孕产妇。推荐剂量：0.2～0.3 mg/kg。④ 其他：氯胺酮镇痛作用强，对新生儿影响小，特别适用于血容量低、合并哮喘时的麻醉诱导。推荐剂量0.5～1 mg/kg。艾司氯胺酮为右旋氯胺酮，较氯胺酮镇痛效能更强，苏醒更快，精神方面的不良反应更少。

84. 阿片类镇痛药的选择？

传统上，不建议将阿片类镇痛药物用于剖宫产全身麻醉的诱导。但越来越多的研究支持其应用于剖宫产全身麻醉的诱导，特别是合并子痫前期、妊娠期高血压、对血流动力学波动耐受性差的心脑血管疾病产妇，强烈建议应用阿片类镇痛药。谨记，只要应用阿片类药物即需要做好新生儿复苏准备。① 芬太尼：起效快，作用时间长，易透过血胎屏障。推荐剂量为2～5 μg/kg 静脉注射。② 舒芬太尼：与芬太尼类似，但效能大于芬太尼。推荐剂量为0.2～0.5 μg/kg 静脉注射。③ 瑞芬太尼：速效、短效的阿片类镇痛药，持续应用无蓄积效应。对产妇可提供良好镇痛，同时对胎儿无明显不良反应，是产科全身麻醉诱导的首选阿片类药物。推荐剂量0.5～1 μg/kg 静脉注射或以4 ng/mL 效应室目标浓度靶控输注（TCI）。④ 其他阿片类药物：布托啡诺、纳布啡具有 κ 受体激动、μ 受体激动拮抗作用。对内脏痛作用有一定优势,可用于胎儿娩出后的麻醉维持或术后镇痛。

85. 肌肉松弛剂(肌松药)的选择?

① 氯化琥珀胆碱:起效快、作用时间短,是经典的产科全身麻醉诱导的肌松药。推荐剂量 $1\sim1.5$ mg/kg 静脉注射。② 罗库溴铵:是至今起效最快的非去极化肌松药,3 倍 ED95 剂量时起效时间与氯化琥珀胆碱相当,推荐剂量 $0.6\sim1.2$ mg/kg 静脉注射。

86. 剖宫产麻醉低血压防治?

① 体位:胎儿娩出前保证子宫左倾位,以减轻或解除子宫对腹主动脉和(或)下腔静脉的压迫,避免仰卧位低血压综合征的发生。② 液体扩容:可以在麻醉前(预扩容)或麻醉开始即刻(同步扩容)输注 $500\sim1\,000$ mL 的液体(晶体液、胶体液均可),以预防麻醉(主要是椎管内麻醉)期间低血压。优先推荐同步扩容。如明确血容量不足,建议快速扩容。③ 血管活性药物:应用血管活性药物是防治椎管内麻醉低血压的主要策略。腰麻时优先推荐预防性输注血管活性药物以降低低血压发生率。对合并子痫前期、高血压、心脏病等产妇,不建议预防性应用。

87. 产科麻醉常用血管活性药物 α_1 受体激动剂有哪些及用法?

α_1 受体激动剂如去氧肾上腺素、甲氧明等仅激动外周血管 α_1 肾上腺素能受体,可使收缩压及舒张压同时升高,又能减慢心率,降低心肌氧耗,并且对胎儿的酸碱平衡影响小,可作为产科低血压防治的一线药物。需要注意掌握合适剂量,避免反应性高血压及反射性心动过缓。预防性应用:去氧肾上腺素 $20\sim40$ μg 静脉注射或 0.5 $\mu g/(kg \cdot min)$ 静脉输注;甲氧明 $1\sim2$ mg 静脉注射或 4 $\mu g/(kg \cdot min)$ 静脉输注。治疗性应用:去氧肾上腺素 $50\sim100$ μg 静脉注射;甲氧明 $2\sim3$ mg 静脉注射。

88. 产科麻醉中去甲肾上腺素的作用机制及用法?

去甲肾上腺素具有强效的 α_1 受体兴奋作用,又有微弱的 β 受体作用。提升血压效果好,没有明显的反射性心动过缓的不良反应。也可以作为低血压防治的一线药物。预防性应用:$4\sim6$ μg 静脉注射或 0.08 $\mu g/(kg \cdot min)$ 静脉输注。治疗性应用:$6\sim10$ μg 静脉注射。

89. 传染病产妇前置胎盘、胎盘早剥、凶险型前置胎盘、胎盘植入剖宫产的麻醉前准备？

　　除普通产科麻醉前准备的相关措施以外，重点采取以下措施：① 确定异常胎盘的类型（完全性前置胎盘或中央性前置胎盘、部分性前置胎盘、边缘性前置胎盘、凶险型前置胎盘）。② 评估术前循环功能状态和贫血程度。重点关注凝血功能状态，如血小板计数、纤维蛋白原定量、凝血酶原时间和凝血酶原激活时间检查，并做DIC过筛试验。③ 根据病情，留置桡动脉、颈内静脉穿刺导管行血流动力学监测。如具备条件，术前留置腹主动脉、髂总动脉或髂内动脉球囊。④ 准备血液回输相关设施设备，做好大出血预案。

90. 传染病产妇前置胎盘、胎盘早剥、凶险型前置胎盘、胎盘植入剖宫产的麻醉选择？

　　① 如果母体、胎儿情况尚好，预计出血量较少，可选择椎管内麻醉，备全身麻醉。② 如果母体、胎儿情况尚好，预计出血量较大，可先选择椎管内麻醉，胎儿娩出后视出血情况改气管插管全身麻醉。③ 如果胎儿情况较差需要尽快手术，或母体有活动性出血、低血容量休克，有明确的凝血功能异常或DIC，选择全身麻醉。

91. 传染病产妇前置胎盘、胎盘早剥、凶险型前置胎盘、胎盘植入剖宫产的麻醉管理要点是什么？

　　做好防护，全身麻醉诱导和维持基本与普通剖宫产麻醉相同。重点关注血容量、血流动力学状态。严密监测血压、心率、容量相关参数（如中心静脉压、心输出量、SVV、尿量等）、凝血功能指标、电解质及酸碱平衡等。开放动静脉通路，及时补充容量，预防急性肾功能衰竭，并做出对应处理。防治DIC：胎盘早剥易诱发DIC，围麻醉期应严密监测，积极预防处理。对怀疑有DIC倾向的产妇，在完善相关检查的同时，可谨慎地预防性的给予小剂量肝素，并补充凝血因子和血小板（如新鲜冰冻血浆、冷沉淀、血小板、凝血酶原复合物等）。

92. 传染病产妇合并妊娠期高血压疾病对产妇的影响？

　　妊娠期高血压疾病分为妊娠期高血压、子痫前期、子痫、慢性高血压伴发子痫前期、慢性高血压五大类。其中子痫前期在临床上最常见。重度子痫前期易并发心力衰竭、脑出血、胎盘早剥等严重并发症，其最有效的处理措施是行剖宫产终止妊娠。HELLP综合征是妊娠期高血压疾病患者严重的并发症，主要是在妊娠期高血压疾病的基础上并发以肝酶升高、溶血以及血小板减少为主的一种临床综合征，一般发生在妊娠中晚期及产后数日内。

93. 患有妊娠期高血压疾病的产妇血压应控制在什么水平？

根据手术的紧急程度选用合适降压药物调控血压，使目标血压控制在收缩压 $140\sim150$ mmHg，舒张压 $90\sim100$ mmHg。重度子痫前期患者首选硫酸镁预防子痫。

94. 传染病产妇合并妊娠期高血压疾病麻醉管理要点是什么？

该传染病对产妇血压、循环血容量等循环指标的影响，除非有明确的容量不足证据，不建议积极的容量扩充来改善血流动力学参数。

子痫前期产妇腰麻时低血压发生率低于非子痫前期。术中血管活性药物剂量应适当减少。如术前曾使用含利血平成分的降压药物，禁用麻黄碱或肾上腺素，建议应用 α_1 受体激动剂。

95. 传染病产妇合并妊娠期高血压疾病麻醉诱导及复苏需要注意什么？

全身麻醉诱导可伍用硫酸镁、右美托咪定或利多卡因等药物，以减轻气管插管的应激反应，避免血流动力学波动过剧。但同时应适当降低全身麻醉诱导药物剂量，特别是麻醉前应用较大剂量硫酸镁的患者。亦可选用喉罩替代气管内插管以减轻气管插管的应激反应。麻醉复苏过程力求平稳，重点关注血压水平及肌力恢复情况。如在复苏过程或复苏后发生子痫，首选硫酸镁静脉滴注。由于产后肺水肿、持续性高血压及卒中等风险依然存在，应密切监测血压、尿量及液体摄入量。

96. 羊水栓塞的发病机制是什么？

羊水栓塞（amniotic fluid embolism，AFE）是妊娠期特有的一种并发症，临床表现凶险，死亡率高，至今仍是围产期死亡的主要原因之一。

发病机制：分娩过程中母胎屏障被破坏，羊水通过母胎屏障的破口（子宫颈内膜静脉、子宫下段的静脉以及子宫损伤和胎盘附着部位）进入母体循环。在此基础上，敏感的母体由于胎儿的异体抗原激活致炎介质产生炎症、免疫等瀑布样级联反应，进而产生一系列临床表现。

97. 在手术、麻醉过程中出现羊水栓塞有何临床症状和体征？

分娩期间或分娩后即刻出现经典的三联征：突发低氧、低血压、低凝血功能（三低症状）是诊断羊水栓塞的临床标准。不典型者出现三联征中的一个或两个症状，需要排除其他原因（如产后大出血、肺栓塞、过敏性休克、局麻药中毒、脓毒症等）才能做出诊断。需要指出的是，肺动脉中检测到羊水任何成分不再作为 AFE 诊断标准。

98. 传染病产妇一旦发生羊水栓塞，呼吸系统受累应当进行的抢救措施有哪些？

应先解决危及生命的问题，一般对传染病患者的手术做好防护，解决紧要问题。

（1）如发生心跳呼吸骤停，按照 AHA 心肺复苏（CPR）标准流程进行基础生命复苏和高级生命支持。如条件具备，尽可能在 5 分钟内娩出新生儿。

（2）出现呼吸困难或低氧血症时，应保证患者气道通畅及充足氧供，必要时建立人工气道、正压通气。严重者可采用体外膜肺、心肺转流术、血液透析等措施。

99. 传染病产妇一旦发生羊水栓塞，循环系统受累应当进行的抢救措施有哪些？

当出现循环系统受累、低血压时，快速建立畅通的液体输注通路，必要时留置中心静脉导管，进行有创血流动力学监测，积极进行液体复苏，并根据临床指征合理选择血管活性药物，推荐药物包括去甲肾上腺素、肾上腺素、多巴胺等。如右心功能不全，推荐选用米力农。液体复苏目标为 SBP $\geq$ 90 mmHg、PaO$_2$ $\geq$ 60 mmHg、尿量$\geq$0.5 mL/(kg·h)。

100. 传染病产妇一旦发生羊水栓塞，其他抢救措施有哪些？

① 纠正凝血功能障碍，发生持续性、顽固性凝血功能障碍，特别是难以制止的子宫大出血时，应考虑子宫切除术。② 建议应用肺动脉扩张药物，如一氧化氮、前列环素、氨茶碱、罂粟碱等，治疗羊水栓塞的肺动脉高压。③ 其他措施：肾上腺糖皮质激素如氢化可的松、5-HT3 受体阻滞剂如恩丹西酮等也可应用。需要注意的是，不推荐羊水栓塞时常规应用肝素。对顽固性羊水栓塞患者，可联合应用阿托品、恩丹西酮、酮咯酸（即所谓的 A-OK 治疗法）。

101. 传染病产妇气道生理改变及困难气道的评估?

　　首先要做好防护,减少呼吸道传染性疾病的传播。妊娠期的生理性改变如体重增加、乳房增大、舌体肥大、气道水肿等,使孕产妇困难气道的风险较非妊娠女性显著增高。困难气道是产科全身麻醉、产科急重症抢救死亡的主要原因之一。气道评估对困难气道的预测至关重要。每一位拟行产科手术的孕妇,都应进行仔细的气道评估。评估气道的参数主要有 Mallampati 分级、甲颏间距、BMI、张口度、Cormack 分级等。建议应用多参数综合评估方法,也可运用超声技术结合上述参数评估气道。

102. 传染病产妇困难气道的全身麻醉诱导插管要点及准备有哪些?

　　首先及进行插管的麻醉医师及相关人员根据传染病类别做好相应的防护。采用全麻快速顺序诱导:① 采用速效、短效麻醉诱导药物。② 优化插管体位,头高位 20°~30°能改善直视喉镜声门暴露程度,降低胃内容物反流风险。③ 适当的环状软骨按压。④ 在诱导过程中持续吸氧,必要时低压面罩通气。

　　建议将可视喉镜作为首次插管工具,选用较小型号气管导管。如首次插管失败,第二次插管应有麻醉科上级医师在场,最多只能尝试三次气管插管,而且第三次气管插管必须由经验丰富的高年资麻醉科医师实施。

103. 传染病产妇困难气道的全身麻醉气管插管失败应当如何处理?

　　如果未发生声门周围组织水肿,可以考虑应用声门上气道装置。可供选择的声门上气道装置有各种类型的喉罩、食管气管联合导管等。如发生无法通气,可根据产科紧急程度考虑立即建立颈前入路气道,如气管切开或环甲膜穿刺,或考虑唤醒。在此过程中避免呛咳。

(柯剑娟　王文秋)